FU152

Hanna Mayer, Erik van Hilten

Einführung in die Physiotherapieforschung

Hanna Mayer, Erik van Hilten

Einführung in die Physiotherapieforschung

facultas

Hanna Mayer, Mag. Dr., diplomierte Gesundheits- und Krankenschwester, Studium der Pädagogik, Lektorin für Pflegewissenschaft an der Universität Wien. Freiberuflich tätig in der Pflegewissenschaft und -forschung, internationale Vortragstätigkeit. Hanna Mayer ist Autorin mehrerer erfolgreicher Publikationen.

Erik van Hilten, MBA, B.PT, Physiotherapeut, Master of Business Administration in Gesundheits- und Sozialmanagement, Bachelorstudium in Physiotherapie, Lehrer für Physiotherapie, Studiengangsleiter des Bachelorstudienganges Physiotherapie an der IMC Fachhochschule Krems in Österreich, Direktor der Akademie für Physiotherapie am Landesklinikum Waldviertel Horn in Österreich.

Bibliografische Information Der Deutschen Bibliothek

Die Deutsche Bibliothek verzeichnet diese Publikation
in der Deutschen Nationalbibliografie; detaillierte bibliografische Daten
sind im Internet über http://dnb.d-nb.de abrufbar.

Facultas Universitätsverlag, Bergasse 5, A-1090 Wien

Umschlaggestaltung: Facultas AG
Umschlagfoto: masterfile
Abbildungen: Grieder Graphik, 2083 Pleißing
Lektorat: Sabine Schlüter
Innengestaltung Basisdesign: Grieder Graphik, 2083 Pleißing
Druck: Facultas AG
Printed in Austria
ISBN 978-3-85076-684-5

Vorwort

In der physiotherapeutischen Praxis steht die Patientin im Zentrum. Unter Berücksichtigung seiner psychosozialen Situation ist es das Ziel der Behandlung, ihre physiologischen Funktionen wiederherzustellen oder, wenn dies nicht möglich ist, sie so weit wie möglich zu kompensieren. Die Tätigkeiten des Alltags sollten dadurch wieder ausgeführt werden können, sodass die Patientin seine eventuell vorhandene soziale Isolation überwinden oder verhindern kann, dass er überhaupt in eine solche gerät. So können z. B. Kreuzschmerzen die Ausübung diverser Berufe verunmöglichen und gleichzeitig auch die Freizeitgestaltung massiv einschränken.

Allein dieses Beispiel zeigt, dass Physiotherapie auch eine volkswirtschaftlich Bedeutung hat. Medizinische Leistungen werden oft nur nach den Kosten pro Untersuchungs- und Behandlungsmaßnahme gemessen. Um das Gesundheitssystem aufrechterhalten zu können, versucht man, diese Kosten so niedrig wie möglich zu halten. Auf Grund des demografischen Verlaufs steigt aber die Lebenserwartung der Bevölkerung und infolgedessen auch der Anteil an älteren Menschen. Demzufolge darf man erwarten, dass die Anzahl der Erkrankten und langfristig Pflegebedürftigen sich erhöhen wird. Durch die fortschreitende Entwicklung von neueren, besseren, aber meist auch teureren medizinischen Leistungen wird der ökonomische Druck auf das öffentliche Gesundheitswesen immer stärker und – ohne Gegenmaßnahmen – auf die Dauer nicht mehr tragbar.

Man darf annehmen, dass rechtzeitige, *günstigere* und *effektivere* Behandlungen und/oder *günstige präventive* gesundheitsfördernde Maßnahmen Erkrankungen rascher beseitigen, verzögern oder verhindern können. Da medizinische Leistungen in diesem Fall in geringerem Ausmaß bzw. später und dadurch kürzer in Anspruch genommen werden und Dauerpflege nicht oder erst später notwendig wird, kann das Gesundheitswesen auf diese Weise optimiert und ökonomisch entlastet werden.

Da durch die alleinige Optimierung der Kosten der derzeit durchgeführten Untersuchungen und Behandlungen diese Entlastung nicht zu erreichen sein wird, ist ein Umdenken angesagt. Folgende Fragen müssen beantwortet werden:

- Welche und wie viele Untersuchungsmaßnahmen sind notwendig, um eine Diagnose stellen zu können? Welche davon können eine präventive Wirkung haben? Welche davon sind am kostengünstigsten?

- Welche und wie viele Behandlungen führen zum Ziel? Oder anders gesagt: welche und wie viele sind effektiv? Welche können als Prävention angeboten werden? Welche davon sind am kostengünstigsten?

Um Behandlungen rechtfertigen zu können, wird im medizinischen Bereich bereits seit längerer Zeit Forschung betrieben. Insbesondere im pharmakologischen Bereich ist die Forschung stark vertreten. Ohne wissenschaftlichen Nachweis der Wirksamkeit (Effektivität) und der Abwesenheit gefährlicher Nebenwirkungen dürfen Medikamenten erst gar nicht zur Behandlung zugelassen werden.

Die Physiotherapie hat sich, so wie auch die Pflege, aus der Erfahrung entwickelt. Man beobachtete, wie physiologische Funktionen wiederhergestellt oder kompensiert wurden und nahm an, dass die beobachteten Änderungen der Therapie zuzuschreiben seien. Die Frage, inwieweit diese Veränderungen vielleicht auf Grund anderer Faktoren, die außerhalb der Therapie liegen, zu Stande gekommen sind, blieb jedoch aus. Vielleicht wären die Veränderungen ja auch ohne Therapie aufgetreten bzw. wurden durch externe Faktoren verursacht? Die Frage, ob gerade die physiotherapeutische Behandlung wirksam und daher sinnvoll war, wurde also nie gestellt. International, vor allem im englischsprachigen Raum, wird von Physiotherapeutinnen daher schon seit längerer Zeit Forschung betrieben. Im deutschsprachigen Raum dagegen befindet sich Forschung durch Physiotherapeutinnen noch im Anfangsstadium.

Die optimale Wirkung eines Medikaments ist nur bei richtiger Indikation zu erwarten. Mit anderen Worten: Ein Medikament kann nur dann entsprechend wirken, wenn es für das richtige Problem eingesetzt wird. Für den Einsatz physiotherapeutischer Behandlungsmaßnahmen gilt die gleiche Regel. Um die richtige physiotherapeutische Indikation zu eruieren, verfügt die Physiotherapeutin über ein breites Spektrum an Messinstrumenten und Messmethoden.

Viele Patientenprobleme sind auf physiologische Funktionsstörungen des menschlichen Körpers zurückzuführen. Um sie zu messen, werden meist medizinische Messinstrumente verwendet. Da Physiotherapeutinnen die Anwendung dieser Instrumente nicht immer gestattet ist, muss entweder die Zusammenarbeit mit Medizinerinnen gesucht oder ein neues, vielleicht indirektes Messinstrument entwickelt werden. Die methodologische Forschung beschäftigt sich mit der Entwicklung und Überprüfung bestehender und neuer Messinstrumente und Messmethoden.

Wenn physiotherapeutische Probleme (Indikationen) richtig definiert sind, können sie durch Messungen identifiziert (diagnostiziert) werden.

Manchmal jedoch sind Patientenprobleme nicht eindeutig definiert (z. B. niedrige Lebensqualität) und dadurch nicht direkt messbar. Mit der Definition von Patientenproblemen oder, anders gesagt, der Suche nach Messindikatoren (z. B.: Was bedeutet eine niedrige Lebensqualität?) beschäftigt sich die qualitative Forschung. Hierfür werden eigene Datenerhebungs- und Datenverarbeitungsmethoden verwendet.

Eine physiotherapeutische Behandlung kann aus vielen unterschiedlichen Behandlungsmaßnahmen bestehen und wird individuell auf die Patientin abgestimmt. Die Physiotherapie darf daher nicht als Medikament mit spezifischer Dosierung und Wirkung angesehen werden. Genau wie die Frage, ob Medizin wirksam ist, kann daher die Frage, ob Physiotherapie wirksam ist, nicht gestellt werden. Jedoch kann man die Frage aufwerfen, welche unserer Maßnahmen im Rahmen einer Behandlung bei Patienten mit bestimmten Problemen die beste Wirkung aufweisen und welche keine zeigen. Mit anderen Worten: Welche Maßnahmen besitzen die höchste Effektivität und welche sind ineffektiv? Eine optimale Auswahl der Maßnahmen könnte z. B. eine Reduktion der Zahl der Maßnahmen pro Behandlung bewirken. Wenn dadurch auch Behandlungszeit und Behandlungsanzahl reduziert werden kann, können Kosten gespart werden.

Effektivitätsstudien wiederum gehören zur quantitativen Forschung. Hier steht nicht so sehr die Suche nach Messindikatoren im Vordergrund, sondern der durch statistische Verarbeitung gewonnene Vergleich der gemessenen Daten zur Prüfung einer Hypothese (z. B.: Ist eine bestimmte Behandlungsmaßnahme effektiver als eine andere?).

Es entstehen laufend Berufsgruppen, die sich mit dem Thema Gesundheit beschäftigen und im physiotherapeutischen Bereich tätig sind oder sein wollen. Sie haben keine physiotherapeutische Ausbildung und besitzen oft keine Berechtigung, Patientinnen zu behandeln. Trotzdem werden durch diese Berufsgruppen physiotherapeutische Maßnahmen häufig günstiger angeboten oder durchgeführt. Zur Sicherung unserer eigenen Berufsgruppe ist es wichtig, uns von jenen Berufsgruppen unterscheiden zu können. Es wird daher in naher Zukunft – auch wenn es derzeit nicht von uns verlangt wird – immer wichtiger werden, die Effektivität unserer Behandlungsmaßnahmen nachzuweisen.

Um eine eigenständige Berufsentwicklung zu ermöglichen, wird neues physiotherapeutisches Wissen gebraucht. Hierfür sind Forschungsergebnisse aus allen drei Bereichen (dem qualitativen, dem quantitativen und dem methodologischen) gefragt. Zur Minimierung einer eventuellen Fremdbestimmung unserer Berufsgruppe müssen die Physiotherapeutinnen selbst forschen. Da jedoch nicht jede Physiotherapeutin die Möglichkeit hat, dies zu tun, muss es auch Physiotherapeutinnen geben, die

Forschungsergebnisse nur anwenden. Da diese „Anwenderinnen" die Forschungsergebnisse jedoch nicht unkritisch umsetzen sollten, müssen auch sie über entsprechende Kenntnisse in der Forschung verfügen. Da jede Physiotherapeutin in der Lage sein sollte, zu dieser angestrebten Berufsentwicklung beizutragen, sollte die Basis hierfür schon in der Ausbildung vermittelt werden. Dieses Buch soll den Studierenden daher eine breite Übersicht über die Richtungen der Forschung vermitteln und den Einstieg in das wissenschaftliche Denken und Handeln erleichtern.

Krems, im Dezember 2006 Erik van Hilten

Zur Entstehung dieses Buches

Wie bei so vielen Dingen im Leben spielte bei der Entstehung dieses Buches der Zufall die ausschlaggebende Rolle. Denn wenn ich nicht gerade an der Akademie für Gesundheitsberufe in Linz in der Lehrerinnenausbildung Forschung unterrichtet hätte und wenn diese Ausbildung nicht eine multidisziplinäre gewesen wäre und wenn nicht das Gesetz vorgesehen hätte, dass Schuldirektorinnen an MTD-Schulen eine lehrende Ausbildung haben müssen und wenn der Direktor der Physiotherapieakademie sich nicht gerade für Linz als Ausbildungsort entschieden hätte ... wäre ich vielleicht nie mit Erik van Hilten zusammengetroffen. Im Rahmen des Forschungsunterrichts, wo er – so wie alle anderen Kursteilnehmerinnen aus der Gesundheits- und Krankenpflege – mein Lehrbuch „Einführung in die Pflegeforschung" als Unterrichtsunterlage benützt hatte, haben wir die Idee geboren, dass ein solches Lehrbuch auch für Physiotherapeutinnen interessant wäre. Das heißt: Die Idee kam von Erik, denn ich dachte, dass es in diesem Bereich sicher genug deutschsprachige Publikationen gäbe.

Unsere erste Annahme, dass wir nur ein paar Kleinigkeiten ändern müssten und einfach „Pflegende" durch „Physiotherapeutinnen" ersetzen würden, erwies sich im Laufe der Arbeit an dem Buch als gravierender Irrtum. Anders als vorher angenommen, gibt es neben den vielen Gemeinsamkeiten der beiden Forschungsfelder auch große Unterschiede, die sich in der Art zu denken, den Begriffen, der Struktur und den bevorzugten Forschungsmethoden zeigten. Allein die Erkenntnis, dass ich, wenn wir von „qualitativ" und „quantitativ" sprachen, die Forschungsansätze meinte, Erik jedoch die Messmerkmale, war für uns beide wie die Illumination eines ganzen Kronleuchters.

Manche werden vielleicht kritisch anmerken, dass dies ein Buch ist, das primär aus der Perspektive der Pflegeforschung entstanden ist. Das ist richtig, und man merkt es in manchen Zugängen zu dem Thema. Aber gerade das macht es meiner Meinung nach so speziell: Es kann sich auf diese Weise von den traditionellen Strukturen physiotherapeutischer Literatur lösen und neue Perspektiven eröffnen. Genauso wie die Zusammenarbeit mit einem Physiotherapeuten mich zu neuem Denken angeregt hat und meine zukünftigen Publikationen in der Pflegeforschung beeinflussen wird.

Ich kann nur hoffen, dass das Buch trotz mancher Kompromisse, die wir beim Verfassen schließen mussten, beim Einsatz im Unterricht durch die einfache Sprache, die Struktur und die Didaktisierung den Lehrenden hilft, das Fach zu unterrichten und den Lernenden einen Zugang zu dieser schwierigen und komplexen Materien zu ermöglichen.

So weit es möglich ist, wurde im Text eine beide Geschlechter umfassende Form gewählt. War dies nicht möglich, so wurde – traditionelle Schreibgewohnheiten durchbrechend – die weibliche Form stellvertretend für beide gewählt. Ausnahmen bilden Originalzitate, in denen die konventionelle Schreiform enthalten ist.

Wien, im Dezember 2006 Hanna Mayer

Hinweise zum Gebrauch des Buches:

Wichtige Worte und **Textpassagen** sind **fett** gedruckt.

Fachausdrücke aus der Pflegeforschung, die im Verzeichnis wichtiger Fachbegriffe ab S. 266 erklärt werden, sind bei ihrem ersten Vorkommen blau gedruckt.

Neue Begriffe werden in der Randspalte erklärt.

Im Text verwendete und möglicherweise **neue Begriffe** sind in der Randspalte erklärt und mit einem Lexikonsymbol gekennzeichnet.

In der Randspalte sind weiters auch Erläuterungen angeführt, die wichtig sind oder das Verstehen des Textes erleichtern, die jedoch den fortlaufenden Haupttext zu sehr belasten würden.

Merksätze bzw. Kernstoff sind blau unterlegt und mit einem Kreissymbol gekennzeichnet.

Zusammenfassungen sind ebenfalls blau unterlegt, aber mit einem Pfeilsymbol gekennzeichnet.

» Wörtliche Literaturzitate sind in kleinerer Schrift gesetzt und mit blauen Anführungszeichen versehen. «

Beispiele sind im fortlaufenden Text mit einem blauen Balken am Rand gekennzeichnet.

Inhaltsverzeichnis

Vorwort ... 5
Zur Entstehung des Buches ... 9

Einführung in den Gegenstandsbereich

1 Wissen, Wissenschaft und Forschung ... 17
1.1 Wissensquellen ... 17
1.1.1 Unstrukturierte Wissensquellen ... 17
1.1.2 Strukturierte Wissensquellen ... 19
1.2 Wissenschaft und Forschung ... 20
1.2.1 Wissenschaft ... 20
1.2.2 Forschung ... 25

2 Wissenschaft und Forschung in der Physiotherapie ... 27
2.1 Wozu Physiotherapiewissenschaft? ... 27
2.2 Physiotherapieforschung ... 29
2.2.1 Aufgaben, Ziele und Gegenstandsbereich der Physiotherapieforschung ... 31
2.2.2 Die Rolle der Physiotherapeutinnen und ihre Forschungskompetenz ... 35
2.2.3 Forschung und Praxis ... 39
2.2.4 Ethische Aspekte der Forschung ... 42

Methodische Grundlagen

3 Forschungsansätze: quantitative versus qualitative Forschung ... 53
3.1 Quantitativer Forschungsansatz ... 53
3.2 Qualitativer Forschungsansatz ... 55
3.2.1 Phänomenologie ... 58
3.2.2 Grounded Theory ... 58
3.2.3 Ethnografie ... 59
3.3 Gegenüberstellung des quantitativen und qualitativen Forschungsansatzes ... 59
3.4 Gütekriterien quantitativer und qualitativer Forschung ... 61
3.4.1 Gütekriterien quantitativer Forschung ... 61
3.4.2 Gütekriterien qualitativer Forschung ... 62
3.5 Kombination von quantitativer und qualitativer Forschung ... 63
3.6 Die Bedeutung quantitativer und qualitativer Ansätze in der Physiotherapieforschung ... 65

4 Forschungsdesigns ... 71

4.1 Experimentelle Studien ... 73
4.1.1 Exkurs: Merkmale – Konstanten – Variablen ... 74
4.1.2 Experimentelle Designs ... 78
4.1.3 Experimentelle Settings ... 84
4.1.4 Kontrolle ... 85
4.1.5 Kritik an experimentellen Studien ... 88
4.2 Nicht-experimentelle Studien ... 88
4.2.1 Ursache-Wirkungs-Studien (Wechselbeziehungsstudien) ... 89
4.2.2 Deskriptive Studien ... 90
4.2.3 Evaluationsforschung ... 92
4.2.4 Aktionsforschung ... 93
4.3 Exkurs: Beurteilung der internen und externen Validität quantitativer Forschungsdesigns ... 95
4.3.1 Interne Validität ... 95
4.3.2 Externe Validität ... 97

5 Exkurs: Messtheorie ... 101

5.1 Messskalen ... 101
5.1.1 Nominalskala ... 103
5.1.2 Ordinal- oder Rangskala ... 103
5.1.3 Intervallskala ... 103
5.1.4 Ratio- oder Verhältnisskala ... 103
5.2 Arten von Merkmalen ... 104
5.3 Operationalisieren von Merkmalen ... 105
5.4 Messrahmen ... 106
5.5 Messinstrument und Messmethode ... 107
5.6 Genauigkeit von Messungen ... 108

6 Methoden der Datenerhebung ... 113

6.1 Biophysiologische Messungen ... 113
6.1.1 Messgeräte ... 114
6.1.2 Funktionstests ... 116
6.2 Die schriftliche Befragung ... 120
6.2.1 Aufbau einer schriftlichen Befragung ... 121
6.2.2 Formulierung der Fragen ... 122
6.2.3 Die Gestaltung eines Fragebogens ... 126
6.3 Das Interview (die mündliche Befragung) ... 128
6.3.1 Die Unterscheidung verschiedener Arten von Interviews ... 129
6.3.2 Das qualitative Interview ... 131
6.4 Die Beobachtung ... 141
6.4.1 Arten von Beobachtung ... 141

6.4.2 Bestandteile einer Beobachtung 143
6.4.3 Die agierenden Personen 145
6.4.4 Möglichkeiten und Grenzen der Beobachtung als Forschungsmethode 146
6.5 Die Inhalts- oder Dokumentenanalyse 147
6.6 Bewertung der Qualität quantitativer Messungen 150
6.6.1 Validität 151
6.6.2 Reliabilität 153
6.6.3 Objektivität 153

7 Methoden der Datenauswertung im Überblick 159

7.1 Datenanalyse in der quantitativen Forschung 159
7.1.1 Aufbereiten der Datenbestände 160
7.1.2 Deskriptive Statistik 160
7.1.3 Schließende (analytische) Statistik 164
7.2 Datenanalysen in der qualitativen Forschung 170
7.2.1 Aufbereiten der Datenbestände 170
7.2.2 Auswertung der Daten 173

Durchführung und Anwendung von Forschung

8 Der Forschungsprozess 185

8.1 Vom Thema zur Forschungsfrage 185
8.1.1 Forschungsfragen entwickeln 186
8.1.2 Literaturstudium 188
8.1.3 Konkretisieren der Forschungsfrage, Aufstellen von Hypothesen 193
8.2 Erstellen eines Untersuchungsplans 196
8.2.1 Untersuchungsdesign 196
8.2.2 Stichprobe 197
8.2.3 Berücksichtigung ethischer Belange 202
8.2.4 Ressourcen und Erlaubnisse 202
8.2.5 Forschungsantrag 203
8.3 Datengewinnung 204
8.4 Datenanalyse, Interpretation und Darstellung 205
8.4.1 Darstellung quantitativer Ergebnisse 205
8.4.2 Darstellung qualitativer Ergebnisse 209
8.4.3 Interpretation/Diskussion der Ergebnisse 212
8.5 Schlussfolgerungen 214
8.6 Rückführung der Ergebnisse in die Praxis 215
8.6.1 Mündliche Präsentationen von Forschungsarbeiten 216
8.6.2 Schriftliche Publikationen 216
8.6.3 Verfassen von Forschungsberichten 217

9 Anwendung von Forschungsergebnissen 227
9.1 Forschungsanwendung als Grundlage einer forschungsbasierten Praxis 227
9.2 Forschungsanwendung als Prozess 228
9.3 Einschätzen der Qualität quantitativer und qualitativer Forschungsarbeiten 230
9.3.1 Kritisches Abwägen der inhaltlichen Qualität quantitativer Forschungsarbeiten 232
9.3.2 Kritisches Abwägen der inhaltlichen Qualität qualitativer Forschungsarbeiten 234
9.3.3 Systematische Reviews (systematische Übersichtsarbeiten) 235
9.3.4 Metaanalysen 236
9.3.5 Metasynthesen 237
9.4 Evidence Based Practice (EBP) 237
9.5 Anwendung von Forschungsergebnissen – Grenzen und Möglichkeiten 240
9.5.1 Barrieren der Forschungsanwendung 240
9.5.2 Strategien zum Abbau der Barrieren 241

Anhang: Unterlagen zur Vertiefung des Lernstoffs

Fragen zur Wissensüberprüfung 247
Materialien zu den Übungsaufgaben von Kapitel 7 253
Adressen und Links zur Literatursuche 263
Verzeichnis wichtiger Fachbegriffe der Physiotherapieforschung 266
Literaturverzeichnis 279
Register 289

Einführung in den Gegenstandsbereich

1 Wissen, Wissenschaft und Forschung

Woher kommt das menschliche Wissen? Wie unterscheidet sich Alltagswissen von Wissenschaft? Welche Rolle spielt die Erfahrung dabei? All das sind Fragen, die ganz zu Beginn einer Auseinandersetzung mit dem Thema „Wissenschaft und Forschung" stehen. Aus diesem Grund ist die Beschreibung verschiedener Wissensquellen und die Beschäftigung mit den Begriffen Wissenschaft und Forschung Gegenstand dieses Kapitels.

1.1 Wissensquellen

Eine zentrale Eigenschaft des Menschen ist der Wille, Ereignisse und Dinge um sich herum zu hinterfragen und zu erklären. Entwicklung und Fortschritt basieren von Anbeginn der Geschichte auf der Neugierde und dem „Forschergeist" der Menschen. Die vielfältigen Fragen und Probleme, mit denen sie konfrontiert waren, wurden im Lauf der Zeit aber auf unterschiedliche Weisen zu lösen versucht. Man kann in der Geschichte der Menschheit vier Ansätze zur Erklärung unbekannter Phänomene beschreiben: **Magie**, **Autorität**, **logisches Denken** und **wissenschaftliches Erforschen** (vgl. Notter/Hott 1994).

Das Wissen, über das die Menschen verfügen, stammt aus verschiedenen Quellen. Diese Wissensquellen können hoch strukturiert und an festgelegte Regeln über Methode und Vorgehensweise gebunden sein. Andere Wissensquellen sind weniger strukturiert und haben keine festgelegten Regeln. Zu den **unstrukturierten Wissensquellen** zählen Intuition, Erfahrung, Versuch und Irrtum sowie Tradition und Autorität. **Strukturierte Wissensquellen** sind das logische Denken und das wissenschaftliche Erforschen. Die Unterteilung in strukturierte und unstrukturierte Wissensquellen stellt keine prinzipielle Wertung dar – Wissen aus unstrukturierten Wissensquellen ist nicht notwendigerweise falsch oder gar unwichtig. Doch wenn man Wissenschaft betreiben oder verstehen will, ist es wichtig zu wissen, auf welche Weise die Informationen gesammelt wurden, die man benützt.

1.1.1 Unstrukturierte Wissensquellen

Intuition

Intuition ist ein spontaner Einfall. Sie wird häufig zur Lösung von Problemen benutzt. Intuitives Handeln ist Tun, das nicht auf theoretischen Überlegungen oder auf der Analyse einer Situation basiert. Intuition ist aber abhängig von einer gewissen Vertrautheit mit dem Themenbereich. Menschen, die häufig intuitiv handeln, kennen sich auf ihrem Gebiet meist sehr gut aus, sind Expertinnen und verfügen über ein fundiertes Wissen und einen großen Erfahrungsschatz. Sogar das Handeln auf der höchsten Stufe in der Physiotherapie, der Expertenstufe, zeichnet sich oft durch Intuition aus.

Intuition ist jedoch etwas Individuelles; sie ist nicht steuerbar und kann nicht beliebig abgerufen werden. Daher hat sie zwar einen wichtigen Anteil am beruflichen Handeln, ist aber keine Wissensquelle, aus der man beliebig schöpfen kann. Durch Intuition wird berufliches Handeln zwar möglich, berufliches Wissen aber wird nicht systematisch vermehrt.

Dass physiotherapeutische Maßnahmen, die allein auf Erfahrung beruhen, nicht immer zum Wohle der Patientinnen beitragen, zeigt das Beispiel vom Dehnen der Muskulatur vor und nach Übungen. Dehnen soll Muskelschmerzen und Verletzungen verhindern. Diese Maßnahme, die sich auf Erfahrungswissen stützt, wurde und wird in der Physiotherapie häufig eingesetzt. Manche wissenschaftlichen Untersuchungen konnten aber nachweisen, dass die Technik zu diesem Zweck unwirksam ist.

Erfahrung, Versuch und Irrtum

Erfahrungen sind eine bekannte Wissensquelle. Je vertrauter man mit einer Situation ist, je mehr Erfahrung man auf einem bestimmten Gebiet erworben hat, desto eher kann man Regelmäßigkeiten entdecken und sie verallgemeinern, d. h. aus seinen Erfahrungen auf andere Situationen schließen. Erfahrung macht einen großen Teil des Wissens aus, über das jeder Mensch verfügt. Jedoch ist dieses Wissen subjektiv und individuell. Es wird unsystematisch gewonnen und oft nicht überprüft.

Der eigene Erfahrungsschatz ist zu begrenzt und zu individuell, um allgemein gültige Schlüsse aus ihm ziehen zu können. Darum kann Erfahrung nur eingeschränkt als Grundlage eines wissenschaftlichen Verständnisses dienen.

Ein weiterer Ansatz, nahe verwandt mit Erfahrung, ist das Lösen von Problemen durch Versuch und Irrtum. Dabei werden verschiedene Lösungen für ein Problem so lange ausprobiert, bis sie erfolgreich sind. Diese Art von Problemlösung ist für die Praxis aber untauglich, da sie einen hohen Zeit- und Energieaufwand mit sich bringt. Es kann auch sein, dass die Lösung bereits von einer anderen Person gefunden wurde, ohne dass man davon weiß. Außerdem kann diese Art des Vorgehens den Patientinnen Unannehmlichkeiten bereiten oder Schaden zufügen.

„Die Bedrohung der Qualität unserer Arbeit kommt weniger von dem Gebiet, von dem wir wissen, dass wir eine Wissenslücke haben. Gefährlicher ist es, wenn wir nicht wissen, dass unser Wissen überholt ist" (Sacket 1997, zit. n. Kool/de Bie 2001, S. 18).

Tradition und Autorität

Tradition und Autorität bedeuten, dass etwas allein deswegen, weil es immer schon so war oder so gemacht wurde, als richtig angesehen wird. Tradiertes Wissen wird in der Praxis oft in Form von Ritualen in den Alltag eingebaut und auf diese Weise weitergegeben (z. B. das routinemäßige Durchführen von vorgegebenen Standardübungsprogrammen). Wird dieses Wissen von Personen vertreten, die als Autoritäten (Expertinnen) gelten, bekommt es zusätzlich verbindlichen Charakter.

Tradiertes Wissen kann sehr wertvoll sein. Es ist wichtig, auf Dinge zu achten, die sich schon seit längerer Zeit bewährt haben. Auch die Möglichkeit, Autoritäten (Spezialistinnen) zu befragen, kann im Alltag ein guter Weg zur Problemlösung sein. Rituale haben ebenfalls durchaus Sinn: Sie bieten Struktur im beruflichen Alltag. Rituale und tradiertes Wissen sollten allerdings auf ihren Sinn und Zweck bzw. auf ihre Tauglichkeit überprüft werden. Ein konstruktiver, aber kritischer Umgang mit den Aussagen von Expertinnen ist angebracht. Wissen aus Tradition und/oder von Expertinnen kann also nur bedingt als verlässliche Wissensquelle angesehen werden – v. a., wenn dieses Wissen nicht kritisch hinterfragt wird.

1.1.2 Strukturierte Wissensquellen

Logische Schlussfolgerungen

Logik ist Denken, das bestimmten Regeln folgt. Die Beachtung dieser Regeln ist für die Richtigkeit einer Schlussfolgerung entscheidend.

Viele Probleme können durch logisches Schlussfolgern gelöst und viele Situationen durch logisches Denken verstanden werden. Dieses neue Verständnis kann zur Grundlage für gezieltes Handeln werden.

Logisches Denken ist die Grundlage für Wissenschaft und Forschung.

Logisches Schlussfolgern kann über zwei Wege erfolgen: über Deduktion und Induktion.

Deduktives Schlussfolgern vollzieht sich **vom Allgemeinen zum Besonderen**. Bei der Deduktion geht man von einer – wie auch immer entwickelten – Theorie aus und leitet davon Hypothesen (Annahmen) ab. Diese Hypothesen werden dann empirisch (d. h. mithilfe der Erfahrung) überprüft. Das Ergebnis kann die Theorie unterstützen, verändern oder widerlegen. Man kann sich anhand eines Beispiels ansehen, wie eine Praktikerin sich deduktives Schlussfolgern zu Nutze macht:

Hypothese = eine Aussage, von der man vermutet (aber nicht weiß), dass sie richtig ist.

Beispiel: Es ist bekannt, dass sich Patientinnen bei Behandlungen mit elektrischem Strom, der größere galvanische Anteile enthält, so genannte Verbrennungen (Verätzungen) zuziehen können. Die Ursache dafür sind die Wirkung der Säure- und Base-Ionen, die als Folge elektrolytischer Prozesse unter den Elektroden entstehen. Die Physiotherapeutin weiß dies und zieht daraus den Schluss, dass man die Entstehung dieser „Verbrennungen" verhindern kann, indem man die Aktivität der elektrolytischen Prozesse mittels dichter und gut befeuchteter Schwämme unter den Elektroden vermindert.

Induktives Schlussfolgern vollzieht sich umgekehrt **vom Besonderen zum Allgemeinen**. Auf diesem Weg des logischen Denkens will man aus der Beobachtung von Einzelfällen allgemein gültige Theorien ableiten. Die induktive Methode ermittelt Tatsachen durch Beobachtung und kommt auf Grund dieser Beobachtungen zu Verallgemeinerungen. Sie muss v. a. dort eingesetzt werden, wo bisher wenig theoretisch gearbeitet wurde.

Deduktion und Induktion sind die beiden grundlegenden Methoden des logischen Denkens und wissenschaftlichen Erforschens.

Wissenschaftliches Erforschen

Wissenschaftliches Erforschen basiert auf logischen Gedankengängen. Es bietet die Möglichkeit, Ahnungen, Vermutungen, Aussagen von Autoritäten und logische Schlüsse systematisch zu überprüfen und zu beweisen.

Diese Methode der Wissensaneignung ist die am besten entwickelte. Sie ist zwar nicht unfehlbar, aber im Allgemeinen verlässlicher als alle anderen.

» Diese Art des Wissenserwerbs hebt sich hauptsächlich durch die Möglichkeit der Selbstüberprüfung von anderen ab, da der wissenschaftliche Prozess Hürden enthält, die eine Beeinflussung der Untersuchungsergebnisse durch Gefühle oder Befangenheit verhindern. «

Groß 1997, S. 13

1.2 Wissenschaft und Forschung

1.2.1 Wissenschaft

Der Terminus „Wissenschaft" ist nicht eindeutig. Es handelt sich vielmehr um eine Art Überbegriff, der vielfältige Betrachtungsweisen zulässt und daher nur aus verschiedenen Blickwinkeln genauer bestimmt werden kann. Die Erklärung dessen, was Wissenschaft ist, kann daher kaum in einer kurzen Definition erfolgen – man muss sich der Bedeutung von Wissenschaft auf verschiedenen Wegen annähern. In einer Gegenüberstellung von „Alltagswissen" und „Wissenschaft" – dies ist eine der möglichen Perspektiven – lassen sich einige wichtige Kennzeichen von Wissenschaft herausarbeiten.

Hierdeis und Hug (1997) haben versucht, einige Unterschiede zwischen alltäglichem und wissenschaftlichem Denken und Handeln sichtbar zu machen. In der folgenden Gegenüberstellung werden einige Punkte davon herausgegriffen.

Tabelle 1: Gegenüberstellung von Alltagswissen und wissenschaftlichem Wissen

Alltag	Wissenschaft
• nicht-systematisiertes Wissen	• systematisiertes Wissen
• nicht-organisierte Erkenntnis	• organisierte Erkenntnis
• routiniertes Handeln	• reflektiert-methodisches Handeln
• Vermeidung von Zweifel	• Systematisierung des Zweifels
• Sicherung des Erkannten	• Zweifel am Erkannten
• Vermeidung von Alternativen	• Aufdecken von und Suche nach Alternativen
• Konzentration auf eine Deutung	• selbstverständliche Annahme von Mehrdeutigkeiten
• im subjektiven und/oder kollektiven Bewusstsein aufgehobene und v. a. mündlich weitergegebene Erkenntnis	• v. a. in schriftlicher Form weitergegebene Erkenntnis
• erfahrungsnahe Sprache	• erfahrungsferne, abstrakte Sprache

vgl. Hierdeis/Hug 1997

Systematisiertes und methodisch gewonnenes Wissen (d. h. Wissen, das nicht durch Zufall gewonnen wurde), der Zweifel am Bestehenden, die Suche nach Neuem und die Annahme, dass es eine Vielzahl an Erkenntnismöglichkeiten gibt, sind wichtige Kennzeichen von Wissenschaft. Durch sie hebt sich Wissenschaft vom Alltagswissen ab. Wissenschaftliches Wissen wird meist in schriftlicher Form aufbewahrt („verschriftlicht"). Wissenschaftliche Sprache ist abstrakter als die Alltagssprache und von persönlichen Erfahrungen weit gehend gelöst.

In Meyers Lexikon wird Wissenschaft folgendermaßen definiert:

» Wissenschaft ist der Inbegriff dessen, was überlieferter Bestand einer Zeit ist, v. a. der Prozess methodisch betriebener Forschung und der Lehre als Darstellung der Ergebnisse und Methoden der Forschung. Die Wissenschaft beginnt mit dem Sammeln, Ordnen und Beschreiben ihres Materials; weitere Schritte sind die Bildung von Hypothesen und Theorien. «

Unter „Wissenschaft" versteht man einerseits alle Aktivitäten, die auf wissenschaftliche Erkenntnis abzielen, also auf das Forschen und das Entwickeln von Theorien. Andererseits versteht man darunter die Gesamtheit der Erkenntnisse, die auf diesem Weg gewonnen wurden. Charakteristisch ist ein methodisches Vorgehen beim Sammeln, Beschreiben und Ordnen des Materials, aus dem man Erkenntnisse gewinnt.

Das Sammeln, Beschreiben und Ordnen des Materials sind Schritte, die zu einer Forschungsarbeit gehören. Eine Forschungsarbeit folgt einem strukturierten Ablauf, den man „Forschungsprozess" nennt (→ Kap. 8). Vereinfacht dargestellt geht man dabei folgendermaßen vor:

Problem
↘
Forschungsfragen stellen
↘
Daten sammeln
(durch wissenschaftliche Methoden wie Beobachtung, Befragung, Experiment etc.)
↘
Daten auswerten
↘
Ergebnis
↘
Schlussfolgerung

Das Ziel aller Wissenschaften ist es, einen **„body of knowledge“** (Wissensbestand, Wissenskorpus) zu produzieren, der uns befähigt, Phänomene zu verstehen und sie, wenn möglich, vorauszusagen, zu verhindern, aufrechtzuerhalten oder zu verändern (vgl. Domholdt 2000, S. 7). Ziel ist es also, im betreffenden Interessenbereich wissenschaftlich begründete Aussagen machen. Welche Aussagen aber nun als wissenschaftlich anerkannt werden und welche nicht, das sind Fragen, die auf wissenschaftstheoretischer Ebene diskutiert werden.

Wissenschaftstheorie

Wissenschaftstheorie ist ein Zweig der Philosophie und beschäftigt sich mit der Frage, wie wissenschaftliche Erkenntnis zu Stande kommt. Sie untersucht alle Probleme, die mit Wissenschaft allgemein zusammenhängen, z. B. Fragen nach den Methoden, nach den Voraussetzungen, Zielen, Auswirkungen und Strukturen von Wissenschaft. Auch die Auseinandersetzung mit dem Werteproblem (ist/kann Wissenschaft frei von Werturteilen sein? Und wenn nicht, wie geht man damit um?) ist Gegenstand wissenschaftstheoretischer Diskussionen.

Die Bedeutung der Wissenschaftstheorie ist deshalb so groß, weil es nicht nur einen Weg gibt, über den man zu wissenschaftlicher Erkenntnis kommen kann. Naturwissenschaften und Geisteswissenschaften unterscheiden sich z. B. wesentlich voneinander. Während die **Naturwissenschaften** zu den analytischen Wissenschaften zählen (d. h. ihren Gegenstand in einzelne Bestandteile zerlegen), gehören die **Geisteswissenschaften** zu den nicht-analytischen Wissenschaften (sie erfassen ihren Gegenstand als Ganzes und interpretieren ihn, statt ihn zu zergliedern und zu messen). Bei den Naturwissenschaften erfolgt der Zugang zur Erkenntnis über das Zählen und Messen. Sie beschäftigen sich mit der materiellen Realität, dem Sein. Ihre Wurzeln sind im Behaviorismus, im Positivismus und im kritischen Rationalismus zu finden. Die Geisteswissenschaften hingegen gewinnen durch das Verstehen Zugang zur Erkenntnis. Sie beschäftigen sich mit dem Sinn und den Werten eines Phänomens und haben ihre Wurzeln u. a. in der Phänomenologie, in der Hermeneutik und im Interaktionismus.

Sozialforschung = die systematische Erfassung und Deutung sozialer (d. h. die Gesellschaft betreffender) Erscheinungen oder Umstände.

Die **Human- und Sozialwissenschaften** lassen sich nicht so eindeutig in dieses Gegensatzpaar einordnen. Innerhalb dieser Wissenschaften kennt man zwei grundlegend verschiedene Wege des Erkenntnisgewinns (sie werden uns in Form der qualitativen und der quantitativen Sozialforschung in Kap. 3 wieder begegnen). Diese beiden verschiedenen Wege des Erkenntnisgewinns beruhen auf den Prinzipien der Deduktion und der Induktion (vgl. Kap. 1.1.2).

In der folgenden Abbildung werden Deduktion und Induktion noch einmal dargestellt. Hier wird gezeigt. wie sie aufeinander aufbauen und einen Erkenntnisprozess in Gang setzen.

Abbildung 1: Theorie-Empirie-Zirkel

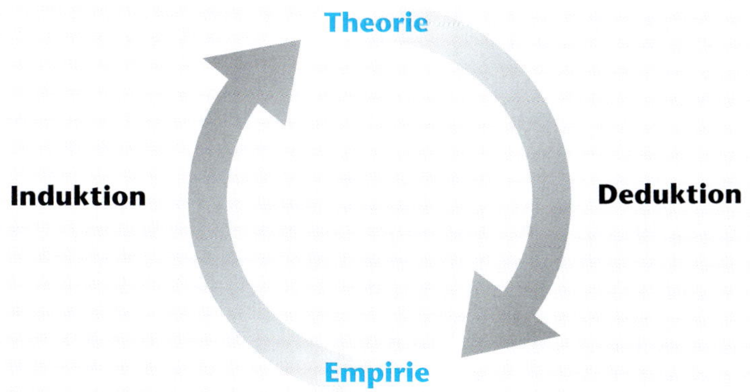

Induktion bedeutet die Schlussfolgerung ausgehend vom Einzelfall zu einer Verallgemeinerung, während Deduktion die Ableitung von einer allgemeinen Aussage auf einen Einzelfall bedeutet.

Als klassische Beispiele für die Deduktion als Weg des Erkenntnisgewinns stehen die wissenschaftstheoretischen Positionen des Positivismus und des kritischen Rationalismus.

Der **Positivismus** ist charakterisiert durch die Vorstellung einer positiven („positiv" bedeutet hier: gesetzt, gegeben, wirklich vorhanden) Realität, die man durch Forschung entdecken kann. Das wiederum beruht auf der Vorstellung, dass es eine endgültige Wahrheit und Wirklichkeit gebe, die durch Beobachten und Experimentieren entdeckt und bewiesen werden könne. Das Streben nach Objektivität steht dabei im Vordergrund. Wahrheit ist hier objektive Wirklichkeit, die mit den Sinnen erfasst, erforscht und gemessen werden kann.

Das Ziel des Positivismus ist es, Gesetzmäßigkeiten (in der Natur, im menschlichen Organismus, im menschlichen Verhalten etc.) zu entdecken. Der Positivismus folgt dem Prinzip der Deduktion, welches besagt, dass Wissenschaft mit theoretischen Konzepten beginnt. Wissenschaftliche Hypothesen (Theorien) sollen empirisch (mittels Forschung) verifiziert werden. Je häufiger eine Hypothese oder Theorie verifiziert werden kann, desto höher ist ihr Vorhersagewert für künftige Ereignisse.

verifizieren = bestätigen, etwas als wahr erweisen

Sir Karl Popper hat das Prinzip des Positivismus am Vorbild der Naturwissenschaften weiterentwickelt. Popper ist der Begründer des so genannten **kritischen Rationalismus**. Auch dieser folgt dem deduktiven Prinzip, und

Popper zieht zur Veranschaulichung seiner Position immer das Beispiel mit den Schwänen heran: Auch wenn wir sehr viele weiße Schwäne beobachten, so können wir dadurch nicht zu dem Schluss kommen, dass alle Schwäne weiß sind. Schon das Auftreten eines einzigen schwarzen Schwans würde diese Theorie widerlegen (vgl. Popper 1994).

auch hier ist das Ziel der Wissenschaften, Gesetzmäßigkeiten aufzudecken, um damit zu einer objektiven Wahrheit zu gelangen. Theorien und Hypothesen werden mit der Wirklichkeit konfrontiert und an ihr überprüft.

Popper beruft sich im Gegensatz zu den Positivisten aber auf das Falsifikationsprinzip. Dieses beruht auf dem Gedanken, dass es keine allgemein gültigen Sätze geben kann, da eine einzige Ausnahme hinreicht, um eine Theorie zu widerlegen – und man kann sich nie sicher sein, demnächst auf eine Ausnahme zu treffen. Es kann in der Wissenschaft daher nicht um die Verifikation von Hypothesen gehen, sondern nur um die Falsifikation, die Wiederlegung von Hypothesen. Die treibende Kraft im wissenschaftlichen Erkenntnisprozess ist nach Popper demnach die Kritik am „Bestehenden". Die Sozialwissenschaften, genauso wie die Gesundheitswissenschaften, sind stark von dieser Denkschule beeinflusst.

Dem induktiven Denkprinzip hingegen folgen alle **interpretativen** wissenschaftstheoretischen Ansätze. Ihre Wurzeln liegen in erster Linie in der Philosophie. Hier geht es im Wesentlichen darum, den Menschen nicht losgelöst von seiner Umwelt, sondern in seinem gesamten Lebenszusammenhang zu betrachten. In dieser Perspektive bedeutet Forschung nicht neutrale Sammlung und Auswertung von Daten, die man objektiv beobachten kann. Vielmehr geht es der Wissenschaftlerin hier um die Interpretation von Geschehnissen und Erlebnisweisen der Menschen. Die Forscherin fragt, was bestimmte Phänomene für die Menschen bedeuten und welchen Sinn sie haben. Im Mittelpunkt des Erkenntnisinteresses steht das Verstehen menschlicher Erfahrungen, weniger das Erklären oder Beweisen. Wahrheit wird als etwas Subjektives angesehen. Wahrheit ist das, was vom Einzelnen wahrgenommen und der Forscherin mitgeteilt wird – und das ist von Mensch zu Mensch natürlich verschieden. Wahrheit, so der interpretative Ansatz, ist immer vom Zusammenhang abhängig, in dem sie entsteht.

Positivismus und Interpretativismus (als Beispiele unterschiedlicher wissenschaftstheoretischer Positionen) zeigen auf, dass es keine einzig richtige, allgemein gültige Definition geben kann, wie Wissenschaft funktioniert oder was Wissenschaft ausmacht.

Die unterschiedlichen wissenschaftstheoretischen Positionen führen immer wieder zu Diskussionen in Wissenschaftskreisen – auch in den Gesundheitswissenschaften (siehe Kap. 3). Diese Auseinandersetzung ist nicht unwichtig, denn es handelt sich ja nicht nur um abstrakte Philosophien. Die unterschiedlichen „Denkschulen" beeinflussen die Phänomene, die untersucht, die Methoden, mit denen sie studiert, und die Techniken, mit denen Daten gesammelt werden (vgl. Parahoo 1997).

Beachten sollte man aber (egal von welcher Position aus man forscht oder beurteilt), dass auch wissenschaftliche Erkenntnisse nie als absolut oder endgültig zu betrachten sind. Wissen hat immer nur vorläufigen Charakter. Es ist nicht statisch, sondern einem dynamischen Prozess der ständigen Weiterentwicklung unterworfen.

statisch = still stehend, ruhend, unbewegt

dynamisch = in Bewegung

> „Ganz allgemein scheint eine kritische Haltung gegenüber der Wissenschaft wünschenswert. Das heißt, wir sollten die relative Bedeutung von Wissenschaft erkennen, und zwar als ein methodisches Verfahren zur Sammlung, Organisation und Anwendung von Wissen, so dass wir einige Einsicht in unsere komplexe Realität gewinnen."
>
> *Hunink 1997, S. 17*

1.2.2 Forschung

Forschung ist ein Mittel, um Erkenntnis zu gewinnen. Sie ist somit ein äußerst wichtiger Bestandteil, ja tragendes Element jeder Wissenschaft. Forschung ist laut Meyers Lexikon „die planmäßige und zielgerichtete Suche nach neuen Erkenntnissen in einem Wissensgebiet ...".

Forschung ist der Versuch, auf einem bestimmten Gebiet Wissen zu vermehren. Das Charakteristische daran ist eine systematische, d. h. wissenschaftliche Vorgehensweise.

Das Ziel von Forschung ist also die **Vermehrung von Wissen** durch **systematische, geplante Methoden**, deren Grundlage die Logik (Deduktion und Induktion) ist.

Wissensvermehrung bedeutet in diesem Zusammenhang zweierlei:

- Das Auffinden neuer, noch unbekannter Fakten und
- das Auffinden bisher unbekannter Beziehungen zwischen bereits bekannten Fakten.

Forschung ist – neben Theoriebildung und Lehre – ein zentraler Bestandteil jeder Wissenschaft.

Zusammenfassung

Der Wille, Bestehendes zu hinterfragen und neues Wissen zu entwickeln, ist eine zentrale Eigenschaft des Menschen.

Wissen kann aus unterschiedlichen Quellen gewonnen werden. Zu den bekanntesten Wissensquellen zählen Intuition, Erfahrung, Versuch und Irrtum, Tradition, logisches Denken und wissenschaftliches Erforschen.

Wissenschaftliches Wissen unterscheidet sich vom Alltagswissen hauptsächlich durch das systematische, zielgerichtete

Vorgehen beim Sammeln, Auswerten und Beschreiben des Materials.

Zu wissenschaftlicher Erkenntnis gelangt man nicht nur über einen Weg, sondern es gibt verschiedene, sehr unterschiedliche Möglichkeiten. Verschiedene wissenschaftstheoretische Positionen, wie z. B. der Positivismus und der Interpretativismus, sind Beispiele für unterschiedliche Vorstellungen darüber, wie wissenschaftliche Erkenntnis zu Stande kommt.

Forschung ist das Mittel zum Zweck des wissenschaftlichen Erkenntnisgewinns. Sie basiert auf den Grundprinzipien der Logik (Deduktion und Induktion) und dient dazu, Wissen durch systematische, wissenschaftliche Methoden zu vermehren.

Vertiefung des Lernstoffs

1. *Überlegen Sie, wie Sie einem Laien erklären würden, wie sich wissenschaftliche Erkenntnis von Wissen unterscheidet, das auf Intuition, Erfahrung, Tradition oder logischem Denken aufgebaut ist.*
2. *Finden Sie physiotherapeutische Maßnahmen, die immer wieder gesetzt werden (Routinehandlungen). Analysieren Sie dann, auf welcher Art von Wissen diese Handlungen aufbauen und welche Quellen dieses Wissen hat.*
3. *Versuchen Sie gemeinsam mit Kolleginnen und Kollegen aus dem Berufsfeld zu analysieren, welche physiotherapeutischen Maßnahmen auf Tradition aufbauen. Gehen Sie dann der Frage nach, ob diese Handlungen auch durch andere Wissensquellen zu argumentieren sind.*

Vertiefende Literatur

Hierdeis Helmwart, Hug Theo: Pädagogische Alltagstheorien und erziehungswissenschaftliche Theorien. Julius Klinkhardt, Bad Heilbrunn 1997 (182 Seiten)
Obwohl dies an sich ein Buch für die Erziehungswissenschaften ist, dient Kap. 2 (S. 33 ff.) mit seiner Gegenüberstellung von Alltag und Wissenschaft auch anderen Wissenschaftsrichtungen als gute Basis. Besonders hilfreich ist das vorangestellte Glossar, in dem wissenschaftstheoretische Begriffe einfach und verständlich erklärt werden.

Schülein August, Reitze Simon: Wissenschaftstheorie für Einsteiger. 2. Auflage. UTB, Stuttgart 2005 (278 Seiten)
Ein Standardwerk für Einsteiger, die sich erstmals mit Wissenschaftstheorie und den verschiedenen wissenschaftstheoretischen Ansätzen beschäftigen wollen.

2 Wissenschaft und Forschung in der Physiotherapie

Wenn im ersten Kapitel davon gesprochen wurde, dass das Wissen, welches unser Handeln leitet, aus unterschiedlichen Quellen geschöpft wird, so trifft dies auch auf das Wissen in der Physiotherapie zu. Im folgenden Kapitel wird nun skizziert, welche Bedeutung wissenschaftliches Arbeiten in der Physiotherapie hat, was Physiotherapieforschung ist, welche Ziele man damit verfolgt, um welchen Gegenstandsbereich es sich dabei handelt und welche Rolle die Physiotherapeutinnen dabei einnehmen. Den Abschluss bildet eine Diskussion des Themas „Ethik und Forschung" in diesem Zusammenhang.

2.1 Wozu Physiotherapiewissenschaft?

Chinn und Kramer haben in ihrem Buch „Pflegetheorien: Kontext – Konzepte – Kritik" vier Bereiche beschrieben, die in ihrem Zusammenspiel das Handeln von Gesundheits- und Krankenschwestern leiten. Betrachtet man sie näher, so lassen sie sich problemlos auf die Physiotherapie – ebenso wie auf alle anderen Berufe im Gesundheitswesen, die direkt mit Patientinnen arbeiten – umlegen.

Die vier Bereiche, die hier die Grundlage des Handelns bilden sind:

- **Ethik**
- **Intuition**
- **persönliches Wissen**
- **Empirie** (der wissenschaftliche, abgesicherte Bereich)

Diese vier Bereiche stehen untereinander in Beziehung. Nur durch ihr Zusammenspiel entsteht dasjenige Wissen, das die Grundlage des professionellen Handelns bildet (vgl. Chinn/Kramer 1996).

Die Physiotherapie ist ein relativ junger Beruf, der sein Handeln einerseits aus praktischen Erfahrungen und Beobachtungen und andererseits aus anderen Wissenschaften begründet (wie z. B. Medizin, Soziologie, Pädagogik etc.).

Die Entwicklung einer eigenen Wissenschaft der Physiotherapie (Therapiewissenschaft oder Physiotherapiewissenschaft) ist sehr wichtig für diesen Beruf. Zum einen aus Gründen der Professionalisierung: Nur wenn die Physiotherapie ein eigenständiges, spezifisches und empirisch geprüftes Wissen und eigenständige Theorien entwickelt, wird man von einem eigenständigen Beruf oder von einer Profession sprechen können.

Zum anderen ist die Verwissenschaftlichung der Physiotherapie wichtig, um den bereits bestehenden sowie den zukünftigen Anforderungen gerecht zu werden und im Gesundheitssystem der Zukunft eine wichtige Rolle einnehmen zu können.

Demografie (griech.) = Untersuchung und Beschreibung von Zustand und zahlenmäßiger Veränderung einer Bevölkerung

Epidemiologie (griech.) = Seuchenlehre, Wissenschaft von der Entstehung und Verbreitung übertragbarer epidemischer Krankheiten

Die Gesundheitssysteme befinden sich auch im deutschsprachigen Raum im Wandel. Die Gründe dafür liegen in der Demografie, in der Epidemiologie und in der raschen Entwicklung und Technisierung der Medizin in den industrialisierten Ländern Europas. Die Lebenserwartung nimmt zu, die Anzahl der älteren Menschen steigt stetig. Dadurch steigen auch die Anzahl chronischer Erkrankungen sowie die Anzahl der Erkrankten und langfristig Pflegebedürftigen. Weiters wird durch die fortschreitende Entwicklung von neuen und besseren, aber meistens auch teureren medizinischen Leistungen der ökonomische Druck auf das öffentliche Gesundheitswesen immer stärker, und ohne Gegenmaßnahmen wird er unerträglich. Auf all diese Veränderungen muss langfristig reagiert werden. Hier sind alle Gesundheitsberufe gefordert, jeder in seinem eigenständigen Handlungsbereich. Für die Physiotherapie heißt dies, dass durch rechtzeitige, günstigere, effektivere Behandlungen und/oder günstige präventive gesundheitsfördernde Maßnahmen Erkrankungen rascher beseitigt, verzögert oder verhindert werden können. Medizinische Leistungen müssten dann in geringerem Ausmaß bzw. später und dadurch kürzer in Anspruch genommen werden. Dauerpflege könnte durch rechtzeitige und wirksame physiotherapeutische Maßnahmen vermieden oder hinausgezögert werden. Das Gesundheitswesen würde damit optimiert und ökonomisch entlastet.

Die Physiotherapiewissenschaft ermöglicht nicht nur die gezielte Auswahl und Durchführung dieser notwendigen, durchaus günstigeren physiotherapeutischen Behandlungen und präventiven Maßnahmen, sondern auch die wissenschaftliche Überprüfung ihrer Effektivität und Wirtschaftlichkeit. Die Physiotherapiewissenschaft könnte daher eine fortlaufende qualitative Entwicklung dieses Berufes bewirken und einen wesentlichen Beitrag zur Qualitätssicherung, Optimierung und Ökonomisierung des Gesundheitswesens leisten.

Physiotherapiewissenschaft ist – ähnlich wie die Pflegewissenschaft – eine **handlungsorientierte Wissenschaft** oder **Praxiswissenschaft**, denn ihr zentrales Element ist die Praxis. Im Gegensatz zu anderen Wissenschaftsbereichen wie z. B. Mathematik oder Philosophie, die kein bestimmtes Handlungsfeld für ihr Wissen haben, schließen die Therapiewissenschaften (wie z. B. auch Medizin oder Pflege) ein besonderes Handlungsfeld, in diesem Fall die physiotherapeutische Praxis, mit ein.

Wissenschaft und Praxis kann man im Falle der Physiotherapie daher nicht getrennt, sondern nur in wechselseitiger Beziehung und Abhängigkeit voneinander betrachten. Die Praxis gibt den Anstoß, ist Ausgangspunkt für wissenschaftliche Fragen. Sie wird ihrerseits wiederum durch die Wissenschaft beeinflusst, und zwar durch die Theorien und die Ergebnisse der Forschung (siehe Abb. 2).

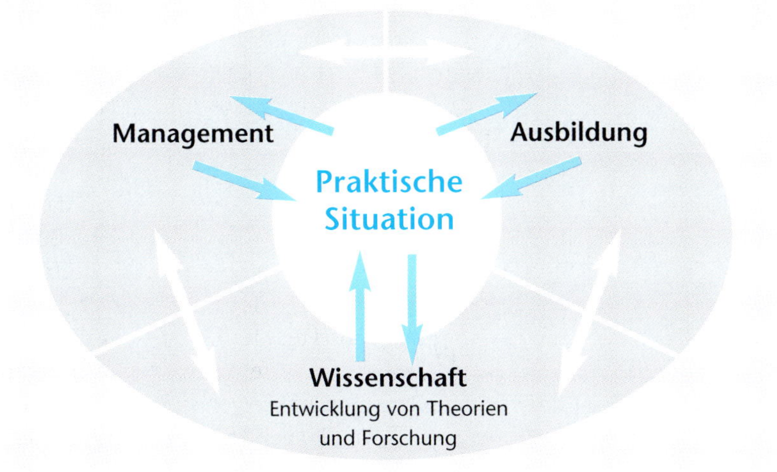

Abbildung 2: Zusammenhänge zwischen Praxis, Wissenschaft, Ausbildung und Management

Quelle: Hunink 1997, S. 15

2.2 Physiotherapieforschung

Forschung kann man auf verschiedene Weisen definieren. Eine grundlegende Definition stammt von Lisbeth Hockey:

Forschung ist der Versuch, auf einem bestimmten Gebiet Wissen zu vermehren, und zwar – und das ist das Entscheidende – durch systematische, wissenschaftliche Methoden (Hockey 1983).

Eine andere interessante Definition stammt von Domholdt (2000). Sie beschreibt Forschung in der Physiotherapie folgendermaßen: Forschung ist der Prozess, durch den bestimmt wird, ob das, was wir als Physiotherapeutinnen tun, im Leben der Menschen etwas bewirkt (vgl. Domholdt 2000, S. 3).

In Anlehnung an Hockeys umfassende Definition von Forschung kann man auch eine Definition von Physiotherapieforschung daraus ableiten:

Forschung in der Physiotherapie ...

- ist Forschung auf demjenigen Gebiet des Gesundheitswesens, in dem die Physiotherapeutinnen selbst den größten Teil der Verantwortung tragen.
- bedeutet Entwicklung und Vermehrung von spezifischem Fachwissen.
- will das Wissen vermehren, das man braucht, um effektiv zu handeln.

nach Hockey 1983

Physiotherapieforschung betrifft also ein spezielles Gebiet des Gesundheitswesens, nämlich jenes, in dem die Physiotherapeutinnen selbst die größte Verantwortung tragen. Das bedeutet, dass der Gegenstand der Forschung sich zwar mit dem Gegenstand anderer Gebiete decken kann (z. B. das Problem chronischer Rückenschmerzen); die **Forschungsfragen** richten sich aber nach der Verantwortlichkeit, den professionellen Aufgaben und Handlungsmöglichkeiten der Physiotherapeutinnen. Ein weiteres zentrales Element von Physiotherapieforschung ist **Wissensvermehrung**, und zwar die Vermehrung jenes Wissens, das nötig ist, um die therapeutischen Maßnahmen besser und effektiver gestalten zu können.

Verlassen wir nun die grundsätzliche Betrachtung von Physiotherapieforschung und wenden wir uns der klinischen Forschung zu. An ihr kann man dreierlei Arten von Forschung unterscheiden, die jeweils für sich allein bearbeitet werden, aber auch in einem Projekt miteinander vernetzt sein können.

- Die **grundlagenorientierte Forschung**: In ihrem Mittelpunkt steht der Erkenntnisgewinn, der biologische Systeme betrifft (Molekularbiologie, Genetik, Biochemie, Immunologie, Physiologie usw.). Diese Erkenntnisse tragen zur Erforschung krankheitsrelevanter Fragestellungen bei.
- Die **krankheitsorientierte Forschung**: Sie versucht, an Modellsystemen, z. B. im Tierversuch oder in In-vitro-Systemen, mit den Methoden der modernen Biologie einen Einblick in die Pathophysiologie und die genetischen Ursachen von Krankheiten zu gewinnen und erprobt Ansätze für mögliche therapeutische Maßnahmen. Krankheitsorientierte Forschung möchte die Pathogenese und die Behandlung von Krankheiten verstehen, benötigt dazu aber nicht den direkten Kontakt mit der Patientin.
- Die **patientenorientierte Forschung**: Sie wird direkt an und mit der Patientin oder Probandin durchgeführt. Darunter fallen v. a. klinische Studien in allen Phasen, epidemiologische und Fall-Kontroll-Studien sowie weite Bereiche der Versorgungsforschung. Patienten-

Versorgungsforschung = Forschung, die sich mit dem (Versorgungs-)System beschäftigt, durch das die Patientinnen medizinische und paramedizinische Behandlungen bzw. Leistungen erhalten. Gegenstand der Forschung ist der Einfluss des Systems auf die Patientin.

orientierte Forschung erfordert den direkten Kontakt zwischen Wissenschaftlerinnen und Patientinnen/Probandinnen (vgl. Meyer zum Büschenfelde et al. 1999, S. 3).

Da die ersten zwei Formen der klinischen Forschung den Physiotherapeutinnen nicht zugänglich sind, liegt der Schwerpunkt der Physiotherapieforschung im Bereich der patientenorientierten klinischen Forschung.

Wenn man sich nun ansieht, wie Forschung und Physiotherapiewissenschaft zusammenhängen, so erkennt man, dass Forschung verschiedene Funktionen hat. Forschung ist das Mittel der Physiotherapiewissenschaft, um ...

- **Theorien** zu überprüfen;
- **Fragestellungen aus der Praxis** aufzugreifen und zu beantworten;
- Grundlagen für die **Entwicklung neuer Theorien** zu liefern.

Erfahrungen, Kenntnisse, Handlungen und Wissenschaft werden durch Forschung vernetzt (siehe Abb. 3).

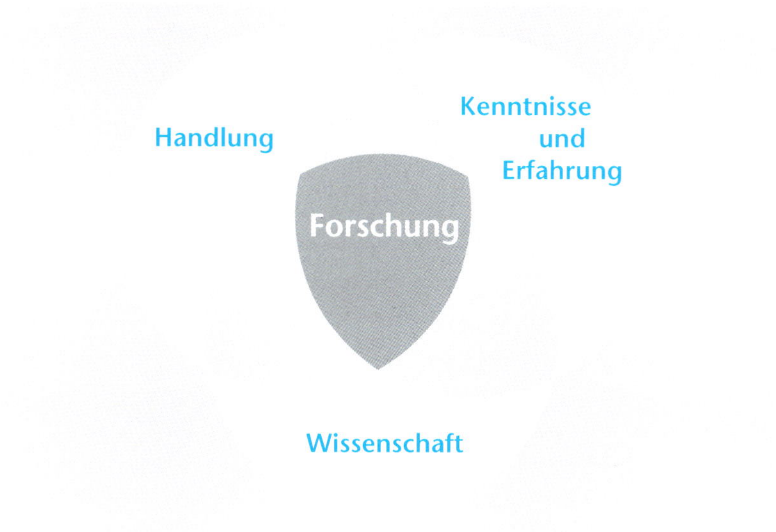

Abbildung 3: Vernetzung von Handlung, Kenntnissen und Erfahrung sowie Wissenschaft durch Forschung

Quelle: v. Maanen 1998, S. 143

2.2.1 Aufgaben, Ziele und Gegenstandsbereich der Physiotherapieforschung

Im folgenden Abschnitt werden, ausgehend von der Frage „Warum braucht die Physiotherapie Forschung?", die Ziele der Physiotherapieforschung beschrieben. Danach folgt ein Überblick über ihren Gegenstandsbereich, d. h. über die Gebiete, die die Physiotherapieforschung eingrenzen und beschreiben.

Warum braucht die Physiotherapie Forschung?

Wenn die Physiotherapie den Anspruch erhebt, eine eigene Disziplin zu sein, benötigt sie Wissen über sich selbst, d. h. sie braucht eine Basis an spezifischem Physiotherapiewissen, eine eigene Wissensgrundlage. Allerdings: Wissen, das sich nur aus persönlichen Alltagserfahrungen zusammensetzt, oder Handeln, das damit begründet wird, dass man es „immer schon so gemacht habe", reicht für diesen Anspruch nicht aus.

Geht man davon aus, dass Forschung eine Möglichkeit zur systematischen Vermehrung von Wissen darstellt (siehe S. 25), so kann man durch Physiotherapieforschung eine **spezifische Wissensgrundlage** für diesen Beruf schaffen. Wenn die Physiotherapie im Gesundheitswesen eine aktive Rolle spielen will, so muss sie mit den sozialen und politischen Entwicklungen Schritt halten und sich neuen Anforderungen stellen. Dazu ist aber spezifisches und systematisches Wissen notwendig. Dieses Wissen soll es den Physiotherapeutinnen ermöglichen, Gesundheitsprobleme zu analysieren und mithilfe von bestimmten Methoden therapeutische Ziele zu formulieren. Außerdem sollen sie in der Lage sein, die darauf aufbauenden physiotherapeutischen Maßnahmen auf ihre Wirksamkeit hin zu überprüfen.

Intervention (lat.) = Eingriff, Einmischung, Eintritt in ein wechselweise Verbindlichkeit; Maßnahme

Forschung ist also ein modernes Hilfsmittel, mit dem man ...

- die gängige physiotherapeutische **Praxis hinterfragen** kann.
- die therapeutischen Interventionen und die (Wechsel-)Beziehungen zwischen Patientinnen und Therapeutinnen **überdenken** kann;
- Erkenntnisse gewinnt, durch die man **Neuerungen** in die Wege leiten kann.

Eine effiziente Praxis kann ohne wissenschaftlich fundierte Wissensgrundlage nicht auskommen, denn:

„Die Praxis ist nur so gut wie ihr theoretisches Fundament" (Käppeli 1994, S. 18).

Ziele der Physiotherapieforschung

Vorrangiges Ziel der Forschung in der Physiotherapie ist es, eine wissenschaftlich fundierte Wissensgrundlage zu schaffen, um die Qualität der Physiotherapie zu sichern und zu verbessern. Damit sollen die Heilungschancen und die Lebensqualität der Patientinnen verbessert werden.

Es geht aber nicht nur darum, Wissen für die Praxis zu erzeugen. Ziel der Forschung ist es auch, einen theoretischen Rahmen, ein Konzept für die

Praxis zu entwickeln. Darüber hinaus hat Physiotherapieforschung auch ein berufspolitisches Ziel: die wissenschaftliche Fundierung der Physiotherapie liefert einen wichtigen Beitrag zur Professionalisierung des Berufs.

Zusammenfassend kann man also drei Ziele formulieren:

1. **Theorieentwicklung**;
2. Verbesserung der Qualität der **therapeutischen Interventionen** und damit der Situation der Patientinnen;
3. **Professionalisierung**.

Gegenstandsbereich der Physiotherapieforschung

Forschung in der Physiotherapie befasst sich mit Themen der physiotherapeutischen Praxis (wobei die Forschung an der Patientin auch als klinische Forschung bezeichnet werden kann), des physiotherapeutischen Berufs und der Ausbildung.

Die physiotherapeutische Praxis

Die Praxis ist das wohl umfangreichste Gebiet der physiotherapeutischen Forschung und kann in verschiedene Teilbereiche gegliedert werden. Sie umfasst ...

- Forschung über die **konkrete physiotherapeutische Praxis**, d. h. über Untersuchungsmethoden, Behandlungsmaßnahmen, Therapieziele und Befindlichkeiten der Patientinnen, über Interaktion und Kommunikation zwischen Pflegenden und Physiotherapeutinnen und deren Bezugsgruppen.
- Forschung im Bereich der **Organisation der Praxis**, z. B. Fragen des Ablaufs, Feststellung des Personalbedarfs, Analyse von Führungstätigkeit u. Ä.

Beispiele: *Studien über die konkrete physiotherapeutische Praxis:* Berney und Denehy (2003) untersuchten den Effekt der physiotherapeutische Behandlung auf die Sauerstoffaufnahme und die hämodynamischen Prozesse bei intubierten und beatmeten Patientinnen. Laslett et al. (2003) untersuchten die Brauchbarkeit von SI-Gelenktests, die im Rahmen eines Clinical-reasoning-Prozesses unter Verwendung der McKenzie-Evaluation zur Identifizierung von Patientinnen mit einem Verdacht auf diskogene Schmerzen verwendet wurden. Bjordal et al. (2003) untersuchten mittels eines systematischen Reviews, ob Low-Level-Lasertherapie an der Gelenkskapsel Schmerzen bei chronischen Gelenksstörungen reduzieren kann. McKeough et al. (2003) untersuchten den Effekt von Armpositionen auf das statische Lungenvolumen bei Probandinnen mit COPD.

Studien im Bereich der Organisation: De Weerdt et al. (2001) beobachteten, ob Feedback über die Zeit, die für Patientinnen mit einem Schlaganfall verwendet wurde, einen Einfluss auf die Organisation der Dienstleistung in der Rehabilitation hat. Kolt und McEnvoy (2003) untersuchten in ihrer Studie, in welchem Ausmaß Patientinnen mit lumbalen Wirbelsäulenschmerzen ihr Rehabilitationsprogramm befolgten.

Der Beruf der Physiotherapeutin

Forschung über Physiotherapie als Beruf beschäftigt sich mit Fragen zur Berufsgruppe und ihrer Berufsausübung. Beispiele sind etwa Untersuchungen über Arbeitszufriedenheit, physische und psychische Belastungen allgemein oder in bestimmten Situationen, Berufsmotivation, Laufbahn, Karrieremuster etc. Aber auch historische Fragestellungen über die Wurzeln des Berufs und seine Entwicklung sind ein wichtiger Bestandteil der Forschung zu diesem Thema.

Beispiel: *Studie zur Berufsausübung:* Gruber (2000) hat sich mit der Berufsfeldforschung in der Physiotherapie beschäftigt, um einen Einblick in das komplexe und differenzierte Berufsfeld zu geben und mögliche Zukunftstendenzen herauszuarbeiten.

Ausbildung

Die Ausbildung ist ebenfalls ein Forschungsfeld in der Physiotherapie. Grundsatzfragen der Bildungspolitik sind hier z. B. von Interesse, ebenso wie Curriculumsforschung. Andere Fragen sind: „Wie hoch ist der Bedarf an Aus- und Weiterbildung?" oder „Was leistet die Ausbildung und welche Auswirkungen hat sie?" Auch Themen wie Lehr- und Lernprozesse („Wie geht das Lernen und Lehren vor sich?") und Transferprozesse von erworbenem Wissen („Wie wird erworbenes Wissen weitergegeben?") werden bearbeitet.

Beispiel: *Studie zur Ausbildung:* Humpl (2003) beschäftigte sich mit der quantitativen Bedarfsschätzung und Analyse der Nachfragesituation in Niederösterreich für acht FH-Bakkalaureatsstudiengänge (darunter einer für Physiotherapie) und der Standortbewertung für den logopädisch-phoniatrisch-audiologischen Dienst.

Aus den hier nur auszugsweise angeführten Beispielen kann man ersehen, dass bereits viele Forschungsarbeiten zu allen Bereichen der Physiotherapie existieren. Der Gegenstandsbereich der Physiotherapieforschung umspannt aber ein so weites Feld, dass noch lange nicht alle Fragen abgedeckt sind. Außerdem handelt es sich oft um Einzeluntersuchungen mit einem sehr stark regionalen Bezug, sodass streckenweise noch die Verbindung zwischen den Ergebnissen fehlt.

2.2.2 Die Rolle der Physiotherapeutinnen und ihre Forschungskompetenz

Die Rolle der Physiotherapeutinnen bei der Physiotherapieforschung gibt immer wieder Anlass zu Diskussionen. Wer soll/darf/muss forschen? Im nächsten Abschnitt wird dieses Thema grundsätzlich aufgegriffen und anhand der Frage „**Wer soll in der Physiotherapie forschen?**" diskutiert. Darüber hinaus werden verschiedene Modelle und Möglichkeiten beschrieben, wie man Forschungskompetenz verstehen und wie man die Rolle der Physiotherapeutinnen dabei klären kann.

Wer soll/kann Physiotherapieforschung durchführen?

Physiotherapieforschung ist prinzipiell für jeden möglich, der das nötige theoretische Rüstzeug besitzt. Ein strittiger Punkt ist, ob nur Physiotherapeutinnen selbst Physiotherapieforschung durchführen sollen. Es erscheint jedoch wichtig, darauf hinzuweisen, „... dass es den meisten Wissenschaftlern und praktisch jedem Laien merkwürdig vorkäme, bestellte man einen Chemiker, um Aspekte der Architekturpraxis zu erforschen" (Schröck 1989, S. 289). Gerade die so genannten „medizinisch-technischen Dienste" waren (und sind) in so vielen Bereichen fremdbestimmt, dass diese Tendenz nicht auch noch in der Forschung ungefragt fortgesetzt werden sollte. Außerdem haben Physiotherapeutinnen doch einen eigenen, einen spezifischen Zugang zum Forschungsfeld und seinen Problemstellungen.

Physiotherapieforschung sollte also von wissenschaftlich kompetenten Physiotherapeutinnen durchgeführt werden. Die Frage, ob denn alle Physiotherapeutinnen in der Lage sein müssen, Forschung zu betreiben, ist sicher mit einem strikten „Nein!" zu beantworten. Die Diskussion, wer welche Aufgaben bezüglich Forschung in der Physiotherapie übernehmen kann und soll, ist eng verknüpft mit Überlegungen zur Ausbildung.

An dieser Stelle ist es nützlich, einen Blick auf den der Physiotherapie verwandten Beruf der Gesundheits- und Krankenpflege zu werfen. Anlässlich der ersten Konferenz der WENR (Workgroup of European Nurse Researchers = Arbeitsgruppe Europäischer Pflegeforscherinnen) wurden Leitlinien für die Ausbildung auf dem Gebiet der Pflegeforschung in Großbritannien vorgestellt. Dort gibt es drei Ebenen, auf denen man die Ausbildung in Pflegeforschung anbieten kann (vgl. Seidl 1993).

Die WENR (Workgroup of European Nurse Researchers = Arbeitsgruppe Europäischer PflegeforscherInnen) wurde 1978 in Utrecht gegründet.

Die erste Ebene soll **Verständnis für die Forschung** schaffen. Dieses sollen alle Berufsangehörige erwerben, damit sie ...

- verstehen, dass sie Forschung als notwendige Basis für ihre berufliche Praxis brauchen.
- fähig sind, Forschungsergebnisse zu lesen und anzuwenden.

- darauf vorbereitet werden, ihre praktische Tätigkeit anhand von Forschungsergebnissen zu betrachten und zu überprüfen.

Die zweite Ebene spricht bereits nur einen Teil der Berufsangehörigen an, nämlich diejenigen, die ein vermehrtes Interesse an Forschung entwickeln. **Einige Kenntnisse über Forschungsmethoden** sind notwendig für Berufsangehörige, die ...

- Studien in ihrem Praxisfeld durchführen oder
- an größeren Projekten teilnehmen wollen.

Abbildung 4: „Ausbildungspyramide" für Forschung

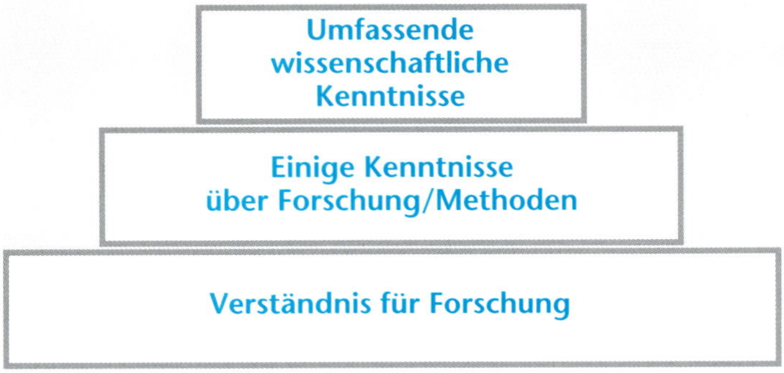

Umfassende wissenschaftliche Kenntnisse sind lediglich für diejenigen erforderlich, die als Wissenschaftlerinnen arbeiten wollen und als Expertinnen die Leitung von Forschungsprojekten oder Instituten übernehmen.

Es erscheint sinnvoll, dieses Modell auch auf den deutschsprachigen Raum und die Physiotherapie zu übertragen und damit festzulegen, dass zwar nicht alle Physiotherapeutinnen forschen sollen, der Bildungsauftrag aber auf allen Ebenen umgesetzt werden muss. In erster Linie soll Folgendes gelten:

Alle Physiotherapeutinnen sollen Grundlagenwissen über Forschung erwerben. Sie sollen dadurch Verständnis für Forschung entwickeln, Forschungsarbeiten lesen und Forschungsergebnisse in die Praxis umsetzen können. Das heißt, sie sollen über ihr Tun nachdenken und es auf wissenschaftliche Grundlagen aufbauen. Keinesfalls sollte es die Aufgabe aller Physiotherapeutinnen sein, Forschung selbst durchzuführen.

Der Irrtum, dass Physiotherapeutinnen, die in der Praxis tätig sind, wissenschaftlich arbeiten sollen oder müssen (ein Irrtum, der in der internationalen Literatur keineswegs bestätigt wird), sollte endgültig der Vergangenheit angehören.

„Teilnahme an Forschung" ist etwas sehr Vielfältiges und hält für die Beteiligten ganz unterschiedliche Rollen bereit. Das zeigt auch die von der ANA (= American Nurses Association) publizierte Darstellung der unterschiedlichen Ausbildungslevels in der Pflege und der verschiedenen Aufgaben in der Forschung (siehe Abb. 5). Diese Darstellung kann auch für die therapeutischen Berufe übernommen werden.

Die verschiedenen Ausbildungsgrade in den USA sind:

- Associate Degree, unterster akademischer Grad;
- Bachelor of Science (Magisterium; MAS)
- Doctorate Degree (PhD), Doktorat.

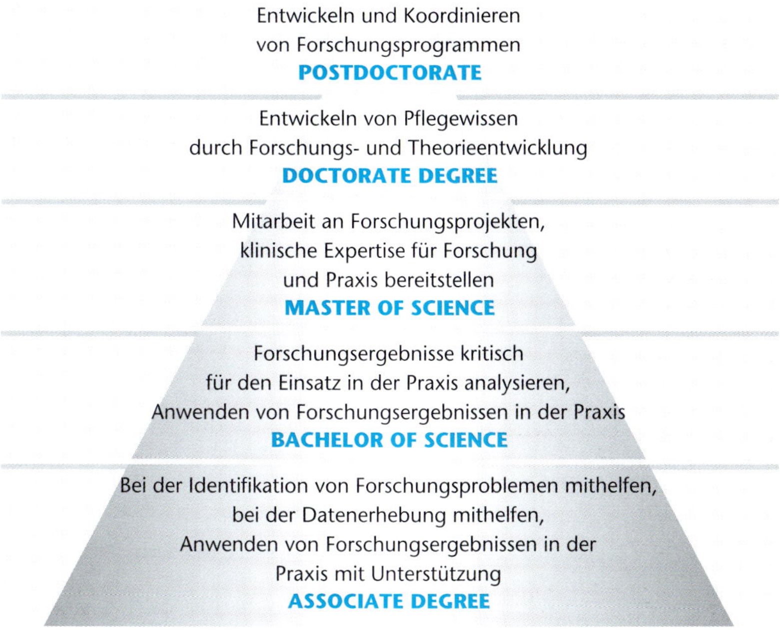

Abbildung 5: Beteiligung an Forschung auf den unterschiedlichen Ausbilungsniveaus (ANA 1989)

Quelle: Burns/Grove 2005, S. 8

Personen, die sich auf dem niedrigsten Ausbildungsniveau befinden, sollen beim Erkennen und Herausarbeiten von Forschungsproblemen helfen, bei der Datenerhebung assistieren und unter Anleitung Ergebnisse in die Praxis umsetzen. Das kritische Lesen und Umsetzen von Forschungsergebnissen ist die Aufgabe von Personen mit einem Bachelor-Abschluss. Personen mit einem Master-Abschluss sollen an Forschungsprojekten mitarbeiten und eine klinische Expertise für die Forschung erstellen. Erst auf dem Niveau des Doktorats und darüber hat man die Aufgabe, Forschungsprojekte zu leiten, das physiotherapeutische Wissen durch Forschung und Theorieentwicklung zu erweitern und Forschungsprogramme zu entwickeln (vgl. Burns/Grove 2005).

Für die Durchführung von wissenschaftlichen Forschungsarbeiten braucht man eine entsprechende (wissenschaftliche) Ausbildung. Falls Praktikerinnen eine Studie durchführen wollen, sind sie gut beraten, dies in Begleitung einer Person zu tun, die über eine wissenschaftliche Ausbildung und genügend Forschungserfahrung verfügt.

Forschungskompetenz

Forschungskompetenz im klassischen Sinn umfasst laut Käppeli (1991) folgende Fähigkeiten und Fertigkeiten:

- praxisrelevante Forschungsfragen stellen können, d. h. fachspezifische Probleme und Fragen erkennen;
- Kenntnis über Wissenschaftstheorie besitzen;
- Kenntnisse über verschiedene Untersuchungsansätze, -methoden und -instrumente besitzen und solche entwickeln können;
- Daten sammeln und analysieren können;
- Resultate mit bestehenden theoretischen Erkenntnissen und mit dem Forschungsfeld in Zusammenhang bringen und interpretieren können;
- Resultate kommunizieren können;
- wissenschaftliche Literatur kritisch verarbeiten können;
- bestehende Literatur nutzen können;
- mit den ethischen Problemen von Untersuchungen umgehen können.

Kenntnisse über das Praxisfeld sind notwendig, um Forschungsfragen aufzugreifen und ihre Ergebnisse zu interpretieren. Wichtig ist auch die Fähigkeit, mit ethischen Fragestellungen umgehen zu können. Diese Dinge gehören daher ebenso zur Forschungskompetenz wie der kritische Umgang mit Literatur oder wissenschaftliche Kenntnisse.

Wissenschaftliche Betätigung in der Physiotherapie erfordert neben einer professionellen Berufshaltung eine Reihe von Kompetenzen. Diese Kompetenzen sind:

- **berufspolitisches und berufsethisches Bewusstsein;**
- **fachspezifische und methodologisch-technische Kenntnisse;**
- **kommunikative und organisatorische Fähigkeiten.**

Forschungskompetenz erlangt man in einer sinnvollen Kombination von Theorie (Weiterbildungen, Ausbildungen, Studium) und Praxis (Mitarbeit bei Forschungsprojekten).

2.2.3 Forschung und Praxis

Kann oder muss physiotherapeutisches Forschen praxisbezogen sein? Und was steht hinter diesem Begriff?

Man könnte sagen: Wenn der Gegenstandsbereich der Physiotherapiewissenschaft die Praxis ist, so ist der „Praxisbezug" von vornherein gegeben. Die zentrale Frage in der Diskussion um den Praxisbezug ist daher weniger, ob er notwendig ist, sondern eher, was darunter verstanden werden kann.

Eine Schwierigkeit ist, dass Praktikerinnen von Forschung/Wissenschaft oft etwas erwarten, was diese nicht bieten kann – nämlich fertige Lösungen. Praxisbezug ist nicht mit „Patentrezepten" für jede Situation gleichzusetzen.

Die Nachfrage nach klinischer Forschung steigt. So wird z. B. gefordert, die Wirksamkeit einzelner physiotherapeutischer Methoden wissenschaftlich zu überprüfen und abzusichern. Dies macht das Bedürfnis nach klaren Richtlinien deutlich, wie sie durch die Ergebnisse von Forschungsarbeiten vorgegeben werden. Doch Forschungsarbeiten bieten unterschiedlich „griffige" und verwertbare Ergebnisse – auch wenn der Praxisbezug groß ist (d. h. wenn die Forschungsfragen Bedeutung im Zusammenhang mit praktischen Problemen haben). Das Ergebnis einer Studie, in der nachgewiesen werden kann, dass z. B. Kältetherapie und Hochlagern bei akuten Verletzungen des lateralen Bandapperats des Sprunggelenks die Schmerzen lindert, ist sicher leichter zu fassen und „umzusetzen" als das Wissen darüber, wie Patientinnen nach einer Beinamputation ihren Körper erleben. Gerade qualitative Forschungsarbeiten (siehe Kap. 3.2) bieten **keine Handlungsanleitungen, sondern Erkenntnisgewinn** und Wissenserweiterung. Das heißt, sie liefern keine Vorschriften, wie man handeln muss, sondern sie liefern Wissen über eine bestimmte Situation. Dieses Wissen gelangt durch einen kreativen Prozess in die Praxis, den die Physiotherapeutinnen in der gegebenen Situation selbst leisten müssen.

Grundsätzlich ist also festzuhalten: Es gibt unterschiedliche Arten, wie Wissen genutzt werden kann. Man kann zwischen kognitivem oder **konzeptuellem Nutzen** und **instrumentellem Nutzen** unterscheiden. Beim kognitiven oder konzeptuellen Nutzen geht es nicht darum, ob Wissen direkt angewendet oder umgesetzt werden kann, sondern es geht um das bessere Verständnis in einer speziellen Situation, um Wissenserweiterung, um neue Denkweisen und Konzepte. Instrumenteller Nutzen hingegen bedeutet konkreten Nutzen in einer speziellen Situation, z. B. die Übernahme einer physiotherapeutischen Intervention oder einer bestimmten Information, die in einer konkreten praktischen Situation hilft, Entscheidungen zu treffen.

kognitiv = die Erkenntnis, das Denken betreffend (Kognition = Erkenntnis, Denken, Wahrnehmung)

In diesem Zusammenhang ist es wichtig, unterschiedliche Forschungsanliegen zu beachten. Es gibt ...

- **Grundlagenforschung**, wo an den Erkenntnisgrundlagen und Theorien einer Wissenschaft gearbeitet wird, und
- **angewandte Forschung**, wo man versucht, Lösungen für einzelne praktische Fragestellungen zu finden.

Beides ist wichtig für die Entwicklung der Physiotherapiewissenschaft, denn ohne Grundlagenforschung kann Physiotherapie nicht als Wissenschaft bestehen.

> » Forschung ohne theoretische Fundierung liefert Daten und im besten Fall Informationen, aber keine Erklärungen und schon keinesfalls Denkmodelle. Angewandte Forschung jedoch, die keine Erklärungen liefert, verfehlt ihr Ziel. «
>
> *Schrems 2002, S. 169*

Praxisbezug im engeren Sinn (d. h. die direkte Umsetzbarkeit von Ergebnissen ins Praxisfeld) kann aber nur von der angewandten Forschung erwartet werden. Probleme und Missverständnisse entstehen immer dann, wenn Praktikerinnen angewandte Forschung erwarten, Forscherinnen aber Grundlagenforschung produzieren (vgl. MacGuire 1990, zit. n. Walter 1993). Prinzipiell jedoch ist die Theorie-/Praxisorientierung von Forschung keine Frage von „entweder – oder", sondern eine Frage der „Komposition" (vgl. Schrems 2002). Praxisbezug stellt sich nicht immer über die direkte Anwendbarkeit und den direkten Nutzen der Ergebnisse her, sondern über die Thematik, die Forschungsfragen. Diese sollten „praxisbezogen" sein, d. h. sich mit einem Gebiet oder einem Phänomen aus dem Interessenbereich der Physiotherapie befassen.

Praxisbezug der Forschung (verstanden als Ausrichtung der Forschungsfragen an Phänomenen der physiotherapeutischen Praxis) ist für die Entwicklung der Physiotherapiewissenschaft wichtig. Die direkte praktische Verwertbarkeit von wissenschaftlicher Erkenntnis ist jedoch nur ein Teil dessen, was Praxisbezug ausmacht. Sie darf nicht das einzige Kriterium für die Qualität bzw. die Berechtigung von Forschung sein, denn Grundlagenforschung stellt eine unentbehrliche Basis der Wissenschaftsentwicklung dar.

Zukunftsperspektiven

International wird schon lange nicht mehr infrage gestellt, ob die Physiotherapie mit ihren von anderen Disziplinen gut abgrenzbaren Sichtweisen und Standpunkten eine eigene Praxisdisziplin ist. Forschung im Bereich der Physiotherapie hat auch bereits eine lange Tradition, jedoch kommen neue Erkenntnisse großteils aus dem nicht-deutschsprachigen Raum, denn hierzulande stecken sowohl diese fortschrittliche Sichtweise als auch die Forschung selbst noch in den Kinderschuhen.

In Deutschland sind an den bestehenden Schulen bereits zusätzlich Fachhochschulstudiengänge für Physiotherapie eingerichtet, und in Österreich sind die Vorbereitungen, alle derzeitigen Ausbildungen (d. h. die Akademien für Physiotherapie) an Fachhochschulen oder Universitäten anzusiedeln, schon weit fortgeschritten. In der Schweiz wird über solche Veränderungen ebenfalls diskutiert.

Für die eigenständige Berufsentwicklung ist eine zukünftige Institutionalisierung der physiotherapeutischen Forschung auf mehreren Ebenen notwendig. **Institutionalisierung** heißt in diesem Fall ...

- Verankerung der Physiotherapie als Wissenschaft an **Fachhochschulen oder Universitäten**;
- Errichtung von **Forschungsinstituten** innerhalb und außerhalb von Fachhochschulen und Universitäten;
- Verankerung der Forschung im **klinischen Bereich** (z. B. Einrichtung von Forschungsstellen für Physiotherapie direkt an Krankenhäusern, um wichtige Fragestellungen aus der Praxis unmittelbar bearbeiten zu können);
- Herausgabe von **wissenschaftlichen Zeitschriften** sowie Veranstaltung wissenschaftlicher **Tagungen und Kongresse**, damit Forschungsergebnisse veröffentlicht und einem breiten Publikum zugänglich gemacht werden können. Dies ist die Voraussetzung dafür, dass Forschungsergebnisse in die Praxis Einzug finden.

Ein weiterer wichtiger Punkt, der beachtet werden muss, wenn über die Zukunft von Forschung und Wissenschaft in der Physiotherapie gesprochen wird, ist die nationale und internationale **Vernetzung von Forschungsvorhaben**. Nur wenn Vernetzung stattfindet, können Studien von größerer Reichweite durchgeführt und Ergebnisse sinnvoll miteinander in Beziehung gebracht werden. Werden immer nur viele kleine, verstreute Einzelarbeiten durchgeführt, so mag dies zwar die Forschungslandschaft bereichern oder in kleinen, abgegrenzten Bereichen Wirkung zeitigen, größere Auswirkungen kann Forschung dann aber nicht haben. Die Forschungsthemen sind so vielfältig und zahlreich, dass eine Auswahl getroffen und Forschungsschwerpunkte festgelegt werden müssen. Forschungsschwerpunkte können sich an bestimmten Universitäten oder Instituten herausbilden, aber auch national oder international und länderübergreifend. Weiters muss dafür gesorgt werden, dass die Forschungsergebnisse vermehrt und v. a. systematisch in die Praxis einfließen. Nur so wird Physiotherapieforschung Zukunft haben.

2.2.4 Ethische Aspekte der Forschung

Wissenschaftliche Forschung, die sich auf Menschen bezieht, wirft immer auch ethische Fragen auf. Forschung heißt nicht immer, dass die beteiligten Personen einen Nutzen aus ihr ziehen können. Oft ist sogar das Gegenteil der Fall: Forschung (v. a. experimentelle Forschung) kann durchaus belastende Nebenwirkungen haben.

Für die Forschung in der Physiotherapie dürfen keine anderen ethischen Grundsätze gelten als für die Praxis. In Forschung wie Praxis haben Physiotherapeutinnen die Pflicht, die Rechte der Patientinnen zu schützen und zu wahren. Der Grundsatz, Gutes zu tun und vor Schaden zu schützen, ist ethische Pflicht auch in der Physiotherapieforschung. Die Interessen der Forschung dürfen nicht höher stehen als die Interessen des Menschen, und unter keinen Umständen darf Forschung einem Menschen Leid oder Schmerz zufügen. Ethik in der Forschung will, dass die Rechte von Personen, die an Forschungsstudien teilnehmen, nicht verletzt werden. Deshalb muss die Wahrung dieser Rechte ständig beobachtet werden. Ein weiteres Anliegen ethischer Überlegungen ist es, dass die Methoden, mit denen geforscht wird, nach bestem Wissen und Gewissen angewendet werden.

Auch das alte Sprichwort „Was du nicht willst, das man dir tu, das füg auch keinem andern zu" kann in diesem Zusammenhang eine neue Bedeutung bekommen.

Die Forscherinnen stehen in der Praxis aber oft vor einem Dilemma: Einerseits wollen sie die Rechte der Patientinnen wahren, andererseits möchten sie neue wissenschaftliche Erkenntnisse gewinnen. Damit sind aber oft Risiken für die Patientinnen verbunden. Ethische Fragen der Forschung werden daher immer wieder auf vielen Ebenen diskutiert.

Kodex, Pl. Kodizes = Handschriftensammlung; Gesetzbuch; ungeschriebene Verhaltensregeln

Ethische Grundprinzipien der Berufsausübung (so genannte **Ethikkodizes**) werden von verschiedenen professionellen Gruppen im Gesundheitswesen formuliert. Zum Beispiel wurde von der American Physical Therapy Association (APTA) ein „Code of Ethics" publiziert, der als ethische Richtlinie für die Interaktionen zwischen Therapeutinnen und Patientinnen gilt (vgl. Domholdt 2000). Daraus wurden Richtlinien für die Durchführung von Forschung im Gesundheitswesen entwickelt und herausgegeben. Grund dafür ist das Bedürfnis nach allgemein gültigen Regeln, die gewährleisten, dass die Rechte der Menschen, die an Forschung im Gesundheitswesen beteiligt sind, gewahrt werden. Auch der Kodex für Ethik in der Pflegforschung vom International Coucil of Nursing (ICN 2003) und die Ethischen Grundsätze für Forschung des Schweizer Berufsverbandes für Krankenschwestern und Krankenpfleger (SBK 1998) sind praxisbezogene Richtlinien, die in der Physiotherapie ebenso angewendet werden können wie in der Pflege.

Empfehlungen und Richtlinien sind grundsätzlich hilfreich. Doch in der Praxis sind die Situationen so verschieden, dass es keine allgemein gültigen „Rezepte" geben kann, die man einfach nur einhalten muss. Jede

Forschende muss daher immer wieder für die jeweils aktuelle einzelne Situation Entscheidungen treffen. Regeln, Richtlinien und Kodizes können als Basis gelten. Sie befreien die Einzelne jedoch nicht davon, Verantwortung zu übernehmen und jede Situation nach diesen Regeln neu zu prüfen.

Alle Professionistinnen, die im Gesundheitswesen tätigen Physiotherapeutinnen mit eingeschlossen, werden daher bei der Ausübung von Forschung eher von generellen Prinzipien als von einer Anzahl kleiner, eng gesteckter Regeln geleitet. Auch wenn sich die Inhalte der professionellen Arbeiten, die Forschungsfragen und -methoden unterscheiden – die Prinzipien, die hinter den Entscheidungen über die Durchführung einer Forschungsarbeit liegen, sind doch für alle gleich.

Bei ethischen Fragen in der Forschung kann man sich grundsätzlich an die drei grundlegenden Faktoren des Persönlichkeitsschutzes halten:

1. **Umfassende Information und freiwillige Zustimmung aller Teilnehmerinnen (= freiwillige Teilnahme);**
2. **Anonymität;**
3. **Schutz der Einzelnen vor eventuellen psychischen und physischen Schäden (vgl. Notter/Hott 1994; Domholdt 2000).**

Freiwillige Teilnahme

Um überhaupt von der freiwilligen Teilnahme an einer Untersuchung sprechen zu können, müssen vier grundlegende Voraussetzungen beachtet bzw. eingehalten werden (vgl. SBK 1998):

- das Recht auf **Informationen**, die für die Entscheidung notwendig sind;
- die **Freiheit der Entscheidung** (d. h. die Entscheidung darf nicht erzwungen sein);
- das Recht, die **Teilnahme** an der Untersuchung **zu verweigern**;
- das Recht, jederzeit aus der Untersuchung **auszusteigen**.

Das bedeutet, dass die Teilnehmerinnen vor der Untersuchung umfassend über die Studie informiert werden müssen: über Ziel und Zweck der Studie, über das Vorgehen, über ihre Rolle dabei und über mögliche Risiken. Dies soll mündlich und/oder schriftlich geschehen, und zwar in einer Sprache, die die Teilnehmerinnen verstehen und in einer Art und Weise, die sie nicht unter Druck setzt, sondern ihnen ermöglicht, die Entscheidung freiwillig zu treffen. Darüber hinaus müssen sie über ihr Recht, die Teilnahme zu verweigern bzw. jederzeit aus der Untersuchung auszusteigen, Bescheid wissen, und sie müssen die Sicherheit haben, dass ihnen daraus keine Nachteile erwachsen. Die Untersuchungsteilnehmerinnen können dann ihre Einwilligung schriftlich geben. Dies nennt man **„aufgeklärte Einwilligung“** oder **„informed consent“.**

Der „informed consent“ beinhaltet vier Elemente:

1. Die Teilnehmerin muss die wesentlichen Informationen über die Studie besitzen;
2. sie muss diese Information verstehen;
3. sie muss in der Lage sein, ihre Einwilligung zu geben;
4. sie muss freiwillig zustimmen, an der Untersuchung teilzunehmen.

In der Praxis sind diese Regeln oft nicht oder nur in Teilbereichen einzuhalten. Probleme ergeben sich u. a. dann, wenn es sich bei den Teilnehmerinnen um Menschen handelt, die ihre Zustimmung nicht (oder momentan nicht) geben können, z. B. Koma-Patientinnen, Kinder, Behinderte, verwirrte alte Menschen etc. Falls solche Menschen eine gesetzliche Vertretung haben (z. B. Vormund), so kann diese die Einwilligung geben. In manchen Situationen kann – ethisch gesehen – auch die Zustimmung der nächsten Angehörigen das Richtige sein. Hier lässt sich jedoch keine allgemein gültige Regel aufstellen, sondern es müssen Lösungen für den Einzelfall gefunden werden.

Ein weiteres Dilemma entsteht, wenn eine umfassende Information über die Inhalte und das Vorgehen bei der Studie das Verhalten der Teilnehmerinnen beeinflussen und somit die Ergebnisse verfälschen würde (z. B. bei Beobachtungen). Daher muss die Forscherin in der jeweiligen Situation gut überlegen, wie weit sie die Teilnehmerinnen über den konkreten Forschungsgegenstand informieren kann und muss, ohne dass dadurch ihre Resultate gefährdet sind.

Die Information bei einer Beobachtung kann auch so gestaltet sein, dass nicht alle Details preisgegeben werden. Wenn die Forscherin z. B. erklärt, dass sie die Therapeutinnen bei ihrer Arbeit beobachten möchte, so kann sie alles beobachten oder auch nur einzelne Aspekte (wie z. B. die Qualität der therapeutischen Handlungen, das Verhalten der Therapeutinnen, die Kommunikation mit den Patientinnen etc.).

Die Entscheidung darüber, wie informiert wird, liegt in den Händen der Forscherinnen. Der Preis für Aufrichtigkeit kann auch einmal der Verzicht auf gewisse Studien sein. Man muss sich das vor Augen halten, wenn man darüber entscheidet, wie viel Information den Teilnehmerinnen gegeben werden kann. Daher ist es enorm wichtig, schon in der ersten Planungsphase der Studie zu überlegen, welche und wie viele Informationen man weitergeben darf und muss.

Ein anderes Problem besteht darin, dass die Entscheidungsfreiheit der Teilnehmerinnen eingeschränkt ist, wenn sie von den Forscherinnen abhängig sind. Patientinnen befinden sich aufgrund ihres eingeschränkten Gesundheitszustandes und ihrer mehr oder weniger großen Hilfsbedürftigkeit in einem Abhängigkeitsverhältnis zu den Therapeutinnen. Daher lehnen sie es auch nur selten ab, an einer Studie teilzunehmen, wenn sie gefragt werden, denn sie sind auf die Betreuerinnen angewiesen und fürchten eine schlechtere Behandlung, wenn sie sich nicht „kooperativ“ zeigen. Diese Problematik muss man bedenken, wenn man die Zustimmung zu einer Forschungsarbeit einholt. Ein Vorschlag zur Lösung dieses Problems ist, dass Therapeutinnen keine Studien an Personen durchführen sollen, die sie selbst betreuen.

Anonymität

Anonymität muss den Teilnehmerinnen an Forschungsprojekten **unbedingt gewährt** werden. Man muss sie bei der Information über das Forschungsprojekt schriftlich zusichern. Anonymität zu versprechen heißt, den Teilnehmerinnen die Zusicherung zu geben, dass ihre Identität geheim bleibt. Darauf muss man v. a. beim Umgang mit den Daten und bei ihrer Präsentation achten. Erhobene Daten müssen so aufbewahrt werden, dass sie nur den Forscherinnen selbst zugänglich sind (das betrifft die Aufbewahrung und den sorgsamen Umgang mit persönlichen Angaben wie Teilnehmerlisten, Adressen und ähnlichen Unterlagen, aber auch mit ausgefüllten Fragebögen, Beobachtungsprotokollen, Tonbändern oder Videoaufzeichnungen). Die Aufbereitung und Präsentation der Daten muss so erfolgen, dass keine Rückschlüsse auf Einzelpersonen gezogen werden können.

Bei sehr kleinen Stichproben und einer sehr detaillierten Beschreibung des Datenmaterials ist es nicht immer ganz einfach, die Anonymität zu wahren. Betroffen sind hier v. a. qualitative Forschungsarbeiten. Probleme mit der Wahrung der Anonymität treten aber v. a. dann auf, wenn durch die Forschung (z. B. bei Beobachtungen) eine Situation aufgedeckt wird, in der die Patientin durch die Therapie gefährdet wird oder notwendige Maßnahmen unterlassen werden. In einem solchen Fall muss die Anonymität der Teilnehmerin (z. B. der zuständigen Physiotherapeutin) durchbrochen werden, um Maßnahmen zu treffen, die die Patientin schützen. Dies stellt eine äußerst heikle und anspruchsvolle Situation dar.

Vertraulichkeit hingegen ist etwas anderes als Anonymität und kann bei Forschungsarbeiten nicht pauschal, sondern nur in einzelnen Situationen zugesichert werden. Manchmal kommt es vor, dass Teilnehmerinnen bei Interviews den Interviewerinnen etwas anvertrauen, von dem sie nicht möchten, dass es jemand anderer erfährt. Dann hat die Forschende die Verpflichtung, diese Details nicht preiszugeben – auch wenn diese für ihre Ergebnisse interessant sein könnten.

Schutz der Einzelnen vor eventuellen physischen und psychischen Schäden

Schäden, die den Teilnehmerinnen durch Forschung zugefügt werden könnten, können körperlich sein (z. B. unerwartete Nebenwirkungen eines Experiments), d. h. sie können in Form von körperlichem Unbehagen bis hin zu sichtbaren Schäden (z. B. Schmerzen, Gelenksschäden, Hautschäden etc.) auftreten. Sie können aber auch psychischer Natur sein (z. B. emotionale Belastung durch ein Thema, das in einem Interview angesprochen wird).

Das bedeutet auch, dass man keine therapeutische Handlung unterlassen darf, von der man weiß, dass sie notwendig ist.

Der beste Schutz vor Schäden ist, sie vorauszusehen und die Untersuchung so zu planen, dass die Risiken möglichst gering bleiben. Nutzen und Risiken einer Studie müssen sorgfältig abgewogen werden. Das Interesse an Forschungsresultaten darf in keinem Fall vorrangig sein gegenüber den Risiken, denen eine Versuchsperson ausgesetzt ist.

Man kann natürlich bei der Planung einer Untersuchung nicht alle möglichen Risiken und Nebenwirkungen berücksichtigen. Sieht man, dass eine Untersuchung Schäden auslöst, muss sie unverzüglich abgebrochen werden. Aber auch das Gegenteil kann zu einem Abbruch der Untersuchung führen. Wenn man z. B. im Laufe eines Experiments erkennt, dass die neue Maßnahme, die gerade überprüft wird, zu einer erheblichen Verbesserung führt, kommt man ebenfalls in ein ethisches Dilemma. Hier gilt genauso: Abbrechen der Studie zu Gunsten der Menschen, denen man diese Maßnahme sonst weiter vorenthalten würde.

Gerade deswegen sind v. a. bei (quasi-)experimentellen Studien engmaschige Beobachtungen objektiver Parameter (z. B. körperliche Anzeichen) und subjektiver Parameter (z. B. das Befinden der Patientin) und deren genaue Dokumentation notwendig.

Listen zur Nutzen-Risiko-Abwägung wie die von Polit, Beck und Hungler können bei der Prüfung einer Studie hilfreich sein.

Tabelle 2: Potential Benefits and Costs of Research to Participants

Nutzen	Kosten (Risiken)
• Anwendungen, die die Patientinnen sonst nicht bekommen hätten • Möglichkeit, über ihre Probleme und Anliegen zu sprechen • Wachsendes Wissen über sich selbst oder den eigenen Gesundheitszustand • Möglichkeit, der Alltagsroutine zu entkommen • Freude, Teil einer Studie zu sein • Befriedigung darüber, dass die Informationen, welche die Patientinnen geben können, anderen Menschen mit ähnlichen Problemen helfen können • Finanzielle oder materielle Zuwendungen	• Physischer Schaden • Physisches Unwohlsein oder Langeweile • Psychisches oder emotionales Leid, resultierend aus Selbstenthüllung, aus Furcht vor dem Unbekannten oder vor eventuellen Auswirkungen, aus Ärger oder Peinlichkeit durch die • Fragen, die gestellt werden • Verlust an Privatheit • Verlust an Zeit • Finanzielle Aufwendungen (z. B. durch Fahrtkosten, Kinderbetreuung oder verlorene Arbeitszeit)

nach Polit et al. 2004, S. 100

Die Verantwortung der Einzelnen und die Aufgabe von Ethikkommissionen

Prinzipiell tragen alle Personen, die im Gesundheitswesen Forschung betreiben, eine **hohe rechtliche und moralische Verantwortung**. Dieser Verantwortung müssen sie sich bei ihrer Arbeit immer bewusst sein. Aber auch Angehörige von Gesundheitsberufen, die an Forschung passiv beteiligt sind (die also nicht selbstständig arbeiten, sondern nur Arbeiten durchführen, die ihnen aufgetragen werden), übernehmen ethische Verantwortung. Man muss sich daher gut überlegen, welches Forschungsprojekt man durch seine Mitarbeit unterstützt bzw. bei welchem Projekt man eine Mitarbeit verantworten kann. Naivität und Unkenntnis dürfen niemals eine Entschuldigung für die Verletzung oder Missachtung des Wohls der Forschungsteilnehmerinnen sein.

Gerade die Zeit des Zweiten Weltkrieges, die Gräueltaten des Naziregimes, als unter dem Deckmantel der Wissenschaft und Forschung Rechte missachtet und Menschen auf das Grausamste missbraucht wurden, zeigen mit aller Deutlichkeit, wie viel Macht Forschung hat und wie groß die Möglichkeit ihres Missbrauchs ist. Dass Menschen auch nach der Nazizeit zu Forschungszwecken missbraucht wurden (und immer noch werden?) – und durchaus in demokratischen Staaten! –, zeigt Judith Haber in ihrem Beitrag zu rechtlichen und ethischen Problemen der Gesundheits- und Pflegeforschung auf. Sie gibt anschauliche Beispiele für unethische Forschungsprojekte, die bis in die 70er-Jahre des 20. Jahrhunderts in den USA durchgeführt wurden. Dies sind Berichte, die nachzulesen sich lohnt, die sehr betroffen machen, aber auch sensibilisieren für die Notwendigkeit, ethische Prinzipien in der Pflegeforschung wie auch in der Physiotherapieforschung einzuhalten (vgl. Haber 2004, S. 423–425).

Beispiel: Der in einer österreichschen Tageszeitung veröffentlichte Fall zeigt, dass auch im 21. Jahrhundert ethisch bedenkliche Studien durchgeführt werden. So wurde im August 2001 ein großer US-Pharmakonzern von 30 nigerianischen Familien geklagt. Der Vorwurf lautete: Missbrauch der Kinder dieser Familien für eine unethische klinische Studie (elf Kinder waren gestorben, andere hatten Hirnschäden und Lähmungen erlitten oder waren taub geworden).

Der Hintergrund: 1996 wurden während einer Meningitis-Epidemie in Nigeria bei einem Versuch 100 Kinder mit einem neuen Antibiotikum behandelt, das an Kindern noch nie zuvor erprobt worden war. Eine Kontrollgruppe von ebenfalls 100 Kindern wurde mit einem Standardmedikament behandelt, laut Anklage aber in geringerer Dosierung als vorgeschrieben. Weiters wurde laut Anklage keine Einwilligung der Eltern eingeholt und keinerlei Information abgegeben, dass die vorgeschlagene Behandlung experimentell sei, dass sie auch verweigert und statt dessen die übliche, sichere Behandlung gewählt werden könne.

Kurier, Samstag, 1. September 2001, S. 24

In vielen Ländern sind **Ethikkommissionen** eingerichtet, entweder direkt an den Krankenhäusern selbst oder in übergeordneter Stellung. Sie entscheiden, ob die an Forschungsprojekten beteiligten Personen evtl. gefährdet werden dürfen und ob die Studien durchgeführt werden können. Auf diese Weise wird die Entscheidung nicht nur Einzelpersonen überlassen.

Ethikkommissionen prüfen Forschungsprojekte, um sicherzustellen, dass ethische Standards eingehalten werden und der Schutz der Versuchspersonen gewährleistet ist.

Ethikkommissionen setzen sich aus mehreren Personen verschiedener maßgeblicher Berufsgruppen (z. B. Juristinnen, Medizinerinnen, Therapeutinnen, Pflegepersonen, Patientenvertretungen etc.) zusammen. Sie prüfen u. a., ob das Forschungsvorhaben fachlich von Bedeutung ist, ob der Versuchsplan solide ist und ob die Grundrechte der Versuchspersonen gewahrt werden. Sie prüfen aber auch die Kompetenz der Forscherinnen. Ethikkommissionen sind wichtig, weil sie verantwortungsvolle Forschung sichern und einen wertvollen Beitrag zur Wahrung der Rechte des Menschen im Forschungsprozess leisten. Die Zustimmung einer Ethikkommission wird dann besonders wichtig, wenn die Versuchsperson über Verlauf und Zweck der Untersuchung nicht (oder nicht vollständig) aufgeklärt werden darf und dadurch nicht ihre volle Zustimmung geben kann. Die Mitglieder einer Ethikkommission sollten sich als Anwältinnen der Patientinnen (bzw. Forschungsteilnehmerinnen) verstehen. Sie sollten den Entscheid über die Durchführung einer Studie – nach sorgfältiger Abwägung von Nutzen und Risiko – im Sinne der Teilnehmerinnen treffen.

Aber auch die Existenz von Ethikkommissionen entbindet die Forschenden nicht von ihrer persönlichen Verantwortung dem Menschen gegenüber. Physiotherapieforschung ist immer eine ethische Herausforderung – für jede Einzelne.

Zusammenfassung

Physiotherapiewissenschaft ist eine Handlungs- oder Praxiswissenschaft, da ihr zentrales Element die Praxis ist.

Die Entwicklung der Physiotherapie als wissenschaftliche Disziplin bringt ein wichtiges Potenzial für Neuerungen mit sich. Sie betreffen die physiotherapeutische Praxis, das Verständnis physiotherapeutischer Dienstleistung und das Berufsfeld Physiotherapie.

Physiotherapieforschung ist ein Instrument dieser Wissenschaft. Mit ihrer Hilfe kann man Theorien überprüfen und Fragestellungen aus der Praxis aufgreifen und beantworten. Auf diese Weise wird physiotherapeutisches Fachwissen geschaffen.

Die Physiotherapie braucht ihre eigene Forschung, wenn sie den Anspruch erhebt, eine eigene Disziplin zu sein. Vorrangiges Ziel der Physiotherapieforschung ist es, durch die Entwicklung von wissenschaftlich fundiertem Grundlagenwissen die Behandlungsqualität zu sichern und zu verbessern. Der zentrale Gegenstandsbereich der Physiotherapieforschung ist die physiotherapeutische Praxis, aber auch Themen aus dem Management und der Ausbildung sind Schwerpunkte.

Alle Physiotherapeutinnen sollten Grundwissen über Forschung besitzen, um Forschung verstehen, Forschungsarbeiten lesen und Forschungsergebnisse in die Praxis umsetzen zu können. Die eigenständige Durchführung von Forschungsprojekten sollte von Physiotherapeutinnen mit wissenschaftlicher Ausbildung und Forschungskompetenz übernommen werden.

Gerade in der Forschung haben Physiotherapeutinnen die Pflicht, die Rechte der Patientinnen zu schützen und zu wahren. Grundlegende Elemente des Persönlichkeitsschutzes (wie die umfassende Information und freiwillige Zustimmung, die Wahrung der Anonymität und der Schutz der Beteiligten vor eventuellen physischen oder psychischen Schäden) gelten als ethische Grundsätze. Jede Forschungsarbeit muss im Hinblick auf diese Grundsätze geprüft werden. Ethikkommissionen dienen dazu, Forschungsprojekte auf mögliche Verletzungen dieser Prinzipien zu überprüfen und sicherzustellen, dass die Rechte der Patientinnen gewahrt werden.

Vertiefung des Lernstoffs

1. *Überlegen Sie, wie Sie einem Laien erklären würden, weshalb eigenständige Forschung in der Physiotherapie notwendig ist, worum es dabei geht und welche Neuerungen es dadurch für die Praxis geben könnte.*

2. *Sammeln Sie Themen bzw. Fragen aus Ihrer Praxis, die zu erforschen wären. (Machen Sie dazu am besten ein Brainstorming in einer Kleingruppe.) Versuchen Sie dann Ihre Themen in diese Struktur einzuordnen.*

3. *Erstellen Sie den Entwurf einer Einwilligungserklärung (informed consent), den Physiotherapeutinnen als Untersuchungsteilnehmerinnen unterschreiben sollten, wenn Sie eine Studie zum Thema „Kom-*

munikation zwischen Physiotherapeutinnen und Patientinnen beim Mobilitätstraining" planen. Legen Sie diesen Entwurf dann einer Kollegin zur Begutachtung vor und bitten Sie diese um eine Stellungnahme.

4. *Wo könnten bei der Durchführung folgender Studien ethische Probleme liegen und wie könnten Sie diesen begegnen?*
   - *Eine Studie, in der mittels Beobachtung das Bewegungsverhalten von Kindern in der Schule untersucht werden soll.*
   - *Eine Studie, in der man die Wirkung von Ultraschallbehandlungen zur Verhinderung von Dekubiti untersuchen will.*
   - *Eine Studie, die sich mit dem Thema „Veränderung des Körperschemas bei Folteropfern" beschäftigt.*
   - *Eine Studie, die Unterschiede in der Entstehung von Hautirritationen bei der Verwendung verschiedener Zwischenlagen im Rahmen elektrotherapeutischer Behandlungen thematisiert.*

Vertiefende Literatur

Domholdt Elizabeth: Physical Therapy Research. Principles and Applications. W. B. Saunders Company, Philadelphia 2000 (522 Seiten)

Das Kapitel „Research Ethics" (S. 27 ff.) bietet aus dem Blickwinkel der Physiotherapie einen guten Einblick in die Thematik. Moralische Prinzipien, Grundlagen der Kodizes für Forschungsethik, der „informed consent" und Risiken der Forschung in der Physiotherapie bilden die inhaltlichen Schwerpunkte.

Schnell Martin W., Heinritz Charlotte: Forschungsethik. Ein Grundlagen- und Arbeitsbuch für die Gesundheits- und Pflegewissenschaft. Huber, Bern 2006 (117 Seiten)

Dies ist das erste Buch im deutschsprachigen Raum, das sich ausschließlich dem Thema Forschungsethik widmet. Die praxisnah und gut verständlich aufbereiteten theoretischen Grundlagen werden durch umfangreiche Fallbeispiele, mit denen man zu Übungszwecken weiterarbeiten kann, ergänzt.

SBK-ASI (Hrsg.): Pflegende und Forschung: Ethische Grundsätze. Bern 1998 (24 Seiten)

Der vom Schweizer Berufsverband der Krankenschwestern und Krankenpfleger herausgegebene Leitfaden bietet eine sehr gute Grundlage zur ethischen Überprüfung von Forschungsprojekten. Er enthält ethische Grundsätze und Hinweise zu deren Anwendung und ist dadurch sehr praxisnahe.

Methodische Grundlagen

Der folgende Teil dieses Buches enthält Begriffe wie „Forschungsansatz", „Methoden", „Designs", „Techniken" usw., die im alltäglichen Sprachgebrauch oft synonym verwendet werden. In der Wissenschaft haben sie jedoch eine bestimmte Bedeutung und sind nicht austauschbar. Um Verwirrung zu vermeiden, sei hier eine kurze Begriffsklärung vorangestellt.

Wenn man von Forschung spricht, ist es wichtig, zu bedenken, in welchem Zusammenhang sie steht oder auf welcher Ebene sie angesiedelt ist. Denn eine einzelne Methode oder Technik wird erst innerhalb eines bestimmten Forschungsdesigns oder Untersuchungsaufbaues sinnvoll und aussagekräftig.

Kontext (lat.) = Zusammenhang

Über den grundlegenden Kontext, in dem ein Forschungsansatz steht, gibt die Wissenschaftstheorie Auskunft. Wenn die wissenschaftstheoretische Einordnung geklärt ist, kann man weitere Ebenen unterscheiden:

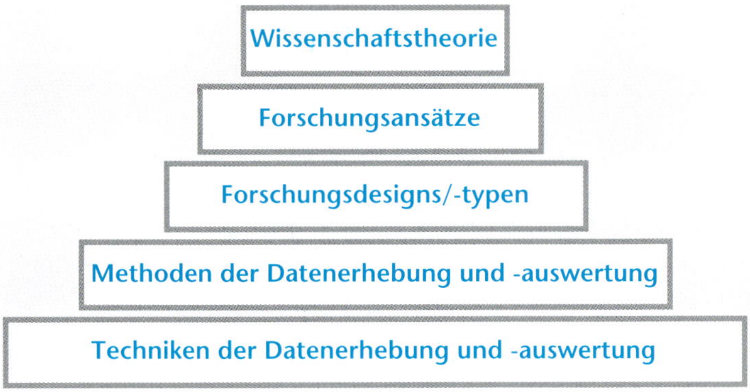

Abbildung 6: Theorieebenen in der Sozialforschung

Der Begriff **Forschungsansätze** bezieht sich auf die Unterscheidung von qualitativer und quantitativer Forschung, die in direktem Zusammenhang mit der wissenschaftstheoretischen Position steht.

Unter **Forschungsdesign** versteht man das grundsätzliche Vorgehen in einer Forschungsarbeit – es legt den Weg fest, den man gehen möchte. Das Design ist ein den konkreten Erhebungs- und Auswertungsmethoden übergeordneter Begriff.

Der Begriff **Methoden** bezeichnet hier die Wege der Datengewinnung und -auswertung. Unter **Techniken** schließlich versteht man das konkrete Vorgehen innerhalb einer Methode (z. B. die Interviewtechnik).

3 Forschungsansätze: quantitative versus qualitative Forschung

Wie bereits in Kapitel 1.2.1 beschrieben, gibt es unterschiedliche Auffassungen darüber, was als wissenschaftliche Erkenntnis gelten darf und welche Wege zu ihr führen. Diese Auffassungen wirken sich auf die Phänomene aus, die studiert werden, und beeinflussen die Methoden und Techniken, die man anwendet. Dabei haben sich in der Forschung zwei große Ansätze herausgebildet: der quantitative und der qualitative Forschungsansatz.

Beide Forschungsansätze wurzeln in konkurrierenden Ideen (siehe Kap. 1.2.1). Der Unterschied zwischen qualitativer und quantitativer Forschung liegt nicht nur in der Art und Weise, wie Daten gesammelt, ausgewertet und interpretiert werden. Um den Unterschied zwischen qualitativer und quantitativer Forschung zu verstehen, muss man auch das dahinter liegende Wissenschaftsverständnis kennen, also die Denkansätze, die beiden Verfahren zu Grunde liegen. Sie werden im folgenden Kapitel beschrieben.

3.1 Quantitativer Forschungsansatz

Die Wurzeln der quantitativen Forschung liegen im Positivismus und im kritischen Rationalismus (siehe Kap. 1.2.1). Sie beruht auf folgenden Vorstellungen:

Die Wahrheit liegt in der sinnlich wahrnehmbaren Realität. Die Realität ist eine objektiv nachprüfbare Wahrheit, die für alle Menschen gleich ist – genauer gesagt: eine Wahrheit, die von allen Menschen unabhängig ist und durch sie nicht beeinflusst werden kann. Realität ist mit den Sinnen erfahrbar, kann gemessen, erforscht, erkannt und bewiesen werden. Auf den Menschen bezogen heißt dies:

Menschen unterscheiden sich auf Grund biologischer, psychologischer und sozialer Merkmale voneinander. Indem man eines oder mehrere dieser Merkmale auswählt, um sie zu untersuchen, erfasst man „Ausschnitte" des Menschen. Ziel ist es, ein möglichst ungetrübtes und unabhängiges Bild der Merkmale zu erhalten, die erforscht werden sollen. Man versucht sie daher einzeln zu betrachten, d. h. man beobachtet nichts anderes als diese Merkmale. Auf diese Weise soll ein möglichst „reines" Bild von ihnen gewonnen werden. Man geht davon aus, dass Wahrheit **objektive Wirklichkeit** ist, die mit den Sinnen erfasst und gemessen werden kann.

Die Naturwissenschaften, auf deren Prinzipien die quantitative Forschung beruht, gehen davon aus, dass alles, was wir wahrnehmen können, durch etwas anderes verursacht wird. Für alles, was wir sehen, hören etc., gibt es einen Grund. Die Naturwissenschaften erkennen in allem Sichtbaren bzw. Messbaren die Wirkung einer Ursache. Ihr Ziel ist es, Beziehungen, in denen Ursache und Wirkung eine Rolle spielen – also **kausale Beziehungen** – zwischen den verschiedenen Erscheinungen zu entdecken. Diese kausalen Beziehungen werden als theoretische Annahmen (Hypothesen) formuliert.

Standardisierung = in der Forschung das genaue Festlegen der Mess- bzw. Erhebungs- und Auswertungsverfahren, um die Vergleichbarkeit der Daten zu erhöhen

Ziel der quantitativen Forschung ist es, **theoretische Annahmen (Hypothesen) deduktiv zu überprüfen**. Da es sich um Hypothesen über eine vom Betrachter unabhängige und messbare Realität handelt, arbeitet quantitative Forschung mit objektiven Messungen und Beobachtungen. Zur Datengewinnung werden standardisierte Verfahren und Instrumente (z. B. physikalische Messmethoden, Skalen, Fragebögen etc.) eingesetzt. Die gewonnenen Daten werden dann ebenfalls mittels standardisierter Methoden (= statistischer Tests) ausgewertet. Mithilfe der Statistik versucht man, signifikante (= statistisch bedeutsame) Beziehungen nachzuweisen. Ziel der quantitativen Forschung ist es, allgemeine Aussagen zu machen und davon **Gesetzmäßigkeiten** abzuleiten.

Folgende Grundprinzipien charakterisieren daher diesen Forschungsansatz:

Quantitative Forschung ist

- deduktiv
- theorieprüfend
- ätiologisch (will Ursachen für bestimmte Erscheinungen entdecken)
- erklärend
- nomothetisch (nach Gesetzmäßigkeiten suchend)
- prädeterminiert (d. h. es wird nur das erhoben oder erforscht, was vorher durch theoretische Überlegungen festgelegt wurde)
- objektiv
- standardisiert (geht nach bestimmten, genau festgelegten Regeln vor)

objektiv = sachlich, nicht von Gefühlen, Ideologien u. ä. bestimmt; unabhängig von der Forscherin

Quantitative Forschung ist theoriegeleitet, weil sie theoretische Annahmen überprüft. Ihr Ziel ist es, kausale Beziehungen zwischen Phänomenen festzustellen, indem sie Hypothesen aufstellt und diese mit möglichst objektiven (von den Forscherinnen unabhängigen) Methoden überprüft. Sie bedient sich standardisierter Erhebungsmethoden und verwendet statistische Techniken, um Daten auszuwerten. Letztes Ziel ist es immer, allgemein gültige Aussagen (Gesetzmäßigkeiten) aus den Ergebnissen abzuleiten.

Nachfolgend ein Beispiel für eine quantitative Forschungsarbeit. Es handelt sich um die Untersuchung „Fußreflexzonenmassage. Eine Interventionsstudie“ von Kesselring et al. 1998.

Beispiel: Die Fußreflexzonenmassage (FRZM) wird sowohl zur Förderung des allgemeinen Wohlbefindens als auch zur Linderung und Behandlung von Leiden aller Art empfohlen. Es liegen jedoch keine klinischen Studien vor, die diese Wirkungsweisen überzeugend darstellen können. Annemarie Kesselring und ihre Kolleginnen wollten mit ihrer Studie diese theoretischen Aussagen über die Wirksamkeit der FRZM überprüfen. Sie gingen dabei deduktiv vor und formulierten folgende Forschungsfragen:

1. Kann die Wirksamkeit von FRZM anhand von fünf Indikatoren (Befinden, Miktion, Stuhlgang, Schmerzzustand und Schlaffähigkeit) bei abdominal Operierten nachgewiesen werden?
2. Gibt es Effekte, die ursprünglich nicht geplant, aber trotzdem vorhanden waren und von den Therapierten als wohltuend oder unangenehm empfunden wurden?

Bei der Untersuchung wurden drei Gruppen abdominal operierter Frauen miteinander verglichen (Gruppe 1 = FRZM, Gruppe 2 = Fußmassage, Gruppe 3 = Gespräch). Zur Messung der Wirksamkeit wurden standardisierte Verfahren eingesetzt. Die Ergebnisse wurden mithilfe der Statistik berechnet.

Die gestellten Forschungsfragen machen ein quantitatives Vorgehen notwendig. Die Arbeit weist alle Kennzeichen einer quantitativen Studie auf:

- sie ist theoriegeleitet und deduktiv;
- es geht darum, zu überprüfen, wie spezifische Interventionen wirken;
- zur Messung werden standardisierte Verfahren eingesetzt;
- zur Auswertung werden mathematische Verfahren (Statistik) verwendet;
- die Ergebnisse werden nummerisch (durch Zahlen) dargestellt (vgl. Kesselring et al. 1998).

3.2 Qualitativer Forschungsansatz

Qualitative Forschung hat ihre Wurzeln im interpretativen Paradigma (siehe Kap. 1.2.1), in der Phänomenologie und im symbolischen Interaktionismus.

In der qualitativen Forschung wird der Mensch ganzheitlich betrachtet. Man nimmt an, dass Menschen komplexe Wesen sind, die sich durch ihre Persönlichkeit voneinander unterscheiden. Wahrheit ist hier nichts Objektives wie bei den Naturwissenschaften, sondern etwas Subjektives. Wahrheit ist das, was von der Einzelnen wahrgenommen und von den Forscherinnen mitgeteilt wird. Da jede Einzelne die Dinge anders wahrnimmt und anders interpretiert, kann es **keine objektive Wahrheit** geben, die von allen unabhängig und für alle gleich ist. Wahrheit ist auch immer vom Kontext, vom Zusammenhang abhängig. In der qualitativen Forschung will man die Erfahrungen eines Menschen in seiner natürlichen Umgebung untersuchen und herausfinden, welche Bedeutung sie für ihn haben. Qualitative Forschung will menschliches Erleben aus der **Perspektive der Betroffenen** wahrnehmen und verstehen.

» Die Methode des Verstehens erlaubt es dem Sozialwissenschaftler, menschliches Verhalten auf einer tieferen Ebene wahrzunehmen und zu interpretieren, als es die äußere Perspektive zuließe. Objekte kann man ausschließlich von außen erkennen, während geistige oder soziale Prozesse nur von innen erkannt werden können ... «

Filstead 1979, zit. n. Lamnek 1995, S. 220

subjektiv = hier eine vom Subjekt (von der Einzelnen) ausgehende, persönliche Betrachtung

Qualitative Forschung ist daher nicht theoriegeleitet (also nicht deduktiv), sondern verfährt **induktiv**. Die Datenerhebung ist offen, die Erhebungsinstrumente sind halb oder nicht standardisiert. „Objektivität" im Sinne der quantitativen (naturwissenschaftlichen) Forschung hat in der qualitativen Forschung keine Bedeutung (obwohl man sich natürlich auch hier bemüht, wissenschaftlich korrekt, d. h. systematisch, unvoreingenommen und reflektiert vorzugehen). Es steht immer die **subjektive Sichtweise des Individuums** im Vordergrund. Man möchte daher auch keine Gesetzmäßigkeiten entwickeln und allgemein gültige Aussagen machen. Ziel ist vielmehr die **Entwicklung von Konzepten und Theorien**, die vom subjektiven Empfinden ausgehen und das individuelle Erleben beschreiben.

Die folgenden Grundprinzipien charakterisieren qualitative Forschung. Sie ist

- induktiv
- theoriebildend
- idiographisch (das Einmalige, Einzigartige beschreibend)
- interpretativ
- bezogen auf das Relevanzsystem der Betroffenen (Verlauf und Inhalt der Forschung werden weit gehend von der Sicht der Betroffenen bestimmt)
- holistisch (ganzheitlich)
- subjektiv
- offen und flexibel im Vorgehen (offen gegenüber dem Untersuchungsgegenstand, der Theoriebildung sowie der Methode und flexibel im Forschungsprozess und in der Methodik)

Mit qualitativer Forschung will man Phänomene des menschlichen Erlebens möglichst ganzheitlich und von innen heraus („subjektiv") erfahren und verstehen. Man bedient sich dabei offener, nicht standardisierter Erhebungsverfahren und wertet die Daten mithilfe interpretativer Methoden aus. Auf diese Weise erhält man keine nummerischen Daten, sondern Beschreibungen. Eine Verallgemeinerung der Daten wird nicht angestrebt. Ziel ist es, Theorien zu entwickeln.

Nachfolgend ein Beispiel für eine qualitative Forschungsarbeit. Es handelt sich dabei um die Studie „Client-Partner relationships post stroke: exploring the perspectives of couples" von Sue Stanton (2000).

Beispiel: Ziel der Studie war es, die Prozesse der Adaptation nach einem Schlaganfall sowohl aus der Sicht des Betroffenen als auch aus der Sicht der Angehörigen zu beschreiben und eine Theorie über die Adaptation nach einem Schlaganfall zu entwickeln. Von besonderem Interesse waren dabei die subjektiven Erfahrungen der Teilnehmerinnen, die einen Schlaganfall hatten, die spezifischen Probleme, die damit verbunden waren, wie sie damit umgingen und wie sich dies im Lauf der Zeit verändert hat. Aber auch die Frage, wie der Schlaganfall Rollen, familiäre und freundschaftliche Beziehungen beeinflusst hat oder welchen Einfluss er auf das Leben des Partners hatte, waren von zentralem Interesse.

Die Untersuchung basierte auf den Prinzipien der Grounded Theory (siehe Kap. 3.2.2), die Daten wurden mittels halb strukturierten Interviews erhoben. Zusätzlich wurden Beobachtungen der Teilnehmerinnen während der Interviews und das medizinische Datenmaterial der betreuenden Therapeutin hinzugezogen. 20 Paare waren in die Untersuchung miteinbezogen, wobei sich die Rekrutierung der Interviewpartnerinnen am Prinzip des Theoretical Samplings orientierte (siehe Kap. 8.2.2). Die Interviews wurden auf Tonband aufgenommen und wörtlich transkribiert. Aus dem Datenmaterial wurden Themenschwerpunkte herausgearbeitet, kodiert und daraus Kategorien gebildet. Es konnten schließlich verschiedene Phasen in der Adaptation herausgefiltert und beschreiben werden.

Grounded Theory (wörtlich: gegenstandsbezogene Theorie) = eine spezielle Methode der qualitativen Forschung, bei der es um die Entwicklung von Theorien über soziale Prozesse geht. Die subjektive Perspektive steht dabei im Mittelpunkt.

Die Zielsetzung dieser Arbeit verlangt ein induktives Vorgehen. Der qualitative Ansatz ist bereits im Ziel und in den Interessenschwerpunkten enthalten.

Charakteristische Elemente sind:

- der Anspruch, die subjektive Perspektive der Betroffenen in den Mittelpunkt zu stellen;
- das Ziel, mittels Daten eine gegenstandsbezogene Theorie zu entwickeln (Induktion);
- das wenig standardisierte Vorgehen bei der Datenerhebung;
- die interpretative Datenauswertung.

Innerhalb des qualitativen Forschungsansatzes haben sich verschiedene Richtungen entwickelt. Die bedeutsamsten sind:

- Phänomenologie
- Grounded Theory
- Ethnografie

Sie werden hier im Überblick dargestellt.

Phänomen = Erscheinung; das, was sich den Sinnen zeigt.

3.2.1 Phänomenologie

Diese Methode hat ihren Ursprung in der Philosophie und baut v. a. auf den Werken von Edmund Husserl, Martin Heidegger und Jean-Paul Sartre auf. Phänomenologie als philosophische Position kann übersetzt werden als Lehre von den konkreten Erscheinungen. Hier soll das Wesen der Dinge erforscht werden. Der Grundgedanke ist, an den Perspektiven des einzelnen Menschen anzuknüpfen, an ihren Intentionen und den subjektiven Bedeutungen, die bestimmte Ereignisse oder Phänomene für sie haben. Das Ziel phänomenologischer Forschung lautet, die Erfahrungen und Erlebnisse von Menschen in ihrer eigenen Welt zu verstehen. Daher sollen die Phänomene so beschrieben werden, wie sie (für die Einzelne) sind und nicht wie sie auf Grund von Vorkenntnissen oder Vorurteilen in der Theorie erscheinen mögen (vgl. Lamnek 2005, S. 49). Nicht eine breite Beschreibung bestimmter Gegenstandsfelder ist wichtig, sondern eine gezielte, tief gehende **Analyse einzelner Phänomene**.

Im Feld der qualitativen Forschung ist der Anwendungsbereich der Phänomenologie sehr breit. Man geht dabei in erster Linie der Frage nach: „Was bedeutet es, ein bestimmtes Erlebnis zu haben?" Ziel ist die Beschreibung und Analyse einer bestimmten Lebenswelt. Zum Beispiel: „Was bedeutet es für einen jungen Menschen, sein zukünftiges Leben im Rollstuhl verbringen zu müssen?" oder „Was bedeutet ‚sea-kayaking' für Menschen mit einer Quadriplegie?" oder „Welche Bedeutung hat eine chronische Erkrankung für die Lebensqualität?"

Interaktion = eine Wechselbeziehung oder wechselseitige Handlungen bzw. Kommunikation zwischen Personen oder Gruppen

3.2.2 Grounded Theory

Der symbolische Interaktionismus geht davon aus, dass Menschen auf Grund der Bedeutungen handeln, die sie den Dingen geben. Bedeutungen werden durch Personen gebildet, die gemeinsam handeln und sich untereinander verständigen. Bedeutungen sind also „soziale Produkte" (nach Käppeli 1999, S. 2).

Das Verfahren der Grounded Theory (= gegenstandsbezogene Theorie) wurde von Glaser und Strauss für die Sozialforschung entwickelt und basiert auf der Theorie des symbolischen Interaktionismus. Mit der Methode der Grounded Theory möchte man **gesellschaftliche Prozesse** aus der Perspektive der menschlichen Interaktion untersuchen. Ziel ist die Schaffung von erklärenden Theorien für das menschliche Verhalten und für soziale Prozesse. Diese Theorien sind „gegenstandsbezogen", weil sie direkt aus der Situation (dem Gegenstand), der Wirklichkeit heraus entwickelt werden. Die Theoriebildung erfolgt in strikter Auseinandersetzung mit den Daten. Die theoretischen Konzepte werden aus den gesammelten Daten entwickelt und die sich entwickelnden Theorien wiederum laufend an den Daten überprüft. „Eine Grounded Theory besteht aus einer Fülle dieser Konzepte, deren Bezüge untereinander systematisch ausgearbeitet und unter einem Schlüsselkonzept integriert werden, wodurch die Theorie an Dichte, Komplexität und Variation gewinnt" (Corbin/Hildenbrand 2000, S. 160). Das Besondere der Grounded Theory als Methode der qualitativen Forschung liegt daher auch in der Vorgangsweise, da **Datensammlung und Datenauswertung** nicht nacheinander vor sich gehen, sondern **einander abwechseln**. Für die Datenauswertung wurde ebenfalls ein spezielles Vorgehen entwickelt, das diesem prozesshaften Aufbau entspricht (vgl. Strauss/Corbin 1996). Folgende Fragen können beispielsweise mit der Grounded Theory bearbeitet werden: „Wie gestaltet sich der Lernprozess bei Physiotherapie-Studenten?" oder „Wie entwickelt sich der Prozess der Adaptation bei Menschen nach einem Schlaganfall und bei ihren Angehörigen?" oder „Wie entsteht Vertrauen in der therapeutischen Beziehung?"

Anthropologie = Lehre vom Menschen

3.2.3 Ethnografie

Sozialanthropologie = Wissenschaftszweig, der sich mit den Wechselbeziehungen zwischen der biologischen Beschaffenheit des Menschen und den sozialen Vorgängen befasst

Die Wurzeln der Ethnografie liegen in der Sozialanthropologie. Ziel der Ethnografie ist die **Beschreibung kultureller Gruppen** oder Lebenswelten. Der Begriff „Kultur" bedeutet hier eine fremde Lebenswelt. Das zentrale Anliegen von Ethnografie ist es, die Lebenswelt anderer aus deren Sichtweise zu verstehen (Insider- oder emische Perspektive) und das Spezifische, (Kultur-)Typische, das diese Lebenswelt ausmacht, zu erkennen. Ethnografie stützt sich auf den Begriff „Kultur", d. h. sie hat die Absicht, Verhaltensweisen unter einem kulturellen Blickwinkel zu betrachten und zu analysieren. Das Forschungsfeld der Ethnografie ist also der Ort, an dem der Mensch, der erforscht werden soll, lebt – mit der Kultur, die dort vorherrscht. Die typische Methode ethnografischer Forschungen ist die **qualitative Feldforschung**. Neben der Beobachtung als zentraler Methode wird meist noch zusätzliches Material durch Interviews, Dokumentenanalysen etc. gesammelt und ausgewertet. Es handelt sich dabei meist um Methodentriangulation (siehe Kap. 3.5). Mithilfe der Ethnografie kann man z. B. folgenden Fragen nachgehen: „Wie gestalten Menschen, die zusammen in einer kulturellen Gemeinschaft leben, bewusst ihre Welt?" oder „Welche spezifischen Merkmale charakterisieren ein Pflegeheim und das Leben dort?"

Kultur = Wissen, Einstellungen und Verhaltensweisen, die eine bestimmte Gruppe definieren

emisch = von innen nach außen; d. h. die Forscherin muss versuchen, die Wahrnehmung der Insiderin nachzuvollziehen.

3.3 Gegenüberstellung des quantitativen und qualitativen Forschungsansatzes

Nachfolgend werden die beiden Forschungsansätze – der qualitative und der quantitative – in einer Tabelle einander gegenübergestellt, um ihre Besonderheiten und Unterschiede deutlich zu machen.

Tabelle 3: Gegenüberstellung von quantitativem und qualitativem Forschungsansatz

	quantitativer Ansatz	**qualitativer Ansatz**
Grundorientierung	naturwissenschaftlich	geisteswissenschaftlich
Sicht des Menschen als Forschungssubjekt	Menschen sind bio-psycho-soziale Wesen, die sich auf Grund biologischer, psychologischer und sozialer Merkmale voneinander unterscheiden.	Menschen sind komplexe Wesen, die ihrer Lebenssituation eine ganz bestimmte Bedeutung beimessen. Sie unterscheiden sich auf Grund ihrer Persönlichkeit voneinander.
Wahrheitsverständnis	Wahrheit ist objektive Wirklichkeit, die mit den Sinnen erfasst und von der Forscherin gemessen werden kann.	Wahrheit ist subjektiver Ausdruck der Wirklichkeit, so wie sie von der Teilnehmerin wahrgenommen und der Forscherin mitgeteilt wird. Wahrheit ist stets vom Zusammenhang abhängig.
Funktion von Wissenschaft	Wissenschaftliche Aussagen bilden die Wirklichkeit ab.	Wissenschaftliche Aussagen beschreiben das Erscheinungsbild der Wirklichkeit.
Ziel	Ursachen zu klären, Beziehungen zwischen nummerischen Daten zu beschreiben, allgemein gültige Voraussagen zu machen (nomothetisch); man will erklären.	Bestimmte Phänomene zu identifizieren und zu verstehen, Strukturen herauszufiltern, den Sinn zu untersuchen, den bestimmte Phänomene für die Betreffende haben, das Einmalige, Einzigartige zu beschreiben (idiographisch); man will verstehen.
Forschungslogik	deduktiv, theoriegeleitet, Theorie bzw. Hypothesen prüfend	induktiv, offen (orientiert am Gegenstand, nicht an der Theorie), Theorie bzw. Hypothesen bildend
Vorgehen	standardisiert	halb oder nicht standardisiert
Stichprobe	Zufallsstichprobe, möglichst große Anzahl	gezielte Auswahl, geringe Anzahl
Daten	„harte Daten" (Zahlenmaterial)	„weiche Daten" (verbale Beschreibungen)
Forschungsfragen	beziehen sich auf Kausalitäten	beziehen sich auf die Art der Erfahrung oder des Erlebens
Beispiele	„Welches sind die Unterschiede bezüglich Kraft, Gleichgewicht, Gang und funktioneller Leistung zwischen älteren Patientinnen, die nach einer Hüftfraktur gewichtstragende Übungen bekommen, und solchen, die nicht gewichtstragende Übungen bekommen?"	„Welche Typologie von schwierigen Patientinnen findet man in der privaten physiotherapeutischen Praxis?"

3.4 Gütekriterien quantitativer und qualitativer Forschung

3.4.1 Güterkriterien quantitativer Forschung

Gütekriterien der empirischen Forschung sind Maßstäbe, die entwickelt wurden, um die Qualität von Forschungsergebnissen messen zu können.

Gütekriterien können sich grundsätzlich sowohl auf die Studie als Ganzes beziehen als auch auf die für die Studie verwendeten Messinstrumente und Messmethoden. Nachfolgend eine Beschreibung der Gütekriterien im Allgemeinen; in Kap. 6.6 werden die Gütekriterien im Zusammenhang mit den Messinstrumenten und -methoden vertieft.

Die „klassischen" Gütekriterien sind:
1. **Objektivität**
2. **Reliabilität**
3. **Validität**

Ad 1: Objektivität

Objektivität zeigt an, wie **unabhängig** die Ergebnisse einer Studie von anderen Einflüssen sind. Der Grad der Objektivität hängt von der wissenschaftlichen Güte der Messinstrumente ab (d. h. von ihrer Objektivität, Reliabilität und Validität), aber auch vom Standardisierungsgrad der Mess- oder Erhebungsmethoden, dem Studiendesign und der Kontrolle der Störvariablen. Ein stark standardisiertes Instrument garantiert mehr Objektivität bei der Datenerhebung, und standardisierte Auswertungsverfahren (z. B. mathematische Operationen) ermöglichen Objektivität bei der Datenauswertung.

Ad 2: Reliabilität

Reliabilität (Zuverlässigkeit, Beständigkeit) zeigt an, inwieweit bei Wiederholung der Studie durch andere Forscherinnen die **gleichen Ergebnisse** gefunden werden können.

Ad 3: Validität

Validität ist ein methodisches Gütekriterium, das als Begriff ursprünglich nur auf (standardisierte) Messinstrumente angewandt wurde (psychometrische Qualität). Heute wird der Validitätsbegriff auch zur Bezeichnung der Güte/Qualität von Studiendesigns verwendet:

a) Validität als Kriterium, das zur Beurteilung der Angemessenheit eines quantitativen Forschungsdesigns herangezogen wird. Man unterscheidet zwischen interner Validität und externer Validität (siehe Kap. 4.3);

b) Validität als ein Kriterium zur Feststellung der wissenschaftlichen Güte eines Messinstruments (Test, Skala etc.). Die Validität eines Instruments bezeichnet das Ausmaß, in dem ein Messinstrument das misst, was es messen soll (siehe Kap. 6.6).

3.4.2 Gütekriterien qualitativer Forschung

Die klassischen Gütekriterien Objektivität, Reliabilität und Validität können jedoch nicht ohne Weiteres – wie dies einige Zeit versucht wurde – auf die qualitative Forschung übertragen werden, weil diese einen anderen Ausgangspunkt u. a. Ziele hat als die quantitative Forschung. Von den Vertreterinnen qualitativer Forschung wurden daher mittlerweile eigene Kriterien entwickelt, mit denen man die Güte qualitativer Forschungsarbeiten beurteilen kann. Sie weichen zwar je nach Autorin in verschiedenen Details voneinander ab, beruhen aber im Kern doch alle auf denselben Grundaussagen. Als Beispiel qualitativer Gütekriterien seien hier die Gütekriterien von Mayring (2002) beschrieben:

- Verfahrensdokumentation
- argumentative Interpretationsabsicherung
- Regelgeleitetheit
- Nähe zum Gegenstand
- kommunikative Validierung
- Triangulation

Verfahrensdokumentation

Da bei der qualitativen Forschung das Vorgehen sehr spezifisch, also ganz auf den jeweiligen Gegenstand abgestimmt ist, werden die Untersuchungsmethoden meist für diesen Gegenstand speziell entwickelt oder abgeändert. Das muss detailliert beschrieben (dokumentiert) werden, damit der Forschungsprozess für andere nachvollziehbar wird und nicht als willkürlicher und unüberprüfbarer Akt erscheint.

Argumentative Interpretationsabsicherung

Interpretationen spielen in der qualitativen Forschung eine entscheidende Rolle. Sie lassen sich aber nicht beweisen wie Rechenoperationen. Daher dürfen Interpretationen nicht nur gegeben, sondern sie müssen auch mit Argumenten begründet werden. Die Argumentation muss in sich schlüssig sein.

Regelgeleitetheit

Auch qualitative Forschung muss sich an bestimmte Regeln halten. Sie muss das Material systematisch bearbeiten (und nicht willkürlich oder unsystematisch).

Nähe zum Gegenstand

Dies bedeutet, dass man sich in die Lebenswelt der Betroffenen begibt. Wenn man wissen möchte, wie jemand ein bestimmtes Ereignis erlebt, kann man das nicht am Schreibtisch oder im Labor herausfinden, sondern muss zu dem Betreffenden hingehen. Qualitative Forschung will an konkreten sozialen Problemen ansetzen.

Kommunikative Validierung

Die Gültigkeit der Ergebnisse kann man auch überprüfen, indem man sie den Betroffenen vorlegt und mit ihnen darüber diskutiert. Kommunikative Validierung kann aber auch die Überprüfung der Ergebnisse innerhalb eines Forscherteams meinen.

Triangulation

Ein multiperspektivisches Herangehen an ein Phänomen, d. h. der Einsatz verschiedener Erhebungsmethoden (Triangulation, siehe Kap. 3.5) ermöglicht eine breitere Sichtweise. Dadurch gewinnt man mit größerer Sicherheit einen ganzheitlichen Blickwinkel.

3.5 Kombination von quantitativer und qualitativer Forschung

In der Forschung bezeichnet man den Einsatz mehrerer Methoden, Datenquellen, Theorien oder Forscherinnen bei der Untersuchung eines Phänomens als **Triangulation**. Die Wahl dieses Terminus' kann durch die folgende Abbildung veranschaulicht werden (Abb. 7).

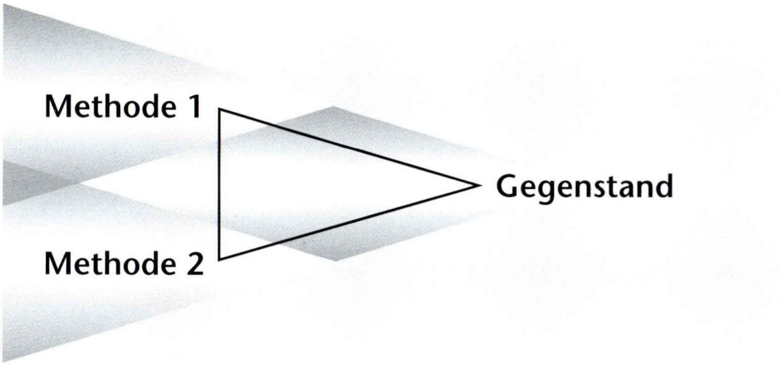

Abbildung 7: Methodentriangulation

Bei der Methodentriangulation kann man prinzipiell zwei Formen unterscheiden:

- die **methodeninterne Triangulation** (es werden verschiedene Verfahren zur Beantwortung der Forschungsfrage verwendet, die aber beide zum gleichen – entweder zum qualitativen oder zum quantitativen – Forschungsansatz gehören);

- die **methodenübergreifende Triangulation** (dabei werden innerhalb einer Arbeit qualitative und quantitative Verfahren miteinander kombiniert) (vgl. Holloway/Wheeler 1997).

Bei der sequenziellen Triangulation werden qualitative und quantitative Methoden nacheinander verwendet, bei der simultanen Triangulation werden sie gleichzeitig eingesetzt (vgl. Morse/Field 1998).

Beispiel: Jongbloed und Dyk kombinierten in ihrer Studie über Frauen mit multipler Sklerose (MS) den qualitativen und den quantitativen Forschungsansatz. Das Ziel der Studie war, die Arbeitserfahrung von Frauen mit akuter MS zu erforschen. Mittels qualitativer Methoden (Interviews) wurden die persönlichen Erfahrungen der Betroffenen identifiziert, beschrieben und analysiert. Das Konzept, das aus diesen Daten entwickelt werden konnte, bildete die Grundlage für einen standardisierten Fragebogen, der zur quantitativen Überprüfung der danach aufgestellten Hypothesen an einer größeren Gruppe diente.

vgl. Jongbloed 2000

Die Kombination mehrerer Methoden innerhalb eines Ansatzes hat den Vorteil der breiteren Betrachtungsweise eines Phänomens. Ob die methodenübergreifende Triangulation zu befürworten ist oder nicht, wird in Wissenschaftskreisen (auch in der Physiotherapiewissenschaft) diskutiert. Das größte Problem, das dabei angeführt wird, ist, dass qualitative und quantitative Ansätze unterschiedliche Auffassungen von Wirklichkeit und Wissenschaft haben, dass ihnen unterschiedliche Dinge wichtig sind und dass sie unterschiedliche Sprachen sprechen. Qualitative und quantitative Forschung sind in ihrer Philosophie, in ihren Eigenschaften und ihrer Zielsetzung grundverschieden, und durch eine Kombination beider könnte die geschlossene Systematik eines Ansatzes verletzt werden bzw. müsste sich ein Ansatz der Systematik und dem Verständnis des anderen unterordnen. Andere Auffassungen gehen jedoch von einem pragmatischen Standpunkt aus, von dem aus auch die methodenübergreifende Triangulation nicht unbedingt einen Konflikt darstellen muss, sondern zu einer Erweiterung der wissenschaftlichen Perspektive führen kann.

Kombiniert man in einer Arbeit qualitative und quantitative Methoden, so muss man berücksichtigen,

- dass jede Methode in sich selbst konsistent (stimmig) sein muss (d. h. ihre Grundsätze müssen vom Anfang bis zum Schluss eingehalten werden);
- dass jede Methode dem Problem, das erforscht werden soll, angemessen sein muss;
- dass die unterschiedlichen Philosophien und Ziele von qualitativer und quantitativer Forschung berücksichtigt werden müssen und
- dass es zu keiner Wertung kommt, d.h. dass ein Ansatz nicht höher gewertet werden darf als der andere.

Pragmatisch (nicht theoretisch!) betrachtet muss auch die methodenübergreifende Triangulation nicht unbedingt einen Konflikt darstellen. Im Zentrum steht immer das Forschungsproblem oder die Forschungsfrage. Die Methoden müssen nach ihrer Brauchbarkeit für die Forschungsfrage ausgewählt werden (vgl. Holloway/Wheeler 1997).

pragmatisch = auf praktisches Handeln gerichtet, sachbezogen

Kombiniert man in einer Arbeit qualitative und quantitative Methoden, so muss man berücksichtigen,

- **dass jede Methode in sich selbst konsistent (stimmig) sein muss (d. h. ihre Grundsätze müssen vom Anfang bis zum Schluss eingehalten werden);**
- **dass jede Methode dem Problem, das erforscht werden soll, angemessen sein muss;**
- **dass die unterschiedlichen Philosophien und Ziele von qualitativer und quantitativer Forschung berücksichtigt werden müssen und**
- **dass es zu keiner Wertung kommt, d. h. dass kein Ansatz höher gewertet werden darf als der andere.**

3.6 Die Bedeutung quantitativer und qualitativer Ansätze in der Physiotherapieforschung

In den Gesundheitswissenschaften kann ein immer größer werdendes Spektrum an Methoden und Zugängen zur Forschung festgestellt werden. Dies gilt auch für die Physiotherapie. Domholdt (2000) stellte ebenfalls eine wachsende Bedeutung von qualitativer Forschung in der physiotherapeutischen Literatur fest. War in den Anfängen der Physiotherapieforschung der Fokus fast ausschließlich auf die quantitative Forschung gerichtet (z. B. auf die Erforschung therapeutischer Effekte oder auf die Wirkungen bestimmter Interventionen auf Beweglichkeit, Muskeltonus etc.), kann man nun ein **wachsendes Interesse an qualitativer Forschung** feststellen. Physiotherapeutinnen brauchen ein tiefes, ganzheitliches Verständnis der Perspektive ihrer Patientinnen, um eine adäquate und wirkungsvolle individuelle Therapie anbieten zu können. Ihre Interventionen sind ja auf den ganzen Menschen ausgerichtet, nicht nur auf einzelne Muskeln oder Nerven. „Clients may share a diagnosis with other clients, but interventions must be applicable to the unique environment, life stage, and goals of each individual" (Hamell/Carpenter 2000, S. 10). Die Verbesserung der Lebensqualität der Patientinnen kann nur dann erfolgen, wenn man neben dem Wissen über Effekte und Wirkungsweisen therapeutischer Interventionen auch Kenntnisse über die subjektiven Werte und Erfahrungen im Umgang mit Krankheiten besitzt. Mit der qualitativen Forschung hält die subjektive Perspektive Einzug in die wissenschaftliche Betrachtungsweise der Physiotherapie, d. h. das Erleben von Krankheiten, Beeinträchtigungen und Behinderungen wird verstärkt ins Zentrum gerückt.

Ungeachtet der verschiedenen Traditionen sollte es in der Forschung aber weder um eine „Entweder-oder-Position" noch um Polarisierung gehen. Man muss sich beider Ansätze gleichermaßen bedienen, um einen so komplexen Gegenstand wie die Physiotherapie mittels Forschung erschließen zu können. Qualitative Forschung eignet sich in besonderem Maße für die Erforschung menschlicher Erfahrungen im Zusammenhang mit Gesundheit und für die Veranschaulichung des Erlebens von Patientinnen und Betreuerinnen. Qualitative Forschung kommt einem ganzheitlichen therapeutischen Verständnis von Physiotherapie näher als eine rein naturwissenschaftliche Betrachtung. Das bedeutet jedoch nicht, dass quantitative Forschung bei der Entwicklung physiotherapeutischen Wissens eine geringe Rolle spielt. Die Untersuchung der Wirkung bestimmter Handlungen oder Therapien und die Entwicklung von Gesetzmäßigkeiten sind wichtige Anliegen der Forschung in der Physiotherapie.

In der Wissenschaft geht es jedoch nicht darum, persönlichen Vorlieben nachzugeben und – ihnen folgend – eine bestimmte Methode oder einen bestimmten Ansatz zu bevorzugen. Die Entscheidung, ob man qualitativ oder quantitativ forscht, hängt in erster Linie von der Problemstellung ab – und von der Frage, welcher Weg der geeignetste ist, um ein bestimmtes Problem zu lösen oder eine Frage zu beantworten. Unterschiedliche Fragestellungen verlangen unterschiedliche Zugangsweisen. Will man z. B. erforschen, ob eine bestimmte physiotherapeutische Intervention die präoperative Angst der Patientinnen mindert, so wird man dieser Fragestellung mithilfe von quantitativen Methoden nachgehen. Will man hingegen das Wesen der Angst, die vor einer Operation auftritt, erforschen, so ist ein qualitativer Ansatz zu bevorzugen.

Die Wahl des Forschungsansatzes hängt in erster Linie von der Fragestellung ab, die es zu beantworten gilt. Sie hängt aber auch davon ab, welcher Art das Phänomen ist, das man untersuchen möchte, ob die Grundlagen dazu bereits erforscht wurden oder ob man sich auf komplettes Neuland begibt.

Qualitative Methoden sind dann sinnvoll, wenn über ein bestimmtes Phänomen wenig bekannt ist oder wenn man ein Phänomen von innen heraus, aus der persönlichen, subjektiven Sichtweise angehen möchte. Wenn hingegen bereits genügend Wissen zu einem Thema vorhanden ist, wenn ursächliche – kausale – Zusammenhänge erforscht werden sollen, wenn Effekte nachgewiesen werden sollen, wenn die Frage „Wie viel?“ beantwortet werden soll, dann sollte man den quantitativen Forschungsansatz wählen.

Zusammenfassung

Wie in anderen Gesundheitswissenschaften auch, kann man in der Physiotherapieforschung zwei methodische Ansätze unterscheiden: den quantitativen und den qualitativen Ansatz. Sie wurzeln in unterschiedlichen wissenschaftstheoretischen Positionen.

Quantitative Forschung ist theoriegeleitet und verwendet standardisierte Erhebungsmethoden sowie statistische Auswertungstechniken. Ihr Ziel ist es, allgemein gültige Aussagen zu treffen. Mit qualitativer Forschung hingegen will man das menschliche Erleben möglichst ganzheitlich und von innen heraus (aus der subjektiven Perspektive) verstehen. Man verwendet dafür offene, nicht standardisierte Erhebungsverfahren und interpretative Auswertungstechniken. Ziel ist nicht die Verallgemeinerung von Konzepten und Theorien, sondern ihre Entwicklung. Wichtige qualitative Methoden sind die Phänomenologie, die Grounded Theory und die Ethnografie.

Für die quantitative und die qualitative Forschung gibt es verschiedene Gütekriterien, anhand derer man die Forschungsarbeit bewerten kann. Die klassischen Kriterien der quantitativen Forschung sind Objektivität, Reliabilität und Validität. Als Beispiele qualitativer Gütekriterien wurden hier Verfahrensdokumentation, argumentative Interpretationsabsicherung, Regelgeleitetheit, Nähe zum Gegenstand, kommunikative Validierung und Triangulation genannt.

Manchmal werden quantitative und qualitative Methoden in ein und derselben Studie verwendet. Diese Methodenkombination heißt „methodenübergreifende Triangulation“. In der Fachliteratur ist man sich nicht einig darüber, ob es zulässig ist, quantitative und qualitative Methoden zu mischen. Die Kombination verschiedener Methoden desselben Forschungsansatzes heißt „methodeninterne Triangulation“.

Die Wahl des Forschungsansatzes hängt in erster Linie von der Fragestellung ab. In der Forschung braucht man beide Ansätze, um die vielfältigen Fragen und Probleme, die sich aus der Praxis ergeben, angemessen bearbeiten zu können.

Vertiefung des Lernstoffs

1. *Besorgen Sie sich aus einer Bibliothek oder Datenbank zwei Forschungsarbeiten: eine quantitative und eine qualitative. (Am besten verwenden Sie Forschungsarbeiten aus einer einschlägigen Fachzeitschrift, z. B.: Fowler B., Jamrozik K., Norman P., Allen Y. und Wilkinson E. (2002): Improving maximum walking distance in early peripheral arterial disease: Randomised controlled trial. In: Australian Journal of Physiotherapy 48: S. 269–275, sowie Potter M., Gordon S. und Hamer P. (2003): The difficult patient in private practice physiotherapy: A qualitative study. In: Australian Journal of Physiotherapy 49: S. 53–61.) Lesen Sie beide Arbeiten durch und reflektieren Sie allein oder gemeinsam mit einer Studienkollegin Folgendes:*
   - *Woran erkennt man den jeweiligen Forschungsansatz?*
   - *Welche Grundprinzipien der quantitativen bzw. der qualitativen Forschung können Sie in diesen Arbeiten erkennen, welche nicht?*
   - *Inwieweit kann man erkennen, ob und welchen Gütekriterien dabei Rechnung getragen wurde? (Wiederholen Sie bei dieser Gelegenheit das Kapitel 3.4!)*

2. *Welche dieser Themen würden sich für eine phänomenologische, eine ethnografische und eine Grounded-Theory-Arbeit am besten eignen?*
   - *Der Prozess des Copings bei Patienten mit chronischer Polyarthritis*
   - *Die geschlossene Psychiatrie als Lebensraum*
   - *Körperbild und Körperwahrnehmung von Frauen nach einer Brustamputation*
   - *Schmerzerleben und Schmerzerfahrung von Menschen jüdischer, moslemischer und christlicher Religion*

   Versuchen Sie ihre Zuordnung zu begründen (lesen Sie dabei noch einmal die Abschnitte 3.2.1–3.2.3 nach) und diskutieren Sie Ihre Überlegungen dann mit einer Studienkollegin, die diese Aufgabe ebenfalls behandelt hat.

Vertiefende Literatur

Hammel Karen, Carpenter Christine, Dyck Isabel (Hg.): Using Qualitative Research. A Practical Introduction for Occupational and Physical Therapists. Churchill Livingstone, Edinburgh 2000 (125 Seiten)

Im ersten Kapitel des Buches werden die Grundprinzipien qualitativer Forschung sehr gut erklärt. Die weiteren Kapitel haben unterschiedliche methodische oder fachliche Schwerpunkte (z. B. Datensammlung, Datenanalyse, Ethik oder Evaluation qualitativer Forschung), die jeweils anhand einer Forschungsarbeit aus der Physio- oder Ergotherapie erklärt werden. Man findet neben anschaulicher Information zur qualitativen Forschung auch Anregungen für Forschungsfragen zu diesen beiden Gebieten.

Lamnek Siegfried: Qualitative Sozialforschung. Lehrbuch. Psychologie Verlags Union, München—Weinheim 2005 (808 Seiten)
Dieses Lehrbuch ist im deutschsprachigen Raum ein Standardwerk der qualitativen Sozialforschung. Im Abschnitt „Zentrale Prinzipien qualitativer Sozialforschung" (S. 20–16) erklärt Lamnek anhand von sechs Grundprinzipien die wichtigsten Grundzüge qualitativer Sozialforschung. Das Kapitel „Methodische Implikationen quantitativer und qualitativer Sozialforschung" (S. 242–273) enthält eine Gegenüberstellung von qualitativem und quantitativem Paradigma. Lamnek geht dabei von den grundlegenden Merkmalen der qualitativen Forschung aus, stellt aber zur Kontrastierung die jeweiligen Gegenpositionen aus dem quantitativen Ansatz dar.

Schaeffer Doris, Müller-Mundt Gabriele (Hg.): Qualitative Gesundheits- und Pflegeforschung. Huber, Bern 2002 (429 Seiten)
Dieses Buch beinhaltet eine Textsammlung zur qualitativen Forschung in den Gesundheitswissenschaften. Ein Schwerpunkt umfasst die methodologischen Strategien qualitativer Forschung (wie z. B. Ethnografie, Grounded Theory oder biografische Forschung), der andere qualitative Methoden der Datenerhebung (wie Interview- oder Beobachtungsverfahren). Weiters gibt es eine Auseinandersetzung mit Qualitätsstandards qualitativer Forschung.

Strauss Anselm, Corbin Juliet: Grounded Theory: Grundlagen qualitativer Sozialforschung. Beltz, Psychologie Verlags Union, Weinheim 1996 (227 Seiten)
Dies ist ein Grundlagenwerk zur Grounded Theory. Die Autorinnen beschreiben Methodik und Vorgangsweise in einer sehr verständlichen Sprache und bringen anschauliche Beispiele aus der Forschungspraxis.

4 Forschungsdesigns

Im vorigen Kapitel wurden die zwei großen Forschungsrichtungen oder -ansätze, die quantitative und die qualitative Forschung, vorgestellt und in ihren Grundzügen erläutert. Betrachtet man sie genauer, eröffnet sich eine nächste Ebene der Einleitung. Auf ihr kann man verschiedene Forschungsdesigns oder -typen unterscheiden.

Mit dem Begriff **Design** bezeichnet man im Allgemeinen einen Entwurf oder die Anordnung von Elementen zu einem Gesamtwerk. Das Forschungsdesign beschreibt die grundsätzliche Anordnung, das Vorgehen bei einer Forschungsarbeit; es legt den Weg fest, den man gehen möchte. Das Design ist prinzipiell ein den konkreten Erhebungs- und Auswertungsmethoden übergeordneter Begriff.

Es gibt verschiedene Möglichkeiten, Forschungsdesigns zu unterscheiden oder einzuteilen. Domholdt (2000), Bartel (2003) oder LoBiondo-Wood/Haber (2005) etwa unterscheiden grundsätzlich experimentelle von nicht-experimentellen Designs, Parahoo (1997) unterteilt die Designs in Experimente, Umfragen und Fallstudien, Burns und Grove (2005) teilen in experimentelle, quasi-experimentelle, Korrelations- und deskriptive Studien ein, und wieder andere Autorinnen treffen ihre Unterscheidung nach Zeitpunkt, Häufigkeit und Art der Datensammlung. Die Klassifikation der Designs ist u. a. deshalb so schwierig, weil sie nach mehreren Dimensionen erfolgen kann.

Diese Dimensionen sind

1. **der Zweck (das Ziel) der Studie (z. B. beschreibend, Analyse von Gemeinsamkeiten oder Analyse von Unterschieden);**
2. **der Zeitpunkt der Datenerhebung (z. B.: Ist die Studie retrospektiv oder prospektiv) und**
3. **die Frage, ob eine Manipulation stattfindet oder nicht (experimentell – nicht-experimentell).**

retrospektiv (lat.) = zurückblickend

prospektiv (lat.) = nach vorne blickend

Aus diesen drei Dimensionen ergibt sich allein schon eine große Anzahl an Kombinationen (vgl. Domholdt 2000, S. 67–69).

Ad 1: Der Zweck der Studie

Die Wahl des Forschungsdesigns ist vom Zweck der Studie abhängig. Wenn das Interesse z. B. darin besteht, den funktionellen Rehabilitationsprozess nach Implantation einer totalen Hüftendoprothese zu studieren, kann eines der Forschungsziele die Beschreibung des funktionel-

korrelieren (lat.) = in wechselseitiger Beziehung stehen, einander bedingen

len Status der Patientinnen zu verschiedenen Zeitpunkten nach der Operation sein. Ein zweites Ziel wäre es, herauszufinden, ob der funktionelle Status nach der Operation mit bestimmten Faktoren korreliert, d. h. von bestimmten Faktoren abhängig ist (wie z. B. von der Anzahl der physiotherapeutischen Behandlungen, der Dauer des Spitalsaufenthalts, der Einnahme von Schmerzmedikamenten oder von einer Kombination dieser Faktoren). Ein drittes Forschungsziel könnte darin bestehen, zu untersuchen, ob der funktionelle Status nach der Operation mehr von der Einnahme von Schmerzmedikamenten oder mehr von der Anzahl physiotherapeutischer Behandlungen abhängig ist. Zu diesem Zweck müssen mindestens zwei Patientengruppen verglichen werden: eine Patientengruppe, die nur mit Schmerzmedikamenten und eine Gruppe, die physiotherapeutisch behandelt wird.

Eine Studie, die das erste Ziel verfolgt, ermöglicht es den Physiotherapeutinnen, die typischen Ereignisse des Rehabilitationsprozesses nach der Implantation einer totalen Hüftendoprothese zu beschreiben. Die zweite Studie erlaubt es, vorherzusagen, ob eine bestimmte Behandlung erfolgreich sein wird, und die dritte Studie schließlich ermöglicht es, festzustellen, welche Behandlung den schnellsten Erfolg bringt.

Solange jede Studie ihr Ziel erreicht, ist kein Design höher oder besser zu werten als das andere. Das ausgewählte Design soll zum Ziel führen – einen anderen Zweck hat es nicht. Eine wichtige Frage bei der Planung einer Studie ist daher, welches Ziel sie verfolgt.

Ad 2: Der Zeitpunkt der Datenerhebung

Für die zeitliche Dimension einer Studie ist ausschlaggebend, zu welchem Zeitpunkt Daten erhoben werden oder wurden. Die Datenerhebung kann **retrospektiv** oder **prospektiv** sein. Bei einem retrospektiven Design werden Daten verwendet, die bereits vor der Entwicklung der Forschungsfrage erhoben wurden (z. B. Daten aus Patientenkarteien). Bei einem Design mit prospektivem Ansatz müssen diese Daten noch erhoben werden. Beide Möglichkeiten können für die drei zuvor genannten Arten von Forschungszielen (siehe oben, ad 1) verwendet werden. Manchmal werden in einer Studie beide Möglichkeiten kombiniert. Wenn eine Physiotherapeutin den Einfluss präoperativer Faktoren auf den Rehabilitationsprozess nach Implantation einer totalen Hüftendoprothese untersuchen möchte, müssen hierfür einerseits retrospektiv Daten aus OP-Berichten und Patientenkarteien erhoben werden, andererseits ist eine prospektive Datensammlung bezüglich des Rehabilitationsprozesses vonnöten. Der Nachteil eines retrospektiven Designs besteht darin, dass die Daten bereits erhoben wurden und die Forscherin die Art und Weise der Datenerhebung nicht kontrollieren konnte.

Ad 3: Die Frage, ob eine Manipulation stattfindet oder nicht

Unter Manipulation versteht man den Versuch, das Forschungsobjekt mittels einer bestimmten Intervention zu beeinflussen. Findet eine Manipulation statt, spricht man von **experimenteller Forschung**. Forschung ohne Manipulation des Forschungsobjekts wird als **nicht-experimentelle Forschung** bezeichnet.

Nach welchen Kriterien Designs eingeteilt oder klassifiziert werden, hängt aber auch stark vom jeweiligen Forschungsgebiet ab. So wird z. B. in der Physiotherapie, in der Pflegewissenschaft, in der Medizin, in der Epidemiologie oder in der Pädagogik die Einteilung der Forschungsdesigns nach den Verfahren vorgenommen, die in diesen Wissenschaften am gebräuchlichsten sind. Wir haben uns entschieden, im folgenden Kapitel auf die „klassische" Einteilung in experimentelle und nicht-experimentelle Designs zurückzugreifen, die viele Möglichkeiten für eine weitere Unterteilung offen lässt. Unter den Begriff „nicht-experimentelle" Designs fallen sehr viele unterschiedliche Studientypen, die man wiederum unter verschiedenen Gesichtspunkten betrachten kann. Um die Verwirrung nicht allzu groß werden zu lassen, beschränken wir uns hier auf einige nicht-experimentelle deskriptive Designs, auf nicht-experimentelle Studientypen zur Erforschung von Ursache und Wirkung, auf Evaluationsforschung und auf eine Sonderform der Untersuchung, die Aktionsforschung, die sich nur schwer in eines der beiden Muster zwängen lässt. Der Schwerpunkt dieses Kapitels liegt aber, gemäß den Schwerpunkten, die in der Physiotherapie gesetzt werden, auf dem Experiment und seinen Variationen.

4.1 Experimentelle Studien

Das Experiment ist die klassische Forschungsmethode der Naturwissenschaften, um Hypothesen und Theorien zu überprüfen. Das Interesse liegt dabei auf der Erforschung von Ursache und Wirkung: es wird untersucht, inwieweit ein bestimmter Faktor (eine **Variable**) eine Situation, einen Zustand oder ein Verhalten beeinflusst. Zu diesem Zweck vergleicht man zwei (oder mehrere) Gruppen aus einer Population (siehe Kap. 8.2.2) miteinander. Bei einer Gruppe wird etwas verändert (man führt z. B. eine spezielle Therapie durch); diese Gruppe nennt man **Versuchsgruppe**. Bei der anderen Gruppe findet keine Veränderung statt. Sie dient zum Vergleich und wird **Kontrollgruppe** genannt.

Variablen = alle Faktoren, die in einer Untersuchung überprüft werden

Neben der Bezeichnung „Versuchsgruppe" werden auch die Begriffe „Interventionsgruppe" und „Experimentalgruppe" verwendet.

Unter einem Experiment versteht man eine bestimmte Untersuchungsanordnung. Es stellt keine besondere Methode der Datenerhebung dar! Vielmehr kommen bei einem Experiment die verschiedensten Methoden der Datenerhebung wie Beobachtung, Befragung, Messung im physikalischen Sinn usw. zum Einsatz.

Ein Experiment will kausale Zusammenhänge zwischen einzelnen Faktoren (Variablen) herstellen. Dabei geht es nicht nur darum, ein Geschehen zu beschreiben, sondern darum, herauszufinden, ob die stattfindenden Ereignisse ursächlich miteinander verbunden sind.

Damit man einen ursächlichen (kausalen) Zusammenhang überprüfen kann, sind folgende Bedingungen notwendig:

- Es muss eine Beziehung zwischen der **ursächlichen Variablen** (z. B. Schmerz) und der **Wirkungsvariablen** (z. B. einer gewissen therapeutischen Intervention) vorhanden sein.
- Diese Beziehung darf **nicht durch eine andere Variable** erklärbar sein (z. B. darf man die Verminderung des Schmerzes nicht auf andere Ursachen zurückführen können).

Hypothese = Vermutung über eine Beziehung zwischen zwei oder mehreren Faktoren (Variablen), die durch eine Untersuchung geprüft werden soll (siehe Kapitel 8.1.3).

Ein Experiment ist eine wissenschaftliche Untersuchung, bei der nach klaren Kriterien Daten gesammelt werden, um eine (mehrere) vorher aufgestellte Hypothese(n) zu überprüfen.

Um jedoch das Grundprinzip und die verschiedenen Varianten experimenteller Forschung erklären zu können, ist es notwendig, zuerst einen Exkurs zum Thema „Variablen“ zu machen.

4.1.1 Exkurs: Merkmale – Konstanten – Variablen

Um ein **Merkmal** (z. B. Geschlecht, Muskelkraft oder Bewegungsausmaß) zu charakterisieren oder zu messen, muss man seinen **Wert** kennen. Abhängig von seiner Art kann jedem Merkmal eine unterschiedliche Anzahl an möglichen Werten zuerkannt werden. Das Merkmal „Geschlecht“ hat z. B. zwei mögliche Ausprägungen (männlich und weiblich), die Muskelkraft hat in der klassischen Muskelfunktionsprüfung sechs Ausprägungen. Da die Ausprägung der Merkmale variieren kann, wird sie in der Forschung als Variable bezeichnet.

Merkmale, die (in einer bestimmten Situation) nur eine Ausprägung besitzen, bezeichnet man als **Konstanten**. Wenn z. B. in einer Studie nur Patientinnen untersucht werden, die die Muskelkraft fünf aufweisen, ist die Muskelkraft eine Konstante. Wenn Patientinnen mit unterschiedlichen Muskelkraftwerten untersucht werden, ist Muskelkraft eine Variable.

Unabhängige Variable = diejenige Variable, die in die experimentelle Untersuchung hineingetragen und bewusst verändert wird, um die Auswirkungen auf die abhängige Variable beobachten zu können.

Wenn eine Unterscheidung zwischen Gruppen oder verschiedenen Behandlungen das Forschungsziel ist, gibt es innerhalb der Studie abhängige und unabhängige Variablen. Die **unabhängige Variable** oder Wirkungsvariable ist diejenige Variable, deren Wert durch eine kontrollierte Manipulation (das Setzen einer Intervention) messbar verändert wird.

Beispiel: In einer Studie über den Effekt von Elektrotherapie auf Schmerzen könnte die Stromdichte an der Haut eine unabhängige Variable darstellen. Da die Elektrodengröße (gemessen in cm^2) konstant bleibt, heißt Manipulation, dass durch Veränderung der Stromstärke in mA die Stromdichte in mA/cm^2 verändert wird.

Ein Ampère (A) ist eine Ladung (q) in der Stärke eines Coulomb (C), die pro Sekunde (s) durch einen elektrischen Leiter fließt. Ein Milliampère (mA) ist demzufolge ein Tausendstel dieser Ladung.

Die **abhängige Variable** ist diejenige Variable, deren Wert sich infolge der Manipulation der unabhängigen Variable messbar verändern sollte. Im oben genannten Beispiel stellen Schmerzen die abhängige Variable dar.

Abhängige Variable = die in der experimentellen Forschung gemessene Verhaltensweise oder Reaktion, von der man annimmt, dass sie durch die unabhängige Variable verursacht worden ist.

Die Messvariablen können sich also auf mehrere Bereiche beziehen. Die Bereiche, die das menschliche Funktionieren betreffen, werden von der „Internationalen Klassifikation der Funktionsfähigkeit, Behinderung und Gesundheit (ICF)“ der WHO definiert. Sie besteht aus zwei Teilen, die jeweils wiederum zwei Komponenten enthalten:

WHO = World Health Organisation

1. Funktionsfähigkeit und Behinderung
   - Körperfunktionen und -strukturen
   - Aktivitäten und Partizipation
2. Kontextfaktoren
   - Umweltfaktoren
   - personenbezogene Faktoren

Ad 1: Funktionsfähigkeit und Behinderung

Variablen, die sich in diesen Bereichen befinden, werden als **biophysiologische Messvariablen** bezeichnet. Hierzu gehören z. B. Variablen zur Messung der Gelenksbeweglichkeit, der Gehfähigkeit und auch der psychosozialen Fähigkeiten.

Ad 2: Kontextfaktoren

Kontextfaktoren beeinflussen das menschlichen Funktionieren. Natürliche physikalische Reize sind, auch wenn der ICF sie nicht explizit berücksichtigt, als natürliche Umweltfaktoren zu bezeichnen. Messvariablen, die sich auf die eingesetzten physiotherapeutischen Reize (Interventionen) beziehen, wie z. B. auf die Stromintensität bei einer elektrotherapeutischen Behandlung, gehören daher zu diesem Bereich, ebenso wie Messvariablen im Rahmen von Studien, die die Organisation, Geschichte und Ausbildung betreffen.

Unter personenbezogenen Faktoren versteht man persönliche Einstellungen und Einflüsse aus dem sozialen Umfeld.

Liegen die unabhängigen Variablen auf der Ebene der Umweltfaktoren (z. B. Reizintensität und -häufigkeit), findet man die abhängigen Variablen auf der Ebene der Körperfunktionen und -strukturen (z. B. Temperatur, Stoffwechsel, Gehirnaktivität, Blutdruck, Schmerzen, Kraft, Beweglichkeit, Elastizität usw.).

Beispiel: *Wechselwirkung zwischen Umweltfaktoren und Körperfunktionen und -strukturen*: Wenn die Stromstärke (unabhängige Variable: Umweltfaktoren) bei einer Muskelstimulation durch Hochregeln (Manipulation) verändert wird, erhöht sich die Anzahl an aktiven Motorunits (abhängige Variable: Körperfunktionen und -strukturen). Dies wäre durch eine Kraftmessung indirekt nachweisbar.

Liegen die unabhängigen Variablen auf der Ebene der Körperfunktionen und -strukturen, findet man die abhängigen Variablen auf der Ebene der Aktivitäten (z. B. ADL-Aktivitäten) oder wiederum auf der Ebene der Körperfunktionen und -strukturen.

Beispiel: *Wechselwirkung zwischen Körperfunktionen und -strukturen und Aktivitäten:* Wenn die Kraft des Musculus quadriceps femoris (unabhängige Variable: Körperfunktionen und -strukturen) durch ein Trainingsprogramm (Manipulation) verbessert wird, kann die Patientin weiter springen (abhängige Variable: Aktivitäten).

Beispiel: *Wechselwirkung zwischen Körperfunktionen und -strukturen und Körperfunktionen und -strukturen:* Wenn die Kraft des Musculus quadriceps femoris (unabhängige Variable: Körperfunktionen und -strukturen) durch ein Trainingsprogramm (Manipulation) verbessert wird, hat die Patientin weniger Schmerzen (abhängige Variable: Körperfunktionen und -strukturen).

Um also behaupten zu können, dass eine bestimmte physiotherapeutische Behandlung eine Verbesserung auf der Ebene der Aktivitäten bewirkt, muss erst nachgewiesen werden, dass diese Behandlung auf der Ebene der Körperfunktionen und -strukturen etwas verändert:

Abbildung 8: Auswirkung der Umweltfaktoren auf die Ebene der Aktivitäten

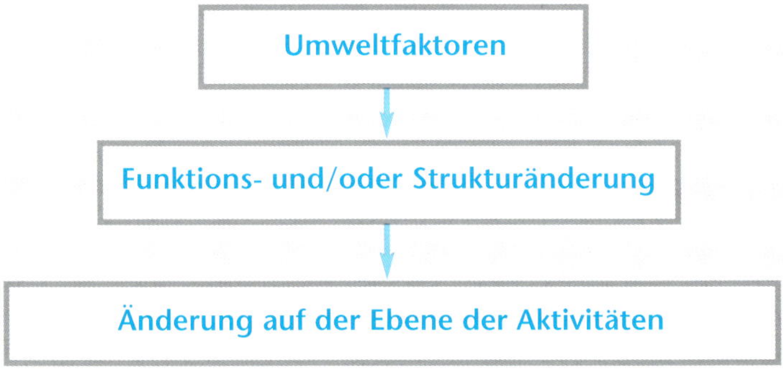

Liegen die unabhängigen Variablen auf der Ebene der Aktivitäten, findet man die abhängigen Variablen auf der Ebene der Partizipation (wie z. B. Arbeits-, Lern- oder Gesellschaftsfähigkeit) oder wiederum auf der Ebene der Aktivitäten (Gehfähigkeit: unabhängige Variable; Sportfähigkeit: abhängige Variable).

Beispiel: Wechselwirkung zwischen Aktivitäten und Partizipation: Wird durch eine physiotherapeutische Behandlung (Manipulation) die Gehfähigkeit (unabhängige Variable: Aktivitäten) verbessert, kann die Patientin wieder am Vereinsleben teilnehmen (abhängige Variable: Partizipation).

Beispiel: Wechselwirkung zwischen Aktivitäten und Aktivitäten: Wird durch eine physiotherapeutische Behandlung (Manipulation) die Gehfähigkeit (unabhängige Variable: Aktivitäten) verbessert, ist die Patientin wieder im Stande, ihre Sportübungen durchzuführen (abhängige Variable: Aktivitäten).

Für Physiotherapeutinnen ist es interessant, herauszufinden, ob Patientinnen durch die Wiederherstellung von ADL-Funktion (Rehabilitation) sich auch wieder besser in ihrem sozialen Umfeld zurechtfinden. Hierfür müssen beobachtende Studien durchgeführt werden.

Um also behaupten zu können, dass eine bestimmte physiotherapeutische Behandlung eine Verbesserung auf der Ebene der Partizipation nach sich zieht, muss erst nachgewiesen werden, dass diese Behandlung auf der Ebene der Körperfunktionen und -strukturen etwas verändert, was wiederum eine Veränderung auf der Ebene der Aktivitäten zur Folge hat:

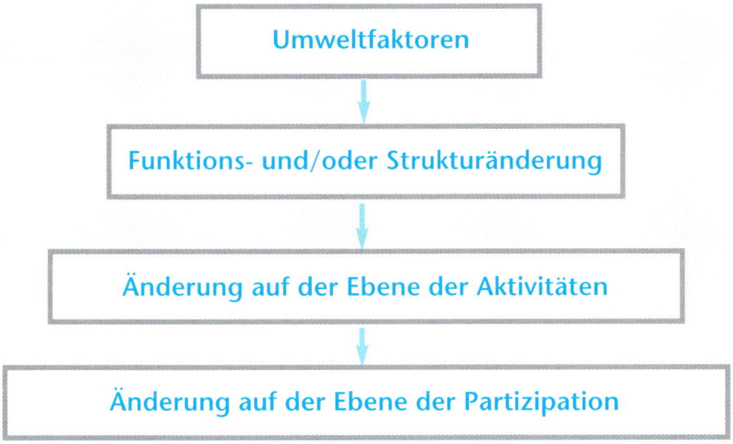

Abbildung 9: Auswirkung der Umweltfaktoren auf die Ebene der Partizipation

Da den Physiotherapeutinnen im physiologischen Bereich nicht immer alle Messmethoden zur Verfügung stehen, ist eine Kooperation mit der Medizin in solchen Fällen unbedingt notwendig.

In der Physiotherapieforschung bewegt man sich meistens von der Ebene der Körperfunktionen und -strukturen in Richtung der Partizipationsebene, d. h. man geht davon aus, dass der Effekt einer therapeutischen Intervention sich auch physiologisch und/oder strukturell bemerkbar machen muss, um dann in der Folge eine Wirkung auf der Ebene der Partizipation zu zeigen.

4.1.2 Experimentelle Designs

Es gibt verschiedene Varianten experimenteller Designs. Sie alle beruhen jedoch auf dem Design des „klassischen“ Experiments (siehe Abb. 10).

Abbildung 10: Schema des „klassischen“ Experiments (= Prätest-Posttest-Design)

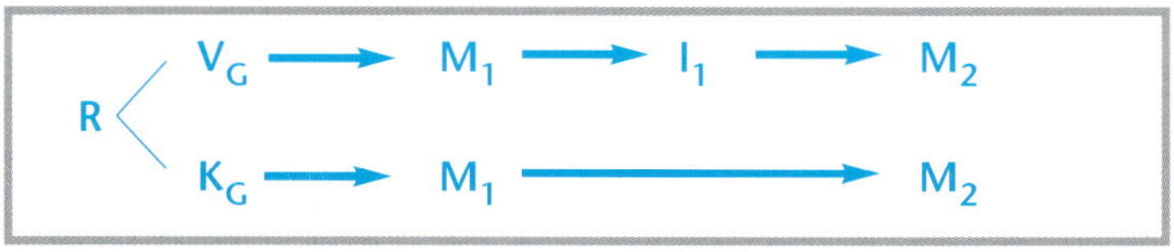

R = Randomisierung
VG = Versuchsgruppe
KG = Kontrollgruppe
M = Messung
I = Intervention

Beim **klassischen Experiment (Prätest-Posttest-Design)** werden aus einer Gesamtmenge von Personen (oder Dingen) zwei miteinander vergleichbare Gruppen gebildet. Eine dieser Gruppen bezeichnet man als **Versuchsgruppe**. Bei dieser Versuchsgruppe wird nun eine bestimmte Handlung (Intervention) gesetzt, deren Wirkung man überprüfen möchte (= **unabhängige Variable** oder **Wirkungsvariable**). Bei der anderen Gruppe, der so genannten **Kontrollgruppe**, wird keine Intervention gesetzt, es wird also nichts verändert. Bei beiden Gruppen wird dann das gemessen, was sich durch die Intervention ändern sollte, z. B. das Ausmaß des Schmerzes (= **abhängige Variable**). Um eine mögliche Veränderung feststellen zu können, muss diese Messung sowohl vor der Intervention (= Prätest) als auch nach der Intervention (= Posttest) erfolgen. Danach kann verglichen werden, bei welcher Gruppe der betreffende Faktor (hier: der Schmerz) größer ist bzw. bei welcher Gruppe sich das Ausmaß des Schmerzes verändert hat. Die Kontrollgruppe dient dabei – wie schon der Name sagt – der Kontrolle, ob die Veränderung tatsächlich auf die zusätzliche Maßnahme zurückzuführen ist.

Zur Messung der Ergebnisse können verschiedene Methoden eingesetzt werden: eine physikalische Messung kommt ebenso in Frage wie deskriptive Methoden, etwa Befragung oder Beobachtung.

Beispiel: Moseley (2002) ging in einer Studie der Frage nach, welchen Effekt eine mit Schulung kombinierte Physiotherapie (unabhängige Variablen) auf chronische Lendewirbelsäulenbeschwerden (abhängige Variable) hat. Die Hypothese, die aus der Fragestellung abgeleitet wurde, lautete: „Manuelle Therapie, Übung und Schulung haben eindeutige Effekte auf Schmerzen bei Patienten mit chronischen Wirbelsäulenbeschwerden.“ Um dies zu überprüfen, wurde unter stark kontrollierten Bedingungen ein Experiment durchgeführt. Verglichen wurden dabei zwei Gruppen (Gruppe 1 [29 Personen]: Physiotherapie und Schulung; Gruppe 2 [28 Personen]: Behandlung durch den praktischen Arzt). Die Patientinnen wurden nach dem Zufallsprinzip einer der zwei Gruppen zugeordnet. Gruppe 1 bekam vier Wochen lang zweimal wöchentlich eine auf die Symptome abgestimmte, individuell angepasste manuelle Therapie (spinale Mobilisationen/Manipulationen, Massage, muskuläre und neuromeningeale Mobilisationen) und ein Wirbelsäulentraining inklusive eines standardisierten Heimprogramms. Außerdem wurde einmal pro Woche eine Schulung absolviert. Die zu messenden abhängigen Variablen waren Schmerz und Behinderung.

Die Kennzeichen eines klassischen Experiments sind:

- **Randomisierung** (Zufallsverteilung). Darunter versteht man die Verteilung der Versuchspersonen auf die Experimentalgruppe und die Kontrollgruppe nach einem bestimmten **Zufallsschema**. Zum Beispiel: Alle Patientinnen, die an geraden Tagen operiert wurden, kommen in die Versuchsgruppe; alle Patientinnen, die an ungeraden Tagen operiert wurden, kommen in die Kontrollgruppe. Für jede Versuchsperson ist demnach die Wahrscheinlichkeit, in die Versuchsgruppe zu kommen, gleich groß. Dies bedeutet ein gewisses Maß an Sicherheit, dass bestimmte Charakteristika der Probandinnen, die Einfluss auf das Ergebnis nehmen könnten (wie z. B. das Alter oder bestimmte Vorerfahrungen), in beiden Gruppen gleichmäßig verteilt sind. Eine Garantie, dass die Verteilung gleichmäßig erfolgt, erhält man jedoch auch durch die Randomisierung nicht.
- **Manipulation**. Manipulation bedeutet hier die Veränderung einer oder mehrerer Variablen (= **unabhängige Variable**). Die Forscherin „tut etwas" mit einer Gruppe von Versuchspersonen, sie setzt eine oder mehrere Interventionen, deren Wirkung sie mithilfe des Experiments überprüfen möchte. Diese Interventionen müssen standardisiert sein, d. h. sie müssen für alle Versuchspersonen in derselben Form erfolgen.

Standardisierung = in der Forschung das genaue Festlegen der Mess- bzw. Erhebungs- und Auswertungsverfahren, um die Vergleichbarkeit der Daten zu erhöhen

- **Kontrolle**. Die Kontrolle betrifft alle Variablen, die möglicherweise ebenfalls einen Einfluss auf das Ergebnis haben (= **Kontrollvariablen**). Die Kontrolle ist notwendig, damit die Auswirkung der Manipulation ausschließlich auf die zu überprüfende Intervention zurückgeführt werden kann. Sie kann z. B. durch die Standardisierung bestimmter Situationen oder Handlungen erfolgen. So müssen etwa bei einer Untersuchung zur Auswirkung einer Massagetechnik auf die Höhe des Blutdrucks sowohl die Massagetechnik als auch die Blutdruckmessung standardisiert werden.
- **Messung der Auswirkungen**. Die Auswirkung der Manipulation wird anhand einer oder mehrerer Variablen (= **abhängige Variablen**) gemessen. Die dabei verwendeten Messmethoden oder Instrumente müssen objektiv, reliabel und valide sein (siehe Kap. 6.6).
- **Überprüfung der Störvariablen**. Um sicherzugehen, dass das Ergebnis nicht durch andere Faktoren beeinflusst wurde, die im Vorfeld

nicht kontrolliert werden konnten, überprüft man (soweit dies überhaupt möglich ist) die so genannten **Störvariablen**.

Treffen alle diese Kennzeichen auf das Experiment zu, spricht man von einer **randomisiert-kontrollierten Studie**.

Es kann sein, dass die Kontrollgruppe (z. B. aus ethischen Gründen) ebenfalls eine Behandlung erhalten muss. In diesem Fall werden zwei verschiedene Behandlungen, die sich in ihrer Wirkung voneinander unterscheiden sollten, im Experiment verglichen. Placebostudien fallen z. B. unter diese Art experimenteller Designs.

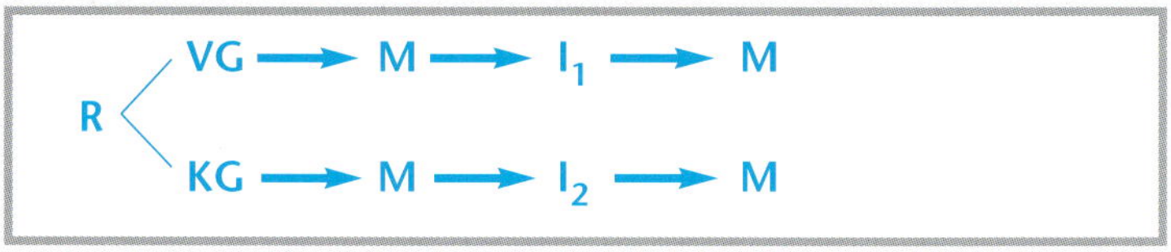

Abbildung 11: Prätest-Posttest-Design, Variante 1

Eine weitere Variante wäre, dass beide Gruppen die gleiche Grundbehandlung bekommen, die Versuchsgruppe aber noch eine zusätzliche Behandlung erhält. Zeigen sich dann Unterschiede in den Ergebnissen, so kann man davon ausgehen, dass diese durch die zusätzliche Behandlung hervorgerufen wurden.

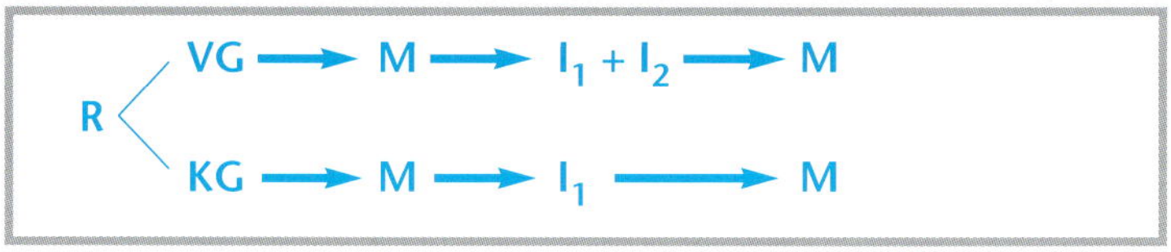

Abbildung 12: Prätest-Posttest-Design, Variante 2

In manchen Fällen ist es nicht notwendig, einen Prätest durchzuführen (z. B. wenn man davon ausgehen kann, dass die abhängige Variable bei allen Versuchspersonen vor Beginn des Experiments in gleicher Weise ausgeprägt ist). Die Messung erfolgt dann nur nach der Intervention als Posttest. In diesem Fall spricht man von einem **Nur-Posttest-Design** (im Gegensatz zum vorher beschriebenen Prätest-Posttest-Design).

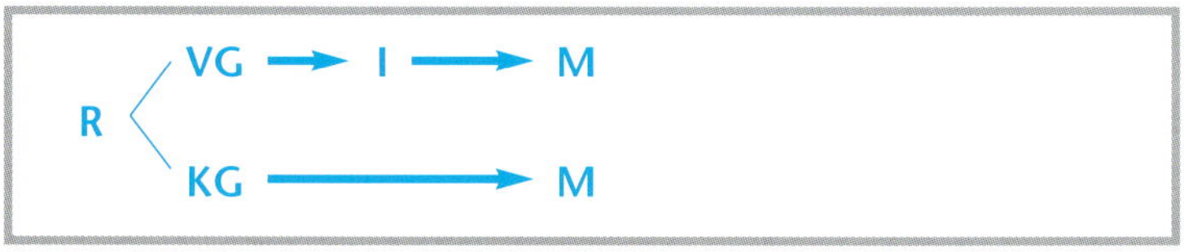

Abbildung 13: Nur-Posttest-Design

Da es im Deutschen keine allgemein verwendeten Begrifflichkeiten für diese speziellen Designs gibt, werden hier ausnahmsweise die englischen Bezeichnungen verwendet.

Eine weitere Variation experimenteller Designs, die in der physiotherapeutischen Forschung anzutreffen sind, sind die so genannten **Repeated Measures** oder **Repeated Treatment Designs**. Damit sind experimentelle Versuchsanordnungen gemeint, bei denen jede Gruppe öfter behandelt und das Ergebnis gemessen wird.

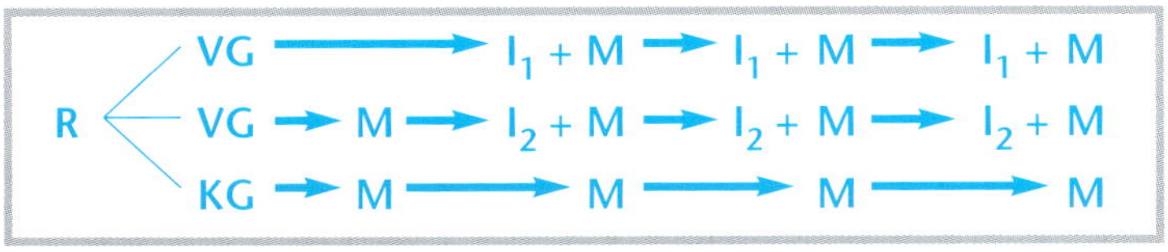

Abbildung 14: Repeated Treatment Design

Dieses Design könnte verwendet werden, um die Wirkung von Interventionsserien (Behandlungsserien) zu prüfen, wobei man davon ausgeht, dass eine einzelne Intervention eine kumulative Wirkung hervorbringt. Um die direkte Wirkung jeder einzelnen Intervention festzustellen, wird innerhalb der Interventionsserie unmittelbar nach jeder Intervention gemessen. Man nimmt in diesem Fall an, dass die Zeit zwischen den Interventionen keine Rolle spielt.

Der Ablauf dieser Art von Studien ist folgender: Zwei oder mehreren gleichwertigen Gruppen werden unterschiedliche Interventionsformen angeboten. Um die Wirkung der Interventionen innerhalb der Gruppe nachweisen zu können, vergleicht man die Endwerte mit den Anfangsmesswerten. Um den Unterschied in der Wirkung der verschiedenen Interventionsformen festzustellen, wird jeweils die Differenz zwischen den End- und den Anfangswerten der einzelnen Gruppen miteinander verglichen. Ist eine der Interventionsformen ein Placebo, kann seine Wirkung in diesem Design überprüft werden. Dieses Vorgehen ähnelt dem physiotherapeutischen Prozess.

Wenn man hingegen davon ausgehen muss, dass die Zeit zwischen den Interventionen eine wichtige Rolle spielt, jedoch nur die Wirkung der einzelnen Interventionen in der Interventionsserie überprüft werden soll, wird zusätzlich unmittelbar vor jeder Intervention gemessen. Dies ist beim folgenden Design der Fall. Dadurch wird es auch möglich, die Wirkung der Zeit zwischen den einzelnen Interventionen (z. B. die Zeit zwischen zwei Behandlungen) zu überprüfen.

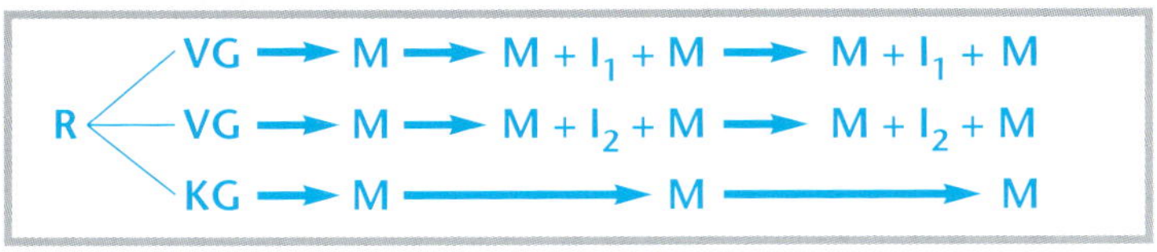

Abbildung 15: Repeated Treatment Design mit zusätzlicher Messung vor jeder Intervention

Da dieses Vorgehen dem physiotherapeutischen Prozess noch ähnlicher ist als das vorhergehende, eignet es sich sehr gut für experiementelle Studien in der physiotherapeutischen Praxis.

Ein **Multiple-Factor-Design** ist ein Design mit mehreren unabhängigen Variablen. Man versucht hierbei nicht nur, die Wirkung der einzelnen unabhängigen Variablen auf die abhängige Variable zu untersuchen, sondern auch den Effekt auf die abhängige Variable, der entsteht, wenn die unabhängigen Variablen miteinander interagieren und sich gegenseitig beeinflussen.

Mithilfe dieses Designs könnte z. B. der Effekt von verschiedenen physiotherapeutischen Behandlungen (Thermotherapie inklusive Übungen, manuelle Therapie sowie ein Heimprogramm) auf die Beweglichkeit der Lendewirbelsäule bei Patientinnen mit Lendewirbelsäulenschmerzen untersucht werden. Das Vorgehen könnte folgendermaßen aussehen: 60 Patientinnen werden für die Studie selektiert und randomisiert einer von drei Gruppen zugeteilt. Die erste unabhängige Variable ist die „Behandlungsart". Wenn zwei Physiotherapeutinnen die Behandlungen durchführen, kommt die Frage auf, ob nicht eine Therapeutin, unabhängig von der verwendeten Behandlungsart, bessere Resultate erzielen wird. Die zweite unabhängige Variable wäre in diesem Fall die „Therapeutin". Wenn die Therapeutin jedoch als zweite unabhängige Variable hinzugefügt wird, sollte in dieser Studie eine zusätzliche Frage gestellt werden, nämlich: „Ist die eine Therapeutin mit einer bestimmten Behandlungsart effektiver, die andere Therapeutin jedoch mit einer anderen Behandlungsart? Mit anderen Worten, gibt es eine Interaktion zwischen der unabhängigen Variable „Behandlungsart" und der unabhängigen Variable „Therapeutin"? Die Untersuchung dieser Interaktion unterscheidet ein Multiple-Factor-Design von einem Single-Factor-Design (siehe unten; vgl. Domholdt 2000, S. 119).

Will man z. B. überprüfen, wie ein neues Schulungsprogramm für Herzinfarktpatientinnen auf ihr zukünftiges Gesundheitsverhalten wirkt, so ist es in der Praxis oft nicht möglich, die Patientinnen auf einer Station unterschiedlich zu schulen. Man wird daher auf eine Zufallsverteilung verzichten und z. B. zwei Herzstationen mit ähnlicher Patientenpopulation miteinander vergleichen.

Neben dem klassischen Experiment und seinen Variationen gibt es auch so genannte **quasi-experimentelle Designs**.

Quasi-Experimente haben einen experimentellen Aufbau. Es fehlen ihnen jedoch einige charakteristische Merkmale des klassischen Experiments, z. B. die Zufallsverteilung der Versuchspersonen oder die Kontrollgruppe.

Was ihre Verwendung anbelangt, so ähneln Quasi-Experimente den Experimenten: Sie dienen zur Überprüfung von Ursache-Wirkungs-Beziehungen. Jedoch ist das Ausmaß an Kontrolle bei quasi-experimentellen Designs entsprechend geringer.

Wenn keine Randomisierung stattfindet, spricht man auch von einem **Nonequivalent-Control-Group-Design.**

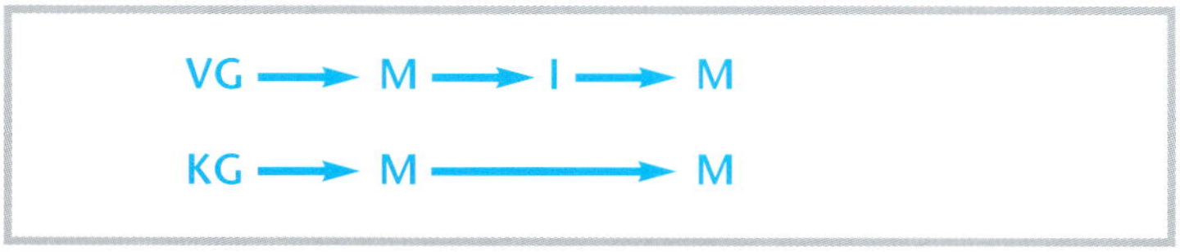

Abbildung 16: Nonequivalent-Control-Group-Design

Wenn die Kontrollgruppe fehlt, spricht man von einem **Single-Group-Pretest-Posttest-Design**.

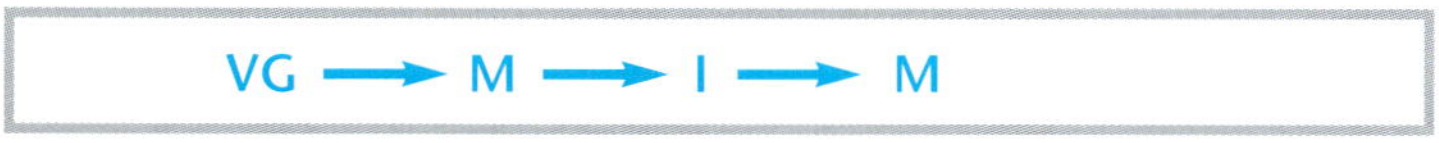

Abbildung 17: Single-Group-Pretest-Posttest-Design

Mithilfe eines so genannten **Time-Series-Design** kann das Fehlen der Kontrollgruppe ausgeglichen werden, und zwar durch mehrere Messungen vor und nach der Intervention. Man kann damit zunächst einen stabilen Ausgangsverlauf feststellen (Baseline Measurement). Tritt nach der Intervention eine entsprechende Änderung in diesem Verlauf auf, wird dies als Nachweis der Wirkung der Interaktion angesehen. Durch die wiederholten Messungen vor der Intervention entsteht also ein besseres Bild der Ausgangssituation als bei einer einmaligen Messung.

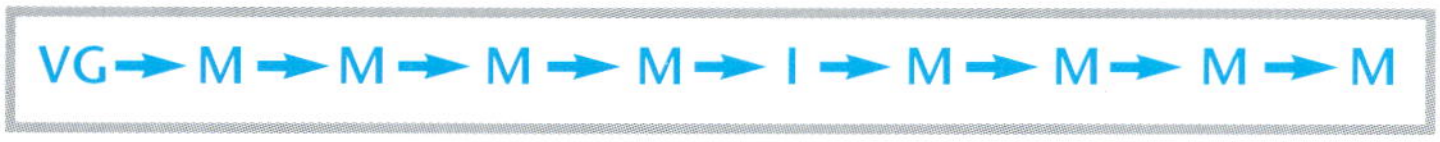

Abbildung 18: Time-Series-Design

Eine ganz spezielle Form des quasi-experimentellen Designs ist das **Single-System-Design** oder **Einzelfallstudiendesign**. Hier wird der Effekt einer bestimmten Handlung an einem einzigen Fall untersucht (ein „einziger Fall" kann auch bedeuten, dass es sich um eine Kleingruppe handelt). In allen Einzelfallstudiendesigns gibt es eine unabhängige Variable mit mindesten zwei abhängigen Ausprägungen (Levels). Diese Levels nennt man Baselinephase und Interventionsphase. In der Baselinephase finden ausschließlich Messungen statt, in der Interventionsphase werden indessen Behandlungen *und* Messungen getätigt. Die Messungen werden standardisiert durchgeführt, der Patient fungiert hier als seine eigene Kontrollgruppe: Die Interventionsphase ist zu vergleichen mit der Versuchsgruppe, die Kontrollgruppe wird durch die Baselinephase dargestellt. Das bekannteste Design ist das A-B-Design, wobei A für die Baselinephase und B für die Interventionsphase steht. Einzelfallstudiendesigns werden prospektiv durchgeführt. Da eine kontrollierte Manipulation der unabhängigen Variable stattfindet, jedoch wenig Kontrollmöglichkeiten vorhanden sind, spricht man von quasi-experimentellen Designs (vgl. Domholdt 2000, S. 127).

Einzelfallstudiendesigns (Single-System-Designs) werden oft verwechselt mit Einzelfallberichten (Case Reports). Der Einzelfallbericht ist jedoch lediglich die retrospektive Beschreibung des von einer Patientin durchlaufenen physiotherapeutischen Prozesses. Ein Einzelfallbericht gehört daher zu den nicht-experimentellen Designs.

Die Schwächen quasi-experimenteller Designs zeigen sich darin, dass keine eindeutige Aussage über Ursache und Wirkung gemacht werden kann, weil z. B. die Kontrollgruppe zum Vergleich der Ergebnisse fehlt. Die Stärken quasi-experimenteller Designs bestehen darin, dass sie in der Praxis leichter durchzuführen sind und manchmal weniger ethische Probleme mit sich bringen als reine Experimente.

Einige Autorinnen glauben, dass „quasiexperimentelle Studien weniger Bedeutung haben und nur dann eingesetzt werden sollten, wenn echte experimentelle Studien nicht durchführbar sind" (vgl. Campbell, Stanley 1963; Oyster et al. 1987, beide zit. n. Domholdt 2000, S. 69). Einige Autorinnen klassifizieren quasi-experimentelle Studien sogar als nicht-experimentell (vgl. Norton, Strube 1989, zit. n. Domholdt 2000, S. 69).

Setting (engl.) = Umgebung, Schauplatz. Im Zusammenhang mit dem Experiment bedeutet Setting die Umgebung, in der die Untersuchung stattfindet.

4.1.3 Experimentelle Settings

Man unterscheidet zwei experimentelle Settings:

- Laborexperiment und
- Feldexperiment.

Feldexperimente und Laborexperimente haben alle Merkmale gemeinsam, auch das Design – sie werden aber an verschiedenen Orten durchgeführt.

Laborexperimente finden in einem künstlichen Umfeld statt, d. h. die Forscherin hat beinahe uneingeschränkte Kontrolle über die Merkmale der Umgebung. Störfaktoren können dadurch besser ausgeschlossen werden. Die starke Kontrolle und die Möglichkeit einer kompletten Isolierung einzelner Variablen im Laborexperiment machen es aber schwierig, solche Ergebnisse auf die „Realität" (wo Phänomene selten isoliert auftreten) zu übertragen.

Feldexperimente finden im tatsächlich vorhandenen sozialen Umfeld statt. Hier können Störfaktoren nicht ganz, sondern nur eingeschränkt ausgeschlossen werden. Feldexperimente spiegeln im Gegensatz zu Laborexperimenten die Bedingungen der Wirklichkeit jedoch realistischer wider; die Ergebnisse sind daher besser auf die Realität übertragbar.

Sowohl im Laborexperiment als auch im Feldexperiment gibt es bekannte externe Störvariablen, die nicht ausgeschlossen werden können. Im Laborexperiment können sie aber besser kontrolliert bzw. für alle Probandinnen leichter gleich gehalten werden.

4.1.4 Kontrolle

Die Ergebnisse experimenteller Forschung sind zu einem nicht unbeträchtlichen Teil von der Kontrolle der Studie abhängig. Mangelnde Kontrolle kann das Ergebnis in jede Richtung beeinflussen. Je größer das Ausmaß an Kontrolle bei einem Experiment ist, desto höher ist die Beweiskraft der Studie. Kontrolle kann unterschiedlich gewährleistet werden. Nachfolgend werden sechs Möglichkeiten beschrieben (vgl. Domholdt 2000, S. 71–76).

Definition der Variablen und der Manipulation

Zunächst müssen die Variablen klar definiert werden. Zum Beispiel: Was heißt Elektrotherapie? Versteht man darunter hochfrequenten, mittelfrequenten oder niederfrequenten Strom oder vielleicht sogar auch Ultraschall? Wenn z. B. Interferenzstrom verwendet wird, bekommt jede Probandin die gleichen Basiseinstellungen oder werden diese individuell an jede Probandin angepasst? Soll die Stromstärke für alle die gleiche Intensität haben oder wird so lange erhöht, bis bestimmte Sensationen empfunden werden? Wie lange soll der Strom fließen? Was sind Schmerzen? Wie können diese sich ändern?

Für experimentelle Designs folgen hieraus die Fragen, wie man messen kann, ob sich die unabhängige Variable durch die Manipulation tatsächlich verändert hat bzw. wie man messen kann, ob sich die abhängige Variable verändert hat. In unserem Beispiel kann die Stromstärke vom Elektrogerät abgelesen und daraus die Stromdichte berechnet werden. Die Schmerzen werden mit verschiedenen Schmerzskalen gemessen.

Eine gute Definition von Variablen und Manipulation kontrolliert eventuelle Variationen innerhalb der Studie und ermöglicht einen Vergleich mit anderen Untersuchungen.

Auswahl und Zuteilung der Probandinnen

Durch die Auswahl kontrolliert man die Eignung der Probandinnen für die Studie und die Zusammenstellung der Gruppen. Die Verteilung der Studienteilnehmerinnen auf Versuchsgruppe und Kontrollgruppe mittels Randomisierung ermöglicht eine Kontrolle unbekannter externer Faktoren, die die Studie beeinflussen könnten.

Zunächst müssen die ausgewählten Probandinnen für die Studie geeignet sein. Die Eignung wiederum ist abhängig von der zu beantwortenden Forschungsfrage. Untersucht man z. B. Kreuzschmerzen bei Frauen während des Menstruationszyklus', können nur Frauen ausgewählt werden. Wegen der altersbedingten Veränderung des Zyklus dürfen sie nicht zu alt sein. Forscherinnen, die eine optimale Kontrolle anstreben, versuchen eher homogene Gruppen zu bilden. Um eine homogene Gruppe zu bilden, könnten in unserem Fall Frauen zwischen 25 und 30 Jahren ausgewählt werden, die keine klinisch nachweisbaren Wirbelsäulenschäden haben.

Der Nachteil dieser Methode ist, dass die Ergebnisse der Studie nur für Frauen generalisierbar sind, die die gleichen Merkmale aufweisen wie die Gruppenteilnehmerinnen. Bei einer heterogeneren Gruppe (z. B. Frauen im Alter von 13 bis 40 Jahren, die auch bestimmte diagnostizierte Wirbelsäulenschäden aufweisen) sind die Ergebnisse besser generalisierbar, die Kontrolle ist jedoch geringer.

Externe Faktoren in Bezug auf das Forschungsdesign

Die Probandinnen können von externen Faktoren beeinflusst werden, die bereits aus der Literatur bekannt sind. Das Design sollte so gewählt werden, dass alle Probandinnen gleich beeinflusst werden. Wenn z. B. die Temperatur beim Testverfahren eine Rolle spielt, sollte sie bei jedem Testverfahren gleich gehalten werden. Beim experimentellen Design können unterschiedliche Ergebnisse in den beiden Gruppen auf diese Weise nicht mehr auf Temperaturunterschiede beim Testverfahren zurückgeführt werden. Die konstante Temperatur beim Testverfahren gehört also zur Standardisierung der Messmethode (siehe Kap. 5.6).

Externe Faktoren in Bezug auf die Probandinnen

Unterschiede hinsichtlich der Ergebnisse können auch durch persönliche Faktoren bei der Patientin entstehen. Solche externen Störvariablen können bekannt oder unbekannt sein. Ein Beispiel für einen bekannten Faktor wäre die Einnahme von Schmerzmedikamenten. Unbekannte externe Störvariablen können theoretisch durch Randomisierung nach dem Zufallsprinzip gleich gehalten werden. (Dies garantiert aber nicht, dass dadurch beispielsweise die bekannte externe Störvariable gleich gehalten wird.) Wenn man jedoch erwartet, dass unbekannte externe Faktoren eine größere Rolle spielen als bekannte Faktoren, sollte unbedingt eine Randomisierung erfolgen. Ist dies nicht möglich, wäre Matching ein Ausweg, um beide Gruppen gleich zu halten.

Matching = das paarweise Zuordnen von Probandinnen der Kontrollgruppe zu Probandinnen der Versuchsgruppe auf Grund ihrer Ähnlichkeit in einer oder mehreren wichtigen Dimensionen

Informationsflusskontrolle

Informationen, die die Probandinnen und Forscherinnen während der Studie erhalten, können auf Grund der dadurch geweckten Erwartungen (Placeboeffekte) die abhängige Variable ungewollt beeinflussen. Durch Kontrolle des Informationsflusses versucht man das zu verhindern. Dies kann durch unvollständige Information oder Verblindung geschehen.

Bei der Technik der **unvollständigen Information** wird den Probandinnen nur gesagt, welches Thema studiert wird. Es werden keine Aussagen darüber gemacht, welche Daten wie erhoben werden und welches Ziel die Studie verfolgt. Bei Studien, die für die Probandin kein Risiko bergen, entsteht bei der Zurückhaltung von Information kein ethisches Problem. Bei risikoreichen Studien muss den Interessentinnen jede Information weitergegeben werden, um ihnen die uneingeschränkte Entscheidungsfreiheit, ob sie an der Studie teilnehmen möchten, nicht vorzuenthalten.

Verblindung der Probandinnen hingegen bedeutet, dass ihnen überhaupt keine Informationen bezüglich der Art der Behandlungen, die sie erhalten (wirksame, weniger wirksame oder nicht wirksame Behandlungen), gegeben werden. Da jedoch die meisten physiotherapeutischen Behandlungen aus wahrnehmbaren physikalischen Reizen bestehen, ist die Verblindung der Probandinnen in der Physiotherapie meistens nicht möglich.

Es gibt aber auch die Verblindung der Forscherin; dies kann die Kontrolle erhöhen. Bei dieser Technik wird der Forscherin die Information vorenthalten, zu welcher Gruppe (Versuchsgruppe oder Kontrollgruppe) die Probandin gehört.

Dieses Verfahren kann natürlich nur dann zur Anwendung kommen, wenn die Forscherin die Patientin nicht selbst behandelt und nur die Datenerhebung vornimmt. Umgekehrt könnte die Forscherin jedoch auch die Behandlungen durchführen und eine unabhängige Physiotherapeutin die Datenerhebung vornehmen lassen. Obwohl die Forscherin weiß, zu welcher Gruppe die Probandin gehört, entsteht dadurch trotzdem ein Verblindungseffekt.

Wenn entweder die Probandin oder die Forscherin verblindet ist, spricht man von **Halbblindstudien** oder **Blindstudien**. Bei einer Verblindung beider spricht man von Doppelblindstudien. Eine **Doppelblindstudie** ist nur vorstellbar, wenn die Probandinnen einen nicht wahrnehmbaren Behandlungsreiz bekommen und die Forscherin nicht weiß, ob sie einen Reiz setzt oder nicht. Bei Studien bezüglich der Wirkung von z. B. Ultraschallbehandlungen, Laserbehandlungen oder Magnetfeldbehandlungen wären Doppelblindstudien möglich. Die Probandin kann diese Therapiereize nicht wahrnehmen, und gerätetechnisch kann verhindert werden, dass die Physiotherapeutin davon Kenntnis hat, ob das Gerät Energie abgibt oder nicht.

Variationen in der Messung

Die Gütekriterien von Messmethoden (wie z. B. Objektivität, Validität und Reliabilität) sind wichtige Faktoren, mit deren Hilfe Störvariablen kontrolliert werden können. Sie bestimmen mit, ob aus den Messdaten entsprechende Schlüsse gezogen werden dürfen. Sie werden in Kapitel 6 genauer beschrieben.

4.1.5 Kritik an experimentellen Studien

Da es in der Physiotherapie wichtig ist, wirksame Maßnahmen zur Prävention von Gesundheitsschäden und zur Wiederherstellung der Gesundheit zu entwickeln, hat hier das Experiment eine besondere Bedeutung. Die Überprüfung neuer und bereits erprobter physiotherapeutischer Maßnahmen bezüglich Wirksamkeit und Kosteneffizienz findet mithilfe experimenteller und quasi-experimenteller Designs statt.

selektiv = auswählend, unvollständig

Experimentelle Methoden haben viele Vorteile, wenn die Wirksamkeit physiotherapeutischer Maßnahmen erforscht werden soll. Es gibt jedoch auch Vorbehalte gegen das Experiment. Ein Kritikpunkt ist, dass es selektiv ist: Es berücksichtigt die Wirklichkeit, in der die Menschen leben – die „soziale Realität" – nur unvollkommen, denn es wird nur ein kleiner Ausschnitt des menschlichen Verhaltens betrachtet, und auch dieser nur isoliert. Daher geben Experimente die Wirklichkeit nur verzerrt wieder. So kann schon die Tatsache, dass man weiß, dass man im Mittelpunkt einer Untersuchung steht, die Ergebnisse der Studie beeinflussen (die Versuchspersonen verhalten sich möglicherweise anders, beantworten Fragen anders etc.). Dies bezeichnet man als **Hawthorne-Effekt** (vgl. Polit/Hungler 2004).

Es gibt aber auch ethische Bedenken gegen Experimente, da es sich dabei immer um einen Eingriff in das Leben eines Menschen handelt. Diese Bedenken müssen – auch wenn der „Eingriff" nicht in jedem Fall schwer wiegende Folgen hat – unbedingt ernst genommen werden. Experimentelle Forschung braucht strenge ethische Richtlinien und Kontrollen durch Ethikkommissionen (siehe Kap. 2.2.4).

Doch auch wenn das Experiment als „sicherste" Methode im naturwissenschaftlichen Sinne gilt, um allgemein gültige Aussagen zu treffen, ist eines zu bedenken: Alle Handlungen des Menschen, der ja ein soziales Wesen ist, bleiben letztlich offen, lassen sich nicht festlegen. Im Gegensatz zu den Bewegungen der Materie kann man sie (zumindest nach unserem heutigen Wissen) nicht endgültig berechnen (vgl. Atteslander 2000).

4.2 Nicht-experimentelle Studien

Im Unterschied zu experimenteller Forschung wird bei nicht-experimentellen Studien keine Manipulation von Variablen vorgenommen. Dies eröffnet eine sehr große Variationsbreite verschiedener nicht-experimenteller Designs. In diesem Buch wird zwischen Studientypen zur Erforschung von Ursache – Wirkung und deskriptiven Studien unterschieden. Weiters wird eine Sonderform vorgestellt, die Aktionsforschung. Es handelt sich dabei lediglich um eine beispielhafte Darstellung wichtiger Designs, keinesfalls um eine vollständige Aufzählung.

4.2.1 Ursache-Wirkungs-Studien (Wechselbeziehungsstudien)

Genau wie beim Experiment geht es bei diesen Studien um die Erforschung von Ursache und Wirkung. Eine Studie – auch wenn sie sich mit diesem Zusammenhang beschäftigt – fällt aber nicht mehr unter den Begriff Experiment, wenn die unabhängige Variable nicht manipuliert wird (oder nicht manipulierbar ist) oder wenn die Studie retrospektiv durchgeführt wird. Darunter fallen z. B. Korrelationsstudien, Kohortenstudien oder Fall-Kontroll-Studien.

Ursache-Wirkungs-Studien folgen immer dem quantitativen Ansatz.

Korrelationsstudien

Korrelationsstudien werden auch Wechselbeziehungsstudien genannt. In einer Korrelationsstudie untersucht man die Beziehung zwischen zwei Variablen (z. B. zwischen Angst und Mobilität), ohne diese jedoch zu manipulieren, wie es z. B. bei experimentellen Untersuchungen geschieht. Stattdessen prüft man, ob eine Variable sich verändert, wenn auch die andere sich ändert. Korrelationsstudien können sowohl prospektiv als auch retrospektiv sein (vgl. Domholdt 2000; Polit et al. 2004).

Retrospektive Korrelationsstudien werden auch Ex-post-facto-Studien genannt.

Kohortenstudien

Bei Kohortenstudien werden zwei (oder mehrere) Patientengruppen ausgewählt, die sich hinsichtlich der Erfahrung mit einer bestimmten Substanz (z. B. einem Medikament) oder einer bestimmten Situation (z. B. Lebensraum) unterscheiden. Diese Gruppen werden weiter verfolgt und daraufhin untersucht, wie viele Probandinnen in jeder Gruppe bestimmte Erkrankungen, Verhaltensweisen oder andere Veränderungen zeigen (vgl. Greenhalgh 2000).

Wichtig hierbei ist, dass die Kontrollgruppe der Fallgruppe in hohem Maß gleicht. Die Kontrollprobandinnen müssten auch als Fälle in Frage kommen, wenn sie die zu erklärende Variable aufweisen würden.

Fall-Kontroll-Studien (Case-Control-Studies)

Eine Fall-Kontroll-Studie ist eine retrospektive Querschnittstudie mit Vergleichsgruppen (Fälle und Kontrollen). Zuerst wird die Fallgruppe aus

Personen zusammengestellt, die das gesundheitsbezogene Ereignis/die Krankheit bzw. die zu erklärende Variable (z. B. Frauen mit chronischen Kopfschmerzen) aufweisen. Der Fallgruppe werden Personen ohne diese Variable als Kontrollgruppe zugeordnet. Retrospektiv wird untersucht, ob die Personen der Fallgruppe die gleiche Häufigkeit an Risikofaktoren aufweisen wie die Kontrollprobandinnen. Diese Studien beschäftigen sich meist mit der Erfassung der Ätiologie von Erkrankungen (vgl. Greenhalgh 2000; Polit et al. 2004).

4.2.2 Deskriptive Studien

Deskriptive Studien sind beschreibende Studien. Sie haben zum Ziel, ein Phänomen, über das noch wenig bekannt ist, oder einen Ist-Zustand (z. B. eine bestimmte Situation oder ein bestimmtes Verhalten) möglichst vollständig zu beschreiben und zu analysieren. Dieses Design wird gewählt, wenn es darum geht, genaue Informationen über die Merkmale bestimmter Gruppen, Institutionen und Situationen oder über die Häufigkeit eines bestimmten Phänomens zu sammeln.

Deskriptive Studien können sowohl einem quantitativen als auch einem qualitativen Forschungsansatz folgen.

Beispiel für eine quantitative deskriptive Studie: Leaf et al. (2003) untersuchten Verletzungen, die bei der Ausübung der Sportart Calisthenics auftraten. Calisthenics ist ein Wettkampfsport, der in Australien verbreitet ist. Er geht auf die antike Tradition der Wertschätzung des Körpers als Ausdruck von Schönheit und Kraft zurück und beinhaltet Elemente der Gymnastik und des Tanzes (Otzen 1988). Das Ziel dieser Studie war, festzustellen, in welchen anatomischen Regionen des Körpers Verletzungen durch Calisthenics auftraten, welcher Art sie waren und in welchem Ausmaß sie vorlagen. Weiters wurden Verletzungen von Elite- und Nicht-Elite-Sportlerinnen verglichen. Über einen Zeitraum von zwölf Monaten wurden prospektive Berichte über Verletzungen von 550 Elite- und Nicht-Elite-Sportlerinnen gesammelt. Die Calisthenics-Teilnehmerinnen notierten während der Beobachtungsperiode wöchentlich die Anzahl der Trainingseinheiten, Wettkämpfe und Auftritte sowie die Trainingsstunden und die Details jeder Verletzung (vgl. Leaf et al. 2003, S. 123). Dies war eine quantitative Untersuchung.

Beispiel für eine qualitative deskriptive Studie: Eine qualitative Studie von Litchfield und McDougall (2002) berichtet über die Resultate, die Physiotherapeutinnen in einem familienbezogenen Umfeld erzielten. Es gibt Bestrebungen, die bisher vorwiegend institutionell strukturierte Physiotherapie mehr und mehr in eine familienbezogene Struktur überzuführen. Ziel der Studie war es, zu untersuchen, wie ein familienbezogenes Agieren in die professionelle Praxis integriert wurde und welche Vor- und Nachteile die familienbezogene Tätigkeit für Physiotherapeutinnen hatte. Zu diesem Zweck wurden halb strukturierte Interviews mit zehn Physiotherapeutinnen, die mit behinderten Kindern arbeiteten, durchgeführt. Durch die Analyse der Ergebnisse konnten die Rolle der Physiotherapeutinnen sowie die Vorteile und Hindernisse bei ihrer Arbeit in einem familienbezogenen Umfeld beschrieben werden.

Es gibt aber auch ganz spezielle Studientypen innerhalb der deskriptiven Forschung, z. B. die Delfi-Studien.

Delfi-Studien

Die so genannte **Delfi-Technik** stellt im Grunde eine Variation der schriftlichen Befragung dar. Da ihr aber eine ganz eigene, charakteristische Vorgehensweise zu Grunde liegt, wird sie von vielen Autorinnen als eigenes Design oder eigener Typ von Forschung beschrieben.

Die Delfi-Technik ist eine Methode zur systematischen Erfassung von Expertenmeinungen durch formalisierte Fragebögen und Bildung eines Gruppenkonsenses daraus. Die Grundidee besteht darin, in mehreren Etappen Expertenmeinungen zur Problemlösung zu benutzen und in diesen Prozess ein anonymes Feedback einzuschalten (vgl. Häder/Häder 2000). Die Anonymität der Expertinnen untereinander ist ein wesentliches Merkmal der Delfi-Methode. Gegenüber offenen Gruppendiskussionen mit Expertinnen hat sie den Vorteil, dass sie die Bildung einer Gruppenmeinung ermöglicht, ohne dass eine wesentliche Beeinflussung durch persönliche oder gruppendynamische Faktoren erfolgt. Der Gruppenentscheid wird durch mehrere Befragungsrunden spezifiziert und nummerisch (in Zahlen) ausgedrückt, was zur Objektivierung des Konsenses beiträgt (vgl. Abderhalden/Needham 1999).

Es existieren zahlreiche Varianten der Delfi-Methode; die folgenden Merkmale können aber als charakteristisch bezeichnet werden:

1. Verwendung eines formalisierten Fragebogens;
2. Befragung von Expertinnen;
3. Anonymität der Expertinnen und ihrer Einzelantworten (Meinungen);
4. Ermittlung eines Konsenses (d. h. einer statistischen Gruppenantwort);
5. Information der Teilnehmerinnen über die zusammengefassten Resultate (d. h. über die statistische Gruppenantwort);
6. Durchführung mehrerer Befragungsrunden, wobei die in der vorigen Runde erhobenen Ergebnisse mit eingearbeitet werden.

Deskriptive Studien können auch nach Zeitpunkt und Häufigkeit der Datenerhebung (Querschnitt- oder Längsschnittstudien) unterschieden werden.

Querschnittstudien

Querschnittstudie ist die Bezeichnung für Studien, bei denen nur ein einziges Mal Daten gesammelt werden. Dieses Design eignet sich für alle deskriptiven Studien, deren Hauptziel es ist, eine Ist-Analyse, also eine Analyse des momentanen Zustands durchzuführen. Es gibt einfache Querschnittstudien und Querschnittstudien mit Vergleichsgruppen. Querschnittstudien sind immer nicht-experimentell.

Längsschnittstudien

Unter den Begriff **Längsschnittstudie** fallen Studien, bei denen die Datenerhebung zu mindestens zwei verschiedenen Zeitpunkten erfolgt und mit denselben Methoden durchgeführt wird. Sind die Teilnehmerinnen die gleichen geblieben (man spricht dann von identischer Stichprobe), nennt man diese Untersuchung Panelstudie. Ist dies nicht der Fall, greift man auf jeweils neue Teilnehmerinnen zurück, die die gleichen Bedingungen erfüllen.

Eine Sonderform von Längsschnittstudien sind **Interventionsstudien**. Hier werden ebenfalls zu zwei verschiedenen Zeitpunkten mit möglichst unveränderten Methoden Daten gesammelt, jedoch werden im Laufe der Studie bestimmte Maßnahmen (Interventionen) durchgeführt.

Während eine Querschnittstudie immer als nicht-experimentell gilt, kann die Längsschnittstudie sowohl experimentell als auch nicht-experimentell sein.

4.2.3 Evaluationsforschung

Evaluieren bedeutet, den Wert oder Nutzen von etwas zu bestimmen. Evaluationsforschung heißt, Programme, Behandlungen, Dienstanweisungen oder auch die Praxis zu **bewerten**. Dazu werden wissenschaftliche Forschungsmethoden verwendet. Evaluationsforschung zeigt, was zu gewünschten oder brauchbaren (erfolgreichen) Resultaten führt und was nicht. Sie wird daher hauptsächlich zur Qualitätssicherung eingesetzt.

Evaluationsstudien können formativ oder summativ sein. Bei der **formativen** (gestaltenden) Evaluation prüft man die Durchführung eines Programms. Es geht dabei mehr um die Bewertung des **Prozesses**, weniger um die Ergebnisse. Die **summative** Evaluation hingegen bewertet **Ergebnisse** (vgl. Sullivan-Bolyai/Grey 2005, S. 41).

Diese beiden Formen der Evaluation kann man in der Praxis nicht immer eindeutig voneinander trennen. In vielen Studien sind formative und summative Evaluation vermischt.

In Evaluationsstudien setzt man – je nach Fragestellung und Bedarf – quantitative und/oder qualitative Methoden ein.

Die durch Evaluationsstudien gewonnenen Daten beziehen sich immer auf ein ganz bestimmtes Programm und ein spezifisches Umfeld. Die Ergebnisse sind daher in erster Linie für die jeweilige spezifische Situation relevant und nur für sie umsetzbar. Sie können nicht einfach auf ein anderes Umfeld übertragen werden.

Beispiel: Mayer (2006) befasste sich in ihrer Dissertation mit der begleitenden Evaluation der Universitätslehrgänge für lehrendes Krankenpflegepersonal in Wien. Das Ziel lautete, die in Wien neu eingerichteten Universitätslehrgänge wissenschaftlich zu begleiten und sie über einen Zeitraum von ca. vier Jahren zu evaluieren, also ihren Wert und Nutzen einzuschätzen. Das Hauptanliegen war es, sowohl die Qualität der Lehrpläne als auch ihre Umsetzung zu bewerten. Geprüft wurde, ob die Lehrpläne den Problemstellungen der Praxis angemessen und ob sie wirksam waren. Ziel der Studie war es auch, gegebenenfalls Änderungen vorzuschlagen. Als Ergebnis sollte ein Weiterbildungsprogramm entstehen, das den Problemen in der Praxis möglichst gut begegnen und auch den veränderten Anforderungen gerecht werden konnte.

Diese Begleitforschung verlief prozesshaft und dynamisch. Die einzelnen Phasen lauteten: empirische Forschung, Ergebnispräsentation, Diskussion und Einführung von Veränderungen. Diese Phasen wiederholten sich immer wieder von Neuem, sodass mehrere solcher Zyklen entstanden. Die Evaluation erfolgte auf drei Ebenen. Evaluiert wurden:

- der Bedarf des Lehrgangs (durch Literaturanalyse, Befragung von Beteiligten, Befragung der Bezugsgruppen von Lehrenden und Leitenden);
- das Curriculum bzw. der Lehrplan;
- die Durchführung des Lehrgangs und seine Wirkungen (durch rückblickende Kursevaluationen und eine Längsschnittuntersuchung [siehe oben] des Universitätslehrgangs 1996–98).

Das Endprodukt dieser Studien war ein neues Curriculum, das erstellt wurde auf Grund der Erkenntnisse, die durch die Gesamtevaluation gewonnen worden waren, auf Grund einer Analyse der aktuellen Literatur und auf Grund von Expertengesprächen.

4.2.4 Aktionsforschung

Die Ursprünge der Aktionsforschung liegen in der Pädagogik in den USA der 40er-Jahre. Sie folgt den Grundgedanken qualitativer Forschung.

Aktionsforschung oder Handlungsforschung ist eine Methode, mit der gleichzeitig **geforscht und gehandelt** (daher der Begriff Aktion), d. h. ein Problem gelöst werden kann. Normalerweise ist das Ziel von Forschung in erster Linie die Wissensvermehrung. Erst in weiterer Folge ist es möglich, dieses Wissen in die Praxis umzusetzen. Im Gegensatz dazu liegt bei der Aktionsforschung der Schwerpunkt weniger auf der Wissensvermehrung, sondern eher auf der „Aktion".

Die Aktionsforschung ist eine wissenschaftliche, kommunikationsoffene Methode. (Mit „kommunikationsoffen" ist die Beziehung zwischen Forscherin und beforschter Person gemeint.) Ihr Ziel ist es, im konkreten Berufsalltag gemeinsam Probleme zu identifizieren, zu reflektieren und Änderungen herbeizuführen. Ergebnisse sollen also bereits während des Forschungsprozesses in die Praxis umgesetzt werden. Dabei wird auf die gleichberechtigte Mitarbeit der Betroffenen besonders geachtet.

Charakteristisch für die Aktionsforschung ist:

- die **Zusammenarbeit zwischen Forscherinnen und Praktikerinnen**;
- die **Lösung praktischer Probleme**;
- die **Veränderung der Praxis**.

Zusammenarbeit von Forscherinnen und Praktikerinnen im Rahmen der Aktionsforschung bedeutet, dass beide gleichberechtigt am Forschungsprozess Anteil haben, so dass die traditionelle Rollenverteilung „Forscherin (Subjekt) – Beforschte (Objekt)" aufgegeben werden muss.

Die Zusammenarbeit betrifft:

- die Identifizierung eines praktischen Problems;
- die Nutzung von Forschungsmethoden, um das Problem einzuschätzen;
- die Planung und Implementierung einer Veränderung;
- die Reflexion der neuen Situation.

implementieren (lat.) = einfügen, einsetzen, einbauen

Das gemeinsame Arbeiten an einer praktischen Problemstellung hat einige Vorteile, die für die Problemlösung und Veränderung der Praxis wesentlich sind. Zum einen ist der Lerngewinn für alle Beteiligten größer: Jeder profitiert vom Expertenwissen des anderen. Zum anderen können Veränderungen in der Praxis leichter durchgesetzt werden, wenn die Betroffenen nicht nur passiv „Beforschte" sind, sondern von Beginn an aktiv in den Prozess miteinbezogen wurden.

Aktionsforschung konzentriert sich also in erster Linie auf das „Hier und Jetzt", auf konkrete Alltagssituationen. Daher ist Theorieentwicklung nicht das erstrangige Ziel dieses Forschungstyps.

Aktionsforschung läuft in vier Schritten ab, die ineinander übergehen, sich wiederholen und oft auch gleichzeitig stattfinden. Diese vier Schritte sind:

- **Planen**
- **Handeln**
- **Beobachten**
- **Reflektieren**

Zuerst werden Problem und Ziel der Forschung bestimmt. Danach pendelt man zwischen Informationssammlung, Gesprächen mit den Betroffenen und konkreten Interventionen hin und her. Ziel ist es, Orientierungshilfen für das Handeln in der Praxis zu erarbeiten. Der Prozess der Aktionsforschung ist langfristig und zyklisch, d. h. er wiederholt sich immer wieder von Neuem, weil die Schritte Aktion und Reflexion einander ständig abwechseln. Der Kreislauf von Aktion und Reflexion führt dabei wie in einer Spirale nach oben: Während das Handeln in Nachdenken mündet und das Nachdenken wieder in Handeln übergeht, gewinnt man neue Erkenntnisse und kommt so spiralförmig vorwärts (siehe Abb. 19). Das Handeln in der Praxis (Aktion) und das Ziehen von Schlüssen aus der Erfahrung, die man mit diesen Handlungen macht (Reflexion), werden immer wieder aufeinander bezogen und sind eng miteinander verbunden (vgl. Altrichter/Posch 1998).

Aktionsforschung folgt meist dem qualitativen Ansatz.

Abbildung 19: Aktionsforschung

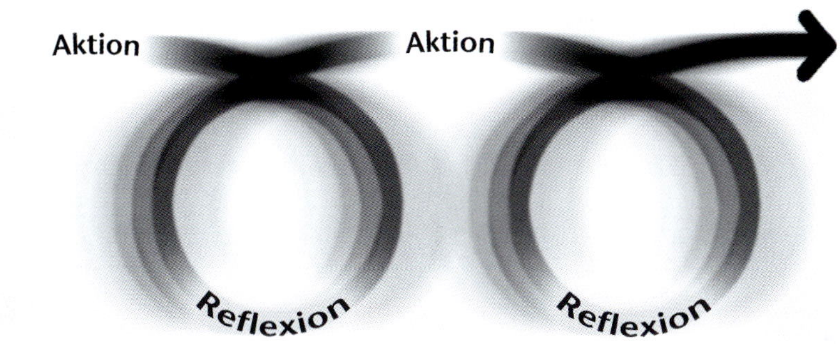

4.3 Exkurs: Beurteilung der internen und externen Validität quantitativer Forschungsdesigns

Interne und externe Validität als Möglichkeit, quantitative Designs zu beurteilen, dürfen nicht verwechselt werden mit Validität als Gütekriterium von Messinstrumenten, die sich als Inhaltsvalidität, Konstruktvalidität und Kriteriumsvalidität zeigt (siehe Kap. 6.1).

Wenn man die Angemessenheit eines Forschungsdesigns in der quantitativen Forschung beurteilen will, so eignen sich die so genannte interne und externe Validität als Bezugsrahmen.

4.3.1 Interne Validität

Die interne Validität zeigt an, wie wahrscheinlich es ist, dass die unabhängige Variable die abhängige Variable auch wirklich beeinflusst. Es wäre z. B. möglich, dass die Veränderung der abhängigen Variable nicht auf den Einfluss der unabhängigen Variable zurückzuführen ist, sondern auf einen anderen Einfluss. Die interne Validität gibt an, ob für die Veränderung der abhängigen Variable auch andere Erklärungen infrage kommen als die Wirkung der unabhängigen Variablen. Sie drückt also aus, inwieweit die Studie so konstruiert wurde, dass andere Erklärungen möglichst ausgeschlossen werden können (vgl. Domholdt 2000, S. 78; Polit et al. 2004, S. 199).

Experimentelle Designs weisen durch die Randomisierung und die stärkere Kontrolle einen höheren Grad an interner Validität auf als quasi-experimentelle oder nicht-experiementelle Designs wie z. B. Korrelationsstudien.

Die interne Validität kann durch verschiedene Faktoren gefährdet sein wie z. B. durch äußere Einflüsse, Reifung (Entwicklung), Testübung, Instrumentierung, Selektion oder Mortalität (vgl. LoBiondo-Wood/Haber 2005, S. 307 ff.).

Äußere Einflüsse

Innerhalb oder außerhalb des experimentellen Settings kann es Ereignisse geben, die sich auf die abhängige Variable auswirken und sich der Kontrolle der Forscherin entziehen. Wenn z. B. die Kraftentwicklung der Oberschenkelmuskulatur nach einem Trainingsprogramm untersucht werden soll und einige Probandinnen während der Studie, bedingt durch eine Autopanne, längere Zeit zu Fuß zur Arbeit gehen müssen, kann das die unabhängige Variable „Kraftentwicklung der Oberschenkelmuskulatur“ unabhängig vom Trainingsprogramm beeinflussen.

Reifung

Unter Reifung versteht man entwicklungsbedingte, biologische oder psychologische Prozesse, die unabhängig von der Untersuchung eintreten. Wenn z. B. in einer zwei Monate dauernden Studie untersucht werden soll, ob eine bestimmte Therapie ihre Wirkung gehabt hat, könnte der normale Heilungsverlauf das Ergebnis der Studie verfälschen. Wenn nach zwei Monaten ein Erfolg eintritt, sollte man nachweisen können, ob dies ein Effekt der Behandlung, der normalen Heilungsentwicklung oder beider Faktoren ist.

Testübung

Testübung meint die Auswirkungen des Prätests auf die Ergebnisse des Posttests. Wenn sich die Probandinnen z. B. durch wiederholte Messungen an die Testsituation gewöhnen und dadurch besser entspannen können, variieren die Messwerte. Da diese Veränderungen auf Grund der Gewöhnung der Patientinnen entstanden ist und nicht als Folge der Behandlung innerhalb der Untersuchung, wird das Endergebnis der Studie verfälscht.

Instrumentierung

Die so genannte Instrumentierung bezeichnet die Verfälschung von Untersuchungsergebnissen, die bedingt sind durch (unbeabsichtigte bzw. unbemerkte) Veränderungen der Messmethoden oder Beobachtungstechniken während der Studie. Daher ist es wichtig, die Messinstrumente auf ihre wissenschaftliche Güte zu prüfen (vgl. Kap. 6) und die Situation, in der die Messung stattfindet, zu standardisieren.

Selektion

Erfolgt die Auswahl der Untersuchungsteilnehmerinnen nicht durch Randomisierung, können selektionsbedingte Einflüsse auf das Ergebnis wirksam werden. Wenn man z. B. herausfinden möchte, ob ein neues Programm hilft, Herzinfarktpatientinnen zu konsequenter körperlicher Betätigung zu veranlassen und wenn man all jene, die sich freiwillig dafür melden, in die Studie aufnimmt, so kann es sein, dass man durch diese Art der Auswahl speziell motivierte Patientinnen als Studienteilnehmerinnen bekommt.

Mortalität

Auch wenn es den Forscherinnen gelingt, zunächst gleichwertige Gruppen zu bilden, kann es passieren, dass durch den Ausfall (Mortalität) von Probandinnen unterschiedliche Gruppen entstehen, die auf diese Weise die Ergebnisse der Studie verfälschen.

Ziel jeder quantitativen Untersuchung ist es, das Design so zu gestalten, dass durch sorgfältige Prüfung und Ausschluss eventueller Gefahren eine möglichst hohe interne Validität gewährleistet ist.

4.3.2 Externe Validität

Der Begriff externe Validität bezieht sich auf die Verallgemeinerbarkeit der Forschungsergebnisse. Sie drückt aus, inwieweit, für wen und in welchen Settings die Forschungsresultate generalisiert werden können. Die externe Validität ist ein Maß für die Relevanz der Studie.

Einschränkungen der externen Validität können entstehen durch ein inadäquates (unpassendes) Stichprobendesign (d. h. durch die Selektion), durch das Setting und durch zeitliche Einflüsse.

Selektion

Selektionseffekte haben auch auf die externe Validität einen Einfluss. Wenn die Probandinnen, die für die Studie ausgewählt wurden, sich von der Gesamtpopulation in einem bestimmten Ausmaß unterscheiden, sind die Ergebnisse für diese Gesamtpopulation nicht oder nur bedingt generalisierbar.

Setting

Wenn das Setting, in dem die Studie stattfindet, zu weit von der Realität entfernt ist, wie es z. B. in einer Laborsituation der Fall ist, können die Ergebnisse nicht für das tägliche Leben verallgemeinert werden.

Zeit

Wenn zwischen dem Zeitpunkt der Erhebung und der Publikation der Studie starke Veränderungen in Bezug auf den untersuchten Gegenstand stattgefunden haben, sind die Ergebnisse eventuell nicht mehr relevant und können daher nicht mehr generalisiert werden.

Interne und externe Validität hängen jedoch zusammen und können einander auch beeinflussen. So können z. B. zu genaue Auswahlkriterien, die den Einfluss der Selektion auf die interne Validität senken sollen, die externe Validität gefährden. Auf diese Weise entsteht eine zu spezifische Stichprobe, und die Verallgemeinerung der Ergebnisse ist nur bedingt gewährleistet (vgl. Polit et al. 2004, S. 201).

Zusammenfassung

Forschungsdesigns kann man anhand von drei Dimensionen klassifizieren:

1. **Nach dem Zeitpunkt der Datenerhebung (z. B. retrospektiv oder prospektiv),**
2. **nach dem Zweck (Ziel) der Studie (z. B. beschreibend, Analyse von Beziehungen oder Analyse von Unterschieden) und**
3. **danach, ob eine Manipulation stattgefunden hat oder nicht (experimentell – nicht-experimentell).**

Mit experimentellen Studien geht man der Erforschung von Ursache und Wirkung nach. Dabei möchte man die Wirkung bestimmter Einflüsse, Interventionen etc. unter kontrollierten Bedingungen überprüfen.

Quasi-Experimente sind wie Experimente aufgebaut, jedoch fehlen ihnen einige charakteristische Merkmale des klassischen Experiments (z. B. Randomisierung oder Kontrollgruppe).

Unter den „nicht-experimentellen" Studiendesigns gibt es eine große Variationsbreite. Bei den Ursache-Wirkungs-Studien geht es, wie beim Experiment, um die Erforschung von

Zusammenhängen zwischen Variablen. Diese werden im Zuge der Forschung jedoch nicht manipuliert. Zu diesen Designs gehören z. B. Korrelationsstudien, Kohortenstudien oder Fall-Kontroll-Studien. Deskriptive Studien verfolgen das Ziel, ein Phänomen oder einen bestimmten Zustand zu beschreiben oder zu analysieren. Sie können sowohl in der quantitativen als auch in der qualitativen Forschung zum Einsatz kommen. Deskriptive Studien können auch im Hinblick auf Zeitpunkt und Häufigkeit der Datenerhebung (Querschnitt- oder Längsschnittstudien) unterschieden werden. Ein besonderer Typ deskriptiver Designs sind Delfi-Studien. Es gibt aber auch andere spezielle Studiendesigns, die sich in die herkömmlichen Schemata nur schwer einordnen lassen, wie etwa die Evaluationsforschung oder die Aktionsforschung.

Vertiefung des Lernstoffs

1. *Wiederholen Sie die Grundcharakteristika der in diesem Kapitel besprochenen Forschungsdesigns. Überlegen Sie dann, für welche Bereiche/Fragestellungen der Physiotherapie die einzelnen Designs am besten einzusetzen wären. Diskutieren Sie dies in einer Kleingruppe.*

2. *Stellen Sie sich vor, Sie wollten überprüfen, ob und inwieweit ein Mobilitätstraining mit alten Menschen vor einer Hüftoperation sich postoperativ „positiv“ auswirkt. Entwerfen Sie dazu den Plan eines fiktiven Experiments.*

   - *Identifizieren Sie abhängige und unabhängige Variablen und operationalisieren Sie die Begriffe.*
   - *Stellen Sie eine Hypothese auf.*
   - *Identifizieren Sie mögliche Stör- und Kontrollvariablen.*
   - *Entwerfen Sie ein mögliches Vorgehen.*

   Diskutieren Sie den Entwurf mit einer Studienkollegin und überlegen Sie gemeinsam, auf welche Probleme Sie mit der Durchführung dieses Experiments in der Praxis stoßen könnten. Wiederholen Sie bei dieser Gelegenheit die Kennzeichen eines Experiments und die Voraussetzungen für die Annahme eines Kausalzusammenhanges.

Vertiefende Literatur

Domholdt Elizabeth: Physical Therapy Research. Principles and Applications. W. B. Saunders Company, Philadelphia 2000 (522 Seiten)

In Kapitel 6 werden, durch viele Beispiele unterstützt, klar und deutlich eine Begründung der Einteilung sowie eine Übersicht möglicher Forschungsdesigns gegeben. Es wird auch auf mögliche Kontrollmechanismen eingegangen, die die Forschungsvalidität erhöhen können (Kap. 7). In Kapitel 9 bis 16 werden die verschiedenen experimentellen und nicht-experimentellen Forschungsdesigns sehr ausführlich beschrieben und mit Beispielen unterstützt.

Häder Michael, Häder Sabine (Hrsg.): Die Delphi-Technik in den Sozialwissenschaften. Westdeutscher Verlag, Wiesbaden 2000 (236 Seiten)

Im ersten Beitrag (S. 11–31) wird die Delphi-Technik unter dem methodischen Aspekt diskutiert. Man bekommt dabei einen Überblick über den Reichtum an Variationen bei der Definition und Gestaltung von Delfi-Studien. Weitere Aufsätze diskutieren spezielle Verfahren und Aspekte der Delfi-Technik (meist anhand von konkreten Forschungsprojekten aus dem sozialwissenschaftlichen Bereich).

Hart Elisabeth, Bond Meg: Aktionsforschung. Ein Handbuch für Gesundheitsberufe. Huber, Bern 2001 (234 Seiten)

Dies ist ein gutes Einsteigerbuch in die Thematik – nicht nur für theoretisch Interessierte, sondern auch für all jene, die Aktionsforschung umsetzen wollen. Im ersten Teil werden der Kontext, der Prozess und die Praxis der Aktionsforschung erörtert. Danach stellen die Autorinnen fünf Fallstudien vor, anhand derer man einen anschaulichen Einblick in die praktische Anwendung bekommt. Sehr nützlich für die Arbeit im Feld ist der „Werkzeugkasten“ in Teil 3, der mit Instrumenten bestückt ist, die die Anwendung der Aktionsforschung im Prozess erleichtern.

5 Exkurs: Messtheorie

In der Physiotherapieforschung spielt quantitative Forschung eine sehr große Rolle. Alle quantitativen Erhebungsmethoden basieren aber auf dem Prinzip des Messens. Daher wird, bevor in Kapitel 6 die einzelnen Methoden zur Datenerhebung besprochen werden, hier ein Abschnitt über Messtheorie eingeschoben. Diese bildet das Fundament für alle quantitativen Datenerhebungsmethoden – für die biophysikalische Messung ebenso wie für die schriftliche Befragung, das standardisierte Interview oder die Beobachtung im Sinne der quantitativen Forschung.

In einer quantitativen Studie entstehen die Daten durch Messung. Messen bedeutet, dass man bestimmten Ereignissen oder auch Merkmalen **nummerische Werte** zuordnet, und zwar nach bestimmten Regeln.

Das Ziel jeder Messung ist Unterscheidung. Unterscheidungen können mittels Begriffen, Ziffern oder Zahlen erfolgen.

- **Begriffe** bedeuten verbale Kategorien (wie männlich – weiblich oder untergewichtig – normalgewichtig – übergewichtig).
- Mit **Ziffern** meint man hier Symbole, die an sich keinen mathematischen Wert haben. Man ordnet etwa Gruppen nach bestimmten Merkmalen und versieht sie mit Ziffern (z. B. Gewichtsklasse 1 = Personen mit einen Gewicht bis 50 kg, Gewichtsklasse 2 = Personen mit einem Gewicht von 51 bis 70 kg, Gewichtsklasse 3 = Personen mit einem Gewicht von über 70 kg).
- Eine **Zahl** schließlich ist eine Ziffer mit einer mathematischen Bedeutung.

Jedoch:

„Kein Attribut hat inhärent einen numerischen Wert. Es ist der Mensch, der die Regeln für das Messen von Begrifflichkeiten erfindet" (Polit et al. 2004, S. 294).

Unter Messtheorie versteht man nun das Erstellen und Spezifizieren von Regeln, die bestimmen, auf welche Weise den Objekten Zahlen zugeordnet werden.

5.1 Messskalen

Messen wird im Alltag meistens mit physikalischen Vorstellungen in Verbindung gebracht. Wenn man misst, legt man eine Normeinheit fest, z. B. das Archivmeter in Paris. Messen ist dann nichts anderes als das Bestimmen einer Maßzahl, die ein Vielfaches der Normeinheit darstellt. Wenn jemand 1,80 m groß ist, bedeutet dies, dass seine Körperlänge das 1,8-fache des Normmeters beträgt.

Physikalische Messung besteht also darin, möglichst genau festzustellen, wie oft die gewählte Normeinheit in dem zu messenden Objekt enthalten ist (vgl. Wilm 2003/2004, S. 1). Man spricht dann von **quantitativen Daten** oder quantitativen Messungen.

Man würde glauben, dass Messungen im physiotherapeutischen Prozess physikalische und daher quantitative Messungen sind. Dies ist jedoch nicht immer der Fall. Bei der Beurteilung der Hautbeschaffenheit z. B. kann man die Konsistenz der Haut mittels Palpation messen. Hierfür gibt es keine vereinbarte Normeinheit. Die Konsistenz kann beschrieben werden als „elastisch – unelastisch", „feucht – trocken" usw. Hier wird ein Merkmal beschrieben oder – anders gesagt – die Qualität dieses Merkmals gemessen. Diese Art der Messung wird als **qualitative Messung** bezeichnet.

Die hier eingeführten Begriffe „quantitativ" und „qualitativ" beziehen sich ausschließlich auf Messungen innerhalb des quantitativen Forschungsansatzes und dürfen nicht mit dem quantitativen und qualitativen Forschungsansatz an sich verwechselt werden!

Messungen können nun, je nach Art der Daten oder Merkmale, auf unterschiedlichen Niveaus stattfinden, auf den so genannten Skalen- oder Messniveaus. Man unterscheidet vier Messniveaus:

1. **Nominalniveau**
2. **Ordinal- oder Rangniveau**
3. **Intervallniveau**
4. **Ratio- oder Verhältnisniveau**

Diese Messniveaus unterscheiden sich anhand dreier Parameter:

- Ordnung (Rangfolge)
- Distanz (Abstand)
- absoluter Nullpunkt

Tabelle 4: Überblick über die Skalen und Messniveaus

	Skala	Charakteristik	Beispiel
Qualitative Skalen	Nominalskala Ordinal- oder Rangskala	Klassifizierung relative Rangfolge	männlich – weiblich häufig – selten – nie Schulnoten
Quantitative (metrische) Skalen	Intervallskala	Rangfolge mit gleichen Intervallen	Temperatur
	Ratio- oder Verhältnisskala	Rangfolge mit gleichen Intervallen und absolutem Nullpunkt	Körpergröße, Gewicht, Blutdruck

5.1.1 Nominalskala

Nominalskalen dienen zur Einteilung gewisser Eigenschaften, die sich gegenseitig ausschließen, für die sich aber keine Rangordnung aufstellen lässt. Typische Beispiele für nominalskalierte Variablen sind Fragen nach dem Geschlecht, dem Beruf, Familienstand, Religionszugehörigkeit etc.

z. B.: männlich – weiblich
ledig – verheiratet – geschieden – verwitwet

5.1.2 Ordinal- oder Rangskala

Die Ordinalskala wird verwendet, um eine Reihenfolge von Objekten oder Ereignissen herzustellen. Dies ist der Fall, wenn die Antworten auf eine Frage sich in eine Reihenfolge oder genauer: in eine relative Rangfolge bringen lassen. Bei solchen Daten gibt es ein Mehr oder Weniger, die Abstände zwischen den verschiedenen Ausprägungen der Merkmale sind aber nicht zwangsläufig gleich groß. Man kann in diesem Fall nur „kleiner" und „größer" bzw. „mehr" oder „weniger" unterscheiden.

z. B.: häufig – selten – nie
sehr belastend – eher belastend – eher nicht belastend – nicht belastend
1 2 3 4 5 (Schulnoten)

5.1.3 Intervallskala

Bei der Intervallskala sind die Daten ebenfalls in einer Rangfolge geordnet, die Zwischenräume (Intervalle) sind jedoch gleich groß. Es existiert allerdings kein absoluter Nullpunkt. Ein Beispiel für eine Messung auf Intervallniveau ist die Messung der Temperatur in Celsius. Daten der Intervallskala lassen bereits mehr Rechenoperationen zu als Daten auf Nominal- und Ordinalskalen (nämlich Addition, Subtraktion, Multiplikation und Division).

Zwar hat auch die Celsius-Temperaturskala einen Nullpunkt, jedoch ist dieser nicht absolut (d. h. auch unter ihm kann noch Temperatur gemessen werden). Daher befindet sich die Celsius-Skala, die zur Messung der Temperatur verwendet wird, nur auf Intervallniveau. Eine Skala in Kelvin hingegen ist eine Ratioskala.

5.1.4 Ratio- oder Verhältnisskala

Bei verhältnisskalierten Daten gibt es eine Rangfolge von Werten mit gleichem Abstand und absolutem Nullpunkt. Es handelt sich hier um das höchste Skalenniveau, das aber gewöhnlich nur in den Naturwissenschaften Einsatz findet. Beispiele für Daten, die auf diesem Skalenniveau liegen, sind Gewicht, Größe, Puls, Blutdruck u. Ä.

Je höher das Skalenniveau ist, desto mehr Möglichkeiten an statistischen Verfahren stehen der Forscherin offen. Das Nominalniveau gestattet die wenigsten statistischen Operationen, auf Ratio- oder Verhältnisniveau hingegen können bereits alle mathematischen Verfahren eingesetzt werden. Man ist daher immer bemüht, Merkmale, die auf verschiedenen

Messniveaus erfasst werden können, auf dem höchstmöglichen Messniveau anzusiedeln.

5.2 Arten von Merkmalen

Wie bereits erwähnt, unterscheidet man beim Messen quantitative und qualitative Merkmale.

„Quantitative Variablen sind solche, deren Werte sich addieren und subtrahieren lassen. Qualitative Variablen sind solche, deren Werte sich nicht sinnvoll addieren und subtrahieren lassen" (Krämer 2001, S. 16).

Manchmal können Merkmale sowohl quantitativ als auch qualitativ gemessen werden (dies ist abhängig vom jeweils verwendeten Messinstrument). Das Merkmal Muskelkraft z. B. hat in der klassischen Muskelfunktionsüberprüfung sechs Ausprägungen, die sich auf die an einer bestimmten Gelenksbewegung beteiligte Muskelgruppe richten:

0 keine sicht- oder tastbare Kontraktion
1 sicht- oder tastbare Kontraktion
2 die Bewegung wird vollständig unter Aufhebung der Schwerkraft durchgeführt
3 die Bewegung wird vollständig gegen die Schwerkraft durchgeführt
4 die Bewegung wird vollständig gegen mittleren Widerstand durchgeführt
5 die Bewegung wird vollständig gegen maximalen Widerstand durchgeführt

Auf Grund dieser Zuordnungen kann man nicht sagen, dass Ausprägung 4 doppelt so groß ist wie Ausprägung 2 oder dass Ausprägung 1 20 % von Ausprägung 5 beträgt. Die Werte der Messvariable „Muskelkraft" werden in diesem Fall mit einer Ordinalskala erfasst. Wird aber die Muskelkraft ($F = ma$) mit einem Gerät in kgm/s^2 (Newton) gemessen, werden die Werte mit einer Ratioskala erfasst.

Eine weitere Differenzierung von Merkmalen ist möglich, indem man sie nach ihrer Ausprägung unterscheidet. Man unterscheidet:

1. **dichotome Merkmale**
2. **diskrete Merkmale**
3. **stetige bzw. kontinuierliche Merkmale**

Ad 1: Dichotome Merkmale

Wenn ein Merkmal nur zwei Ausprägungen hat, spricht man von einem dichotomen Merkmal. Viele nominalskalierte Merkmale sind dichotom, etwa das Geschlecht (weiblich oder männlich). Auch das Wahrnehmen einer Schwellung kann dichotom sein, wenn man lediglich fragt, ob die Schwellung vorhanden oder nicht vorhanden ist.

Ad 2: Diskrete Merkmale

Hat die Messvariable eines Merkmals nur ganzzahlige Ausprägungen (z. B. Schulnoten, die Anzahl der Personen in einem Haushalt, die Anzahl der Symptome oder die Ausprägung der Muskelkraft von 0–5), so ist dies ein diskretes Merkmal. Die Anzahl der möglichen Werte, welche die Messvariable eines diskreten Merkmals besitzen kann, ist unterschiedlich. Man bezeichnet diese Anzahl als „Ausprägung des Merkmals". (Aber: Wenn die Ausprägung der Merkmale genau 2 beträgt, spricht man von einem dichotomen Merkmal!)

Ad 3: Stetige bzw. kontinuierliche Merkmale

Kann ein Merkmal beliebig fein abgestuft werden, spricht man von stetigen oder kontinuierlichen Merkmalen. So können z. B. Unterschiede in der Körpergröße zunächst in cm, dann in mm, dann in µm usw. ausgedrückt werden. Die Körpergröße ist daher ein stetiges Merkmal.

5.3 Operationalisieren von Merkmalen

Unter Operationalisieren versteht man das Messbar-Machen von Merkmalen durch eine genaue Definition dessen, was unter dem Merkmal verstanden wird. Um Merkmale überhaupt messen zu können, müssen sie zunächst inhaltlich definiert und dann der Messung zugänglich gemacht werden. Man spricht von **„konzeptueller Definition"** und **„operationaler Definition"** (letztere Definition ist gemeint, wenn man – im engeren Sinne – von „operationalisieren" spricht; siehe auch S. 121).

Wenn z. B. das Merkmal „Funktion des Schultergelenks" gemessen werden soll, muss festgelegt werden, was man darunter versteht. Versteht man darunter das aktive und passive Bewegungsausmaß aller Bewegungsrichtungen des Schultergelenks (konzeptuelle Definition), genügt die Durchführung einer aktiven und passiven Gelenksmessung **(Operationalisierung)**. Wenn außerdem noch eine ADL-Funktion, z. B. das Hochreichen (= konzeptuelle Definition) dazugehört, sollte noch ein funktioneller Test (= Operationalisierung von „Hochreichen") hinzugefügt werden. Der Operationalisierungsprozess des Merkmals „Funktion des Schultergelenks" liefert in diesem Fall also drei einzelne Schritte der Messung, nämlich die aktive Gelenksmessung, die passive Gelenksmessung und einen funktionellen Test. Für jeden der drei Schritte steht bereits ein Messinstrument zur Verfügung; das Merkmal „Funktion des

ADL = Activities of Daily Living = Aktivitäten des täglichen Lebens

Schultergelenks" an sich kann mit einem Messinstrument nicht gemessen werden. Es musste daher definiert und in messbare Variablen zerlegt **(operationalisiert)** werden. Erst danach kann man Tests suchen, die diese Variablen messen.

📖 **Indikatoren** = Merkmale, die etwas anzeigen. Sie sind z. B. Anzeiger für ein bestimmtes theoretisches Konzept, das hinter den Forschungsfragen liegt.

Auch um Merkmale wie die „Compliance" einer Patientin messen zu können, müssen Messindikatoren gefunden werden. In einem solchen Fall liegen sie aber nicht im physikalischen oder biophysiologischen, sondern im sozialwissenschaftlichen Bereich. Auch hier muss zuerst eine konzeptuelle Definition des Begriffs „Compliance" erstellt werden (Was ist unter diesem Begriff zu verstehen?). Dieses Konzept wird in einzelne, messbare Komponenten zerlegt (operationalisiert) und dann mittels deskriptiver Methoden (wie z. B. der schriftlichen Befragung) gemessen (siehe Kap. 6.2).

Das Operationalisieren von Merkmalen ist eine Voraussetzung zur Messung dieser Merkmale. Für Messindikatoren (Variablen), für die es noch kein standardisiertes Messinstrument gibt, muss ein solches entwickelt werden. Eine schlechte oder unvollständige Operationalisierung hat eine inadäquate Messung zur Folge oder macht die Messung überhaupt unmöglich.

5.4 Messrahmen

Der Rahmen, innerhalb dessen Messungen durchgeführt und evaluiert werden, kann entweder normbezogen oder kriterienbezogen sein.

In einem **normbezogenen Rahmen** werden individuelle Leistungen in Bezug zu einer Gruppennorm beurteilt. Gruppennormen entstehen aus den Mittelwerten der Messdaten, die in Gruppen mit bestimmten Merkmalen (Alter, Geschlecht, Größe usw.) erhoben werden. Viele klinische Messungen finden in einem normbezogenen Rahmen statt. Beispiele hierfür sind Blutdruck, Herzfrequenz oder Gewicht, aber auch die Gelenksmessung. Dabei werden Messwerte mit den alters- oder geschlechtsabhängigen Normalwerten verglichen.

Da die Menschen sich im Lauf der Zeit verändern, verändert sich auch der Mittelwert und damit die Norm. Der Body Mass Index (BMI) z. B. ist eine Norm für das Körpergewicht, die momentan Gültigkeit hat. Da man jedoch festgestellt hat, dass sich die menschlichen Körpermaße langsam verändern, ist zu erwarten, dass der BMI in Zukunft angepasst werden muss.

Eine **kriterienbezogene Messung** ist eine Messung, bei der jede individuelle Leistung in Bezug auf ein zu erreichendes absolutes Niveau beurteilt wird (vgl. Domholdt 2000, S. 231). Wenn man festgelegt hat, dass bei Prüfungen 60 % der maximalen Punktezahl erreicht werden muss, um die Note „genügend" zu bekommen, so ist dies eine kriterienbezogene Messung. Auf eine Norm, z. B. den allgemeinen Notendurchschnitt der Klasse, wird bei der Festlegung dessen, was als „genügend" gilt, keine Rücksicht genommen. Eine klassennormbezogene Prüfungsbeurteilung würde den Vergleich der Prüfungsleistungen zwischen den einzelnen Klassen verhindern. Die Note „genügend" würde nicht in jeder Klasse die gleiche Leistung bedeuten.

Physiotherapeutinnen messen z. B. in einem kriterienbezogenen Rahmen, wenn sie bestimmte Kriterien festlegen, die die Patientinnen erreichen sollen, um nach einem Rehabilitationsprogramm wieder am Wettkampfsport teilnehmen zu dürfen.

5.5 Messinstrument und Messmethode

Als **Messinstrument** bezeichnet man ein kompaktes Gerät, das zur Gewinnung von Messwerten dient. Den Prozess, in dem das Messinstrument eingesetzt wird, bezeichnet man als **Messmethode**. So ist die Beobachtung z. B. eine Messmethode, bei der das Messinstrument der Wahrnehmung eingesetzt wird.

Bei der so genannten **direkten Messung** ist das Ergebnis unmittelbar am Messgerät ablesbar, wie z. B. bei Messungen mit einem Lineal, einem Winkelmesser oder einem Maßband. Bei **indirekten Messungen** liegt das Resultat erst nach einigen Zwischenstufen vor. Indirekte Messungen werden über ein Messsystem vorgenommen.

Ein **Messsystem** ist ein Instrument oder eine Vorrichtung, mit der man Messwerte durch stufenweise Verarbeitung gewinnt. Es besteht aus mehreren Teilen, z. B. einem oder mehreren Sensoren (Geber, Messfühler etc.), einem Mikroprozessor am Sensor und einer Strom- oder Datenleitung zu einem Zentralgerät bzw. Computer. Ein typisches Beispiel dafür ist die Messung des Betriebszustands eines Motors oder Fahrzeugs. Wesentlich für ein Messsystem ist die gute Abstimmung der einzelnen Komponenten aufeinander. Wenn die Physiotherapeutin, die Probandin oder die Patientin selbst zur Messwertgewinnung dienen, sind sie als Messsystem zu bezeichnen.

Weiters können subjektive und objektive Messungen unterschieden werden. Unter **subjektiven Messungen** versteht man Datenerhebungen, die von der Patientin oder Probandin selbst durchgeführt werden (z. B. das Führen eines Schmerztagebuches). Die Patientin/Probandin selbst ist dabei das Messinstrument. Unter **objektiven Messungen** versteht man Datenerhebungen, die von der Forscherin selbst durchgeführt werden. Die Forscherin verwendet dabei entweder ein Messinstrument oder ist selbst das Messinstrument. Die Gelenksmessung mit einem Goniometer etwa, aber auch die Schätzung der Gelenksbeweglichkeit durch die Forscherin, werden als objektive Messungen bezeichnet.

Bei objektiven Messungen können außerdem biophysiologische und observierende/tastende Messungen unterschieden werden. Werden Instrumente verwendet, wie es z. B. bei einer Gelenksmessung mit einem Goniometer der Fall ist, gehört die Datenerhebung zur Gruppe der **biophysiologischen Messungen**. Messungen, bei denen die Forscherin selbst das Messinstrument ist, wie z. B. bei der Schätzung der Gelenksbeweglichkeit, gehören zu den **observierenden/tastenden Messungen**.

Messinstrumente können in beiden Komponenten des ICF-Modells eingesetzt werden (siehe Kap. 4.1.1).

5.6 Genauigkeit von Messungen

Bedingt durch Messinstrumente und Messsysteme können die Messwerte variieren. Zur Minimierung dieser Variationen können sie justiert und kalibriert werden.

Unter **Kalibrieren** versteht man Vorgänge, die für die Richtigkeit von Messgrößen sorgen, ohne in das Messsystem selbst einzugreifen. Darunter versteht man u. a.:

- das Feststellen der Richtigkeit einer Messgröße unter bestimmten Bedingungen;
- das Feststellen, ab wann, wo usw. ein Messgerät fehlerhaft zu arbeiten beginnt (Feststellen der Messtoleranz);
- die Analyse, wie groß die Abweichungen der Messwerte unter kontrollierten Bedingungen sind sowie die Ableitung von Korrektionen für vergleichbare Messungen (Reduktion von Messgrößen).

Das Ziel der Kalibrierung ist es in jedem Fall, die Abweichungen eines Messsystems vom Idealzustand nachträglich zu verringern. Dafür benötigt man ein ideales Messinstrument, einen so genannten Gold-Standard. Für eine Gelenksmessung mit dem Goniometer stellt z. B. eine Röntgenaufnahme den Gold-Standard dar. Je besser das Messinstrument ist, desto genauer stimmen die damit gewonnenen Messwerte mit den durch den Gold-Standard gemessenen Werten überein. Oftmals ist jedoch kein Gold-Standard vorhanden. Die Qualität des Instruments wird in diesen Fällen bestimmt durch das Ausmaß, in dem bei wiederholten Messungen die gleichen Messwerte produziert werden (siehe auch Reliabilitätsprüfung, Kap. 6.6.2).

Unter **Justieren** versteht man das exakte Einstellen einer Messgröße oder Anzeige eines Instruments durch einen fachmännischen Eingriff in das Messsystem. Bei einer Waage z. B. wird die Justierung mit einem Prüfgewicht und durch einen Eingriff in die Mechanik der Waage bzw. mithilfe eines Justierprogramms durchgeführt. Menschen können zwar nicht justiert werden wie Geräte, jedoch kann eine Person versuchen, bei wiederholten Messungen durch Üben die gleichen Werte zu produzieren.

Wenn Messinstrumente nicht unter den immer gleichen Bedingungen eingesetzt werden, können bei den Messwerten Variationen entstehen. Wenn z. B. der Blutdruck an einer Patientin gemessen wird, die sich in Rückenlage befindet, entstehen andere Werte, als wenn die Patientin sitzt. Ebenso werden bei einem Muskellängentest, der in der Früh unmittelbar nach dem Aufwachen durchgeführt wird, andere Werte entstehen als bei einer Messung kurz vor dem Schlafengehen. Indem man solche Bedingungen gleich hält, versucht man diese Variationen zu verhindern. Dieses Gleichhalten der Messbedingungen wird als **Standardisierung der Messmethode** bezeichnet. Ein Beispiel dafür ist das standardisierte Interview oder die standardisierte Beobachtung (vgl. Kap. 6.2 und 6.3).

Grundsätzlich sollten alle Messungen standardisiert durchgeführt werden. Ein wichtiger Punkt dabei ist die Dokumentation. Wenn nicht dokumentiert wurde, unter welchen Bedingungen die Messung vor sich ging, werden Vergleiche unmöglich.

Zusammenfassung

In einer quantitativen Studie entstehen die Daten durch Messung. Messen bedeutet, dass man bestimmten Ereignissen oder auch Merkmalen nummerische Werte zuordnet, und zwar nach bestimmten Regeln.

Bei physikalischen oder quantitativen Messungen geht es darum, möglichst genau festzustellen, wie oft die gewählte Normeinheit in dem zu messenden Objekt enthalten ist. Bei qualitativen Messungen wird ein Merkmal beschrieben oder – anders gesagt – die Qualität dieses Merkmals gemessen.

Messungen können, je nach Art der Daten oder der Merkmale, auf unterschiedlichen Niveaus stattfinden. Man unterscheidet vier dieser so genannten Skalen- oder Messniveaus. Eine weitere Differenzierung von Merkmalen kann nach ihrer Ausprägung vorgenommen werden. Man unterscheidet dichotome, diskrete und stetige bzw. kontinuierliche Merkmale.

Um Merkmale einer Messung zugänglich zu machen, müssen sie inhaltlich definiert und dann messbar gemacht werden. Man spricht von konzeptueller und operationaler Definition.

Der Rahmen, innerhalb dessen Messungen durchgeführt und evaluiert werden, kann entweder normbezogen oder kriterienbezogen sein.

Als Messinstrument bezeichnet man ein kompaktes Gerät, das zur Gewinnung von Messwerten dient. Den Prozess, in dem das Messinstrument eingesetzt wird, bezeichnet man als Messmethode.

Bei der so genannten direkten Messung ist das Ergebnis unmittelbar am Messgerät ablesbar. Bei indirekten Messungen liegt das Resultat erst nach einigen Zwischenstufen vor. Indirekte Messungen werden über ein Messsystem vorgenommen. Ein Messsystem ist ein mehrteiliges Instrument oder eine Vorrichtung, mit der man Messwerte durch stufenweise Verarbeitung gewinnt.

Bedingt durch die Messinstrumente und Messsysteme können die Messwerte variieren. Zur Minimierung dieser Variationen werden sie justiert und kalibriert. Unter Kalibrieren versteht man Vorgänge, die für die Richtigkeit von Messgrößen sorgen, ohne in das Messsystem selbst einzugreifen. Unter Justieren versteht man das exakte Einstellen einer Messgröße oder Anzeige eines Instruments durch einen fachmännischen Eingriff in das Messsystem. Das Gleichhalten der Messbedingungen wird als Standardisierung bezeichnet.

Vertiefung des Lernstoffs

1. *Vergegenwärtigen Sie sich alle möglichen Messmethoden, die in der physiotherapeutischen Untersuchung einer Patientin mit der medizinische Diagnose „Discusprolaps auf L5-S1 links" zum Einsatz kommen können.*
   - *Überlegen Sie, welche dieser Messungen zu den objektiven und welche zu den subjektiven zu rechnen sind.*
   - *Finden Sie heraus, ob es sich bei den gemessenen Merkmalen um diskrete oder um stetige Merkmale handelt. Geben Sie die Anzahl der Ausprägungen des Merkmals an, falls es sich um ein diskretes Merkmal handelt.*
   - *Teilen Sie die Merkmale in quantitative und qualitative Merkmale ein.*
   - *Überlegen Sie, auf welchem Skalenniveau die einzelnen Messungen erfolgen.*

2. *Bei der Ganganalyse einer Patientin wird durch Beobachtung eine Duchenne festgestellt. Versuchen Sie, diese weiter zu operationalisieren (d. h. das Phänomen der Duchenne genau zu beschreiben, sodass es evtl. auf mehreren Messskalenniveaus messbar wird).*

3. *Welche Messungen, die im Rahmen der physiotherapeutischen Untersuchung und Behandlung erfolgen, finden in einem normbezogenen und welche in einem kriterienbezogenen Messrahmen statt?*

4. *Lassen Sie mit einem Goniometer die passive Beweglichkeit des Gelenks einer Kollegin in einer Bewegungsrichtung von mehreren Personen prüfen. Jede Prüferin notiert unabhängig von den Ergebnissen der anderen Prüferinnen das Bewegungsausmaß. Vergleichen Sie anschließend, inwieweit sich die Ergebnisse voneinander unterscheiden.*

5. *Jede Prüferin nimmt an einer zweiten Kollegin abermals die Messung der passiven Beweglichkeit vor. Anschließend wird die gleiche Messung an einer dritten Person durchgeführt. Vergleichen Sie wieder, inwieweit sich die Ergebnisse voneinander unterscheiden.*

6. *Versuchen Sie diese Messung zu standardisieren und führen Sie sie nochmals an einer vierten Kollegin durch. Vergleichen Sie wiederum, inwieweit sich die Ergebnisse voneinander unterscheiden.*

7. *Führen Sie mit dem Messinstrument der eigenen Schätzung die Übungen 4, 5, und 6 nochmals durch.*

Vertiefende Literatur

Domholdt Elizabeth: Physical Therapy Research. Principles and Applications. W. B. Saunders Company, Philadelphia 2000 (522 Seiten)

In Kapitel 5 wird eine gute Übersicht über die Messtheorie inklusive einer Beschreibung der Reliabilitäts- und Validitätsarten gegeben. Es werden auch schon einige deskriptive statistische Verfahren beschrieben.

Kool Jan, de Bie Rob: Der Weg zum wissenschaftlichen Arbeiten. Ein Einstieg für Physiotherapeuten. Thieme, Stuttgart 2001 (158 Seiten)

Kapitel 5 bietet einen verständlichen Einstieg in die Messtheorie inklusive kurzer Definitionen und Beschreibungen der Gütekriterien des Messens. In Kapitel 7 werden einige statistische Verfahren zur Bestimmung der Reliabilität beschrieben, und die Validität wird genauer diskutiert.

6 Methoden der Datenerhebung

Nach der Diskussion um die verschiedenen Forschungsansätze und den Überlegungen zu den Designs stellt sich nun die Frage nach den Methoden und den dazugehörigen Techniken. Wie können Daten zu Forschungszwecken erhoben werden?

Die Erhebungsmethoden in der Forschung sind je nach Wissenschaftsverständnis und Gegenstandsbereich sehr unterschiedlich. In den Naturwissenschaften bedient man sich klassischer physikalischer oder biophysiologischer Messmethoden. In den Human- und Sozialwissenschaften haben diese zwar auch Bedeutung, jedoch treten hier andere Methoden zur Erhebung sozialer Daten – etwa die Befragung, die Beobachtung und die Inhalts- oder Dokumentenanalyse – in den Vordergrund. In der Physiotherapie steht das Messen im Vordergrund, jedoch finden auch deskriptive Datenerhebungsmethoden Einsatz. Sie werden im folgenden Kapitel daher ebenfalls ausführlich behandelt.

6.1 Biophysiologische Messungen

In der Physiotherapieforschung dominieren Studien, mit deren Hilfe die Auswirkungen bestimmter physiotherapeutischer Maßnahmen auf körperliche Variablen erforscht werden. Wird die körperliche Funktionsfähigkeit von Personen (Körperfunktionen und -strukturen) gemessen, so verwendet man dafür biophysiologische Messmethoden und -instrumente.

Es ist nicht immer möglich, die zu messenden Eigenschaften eindeutig einer Kategorie zuzuordnen. Zum Beispiel kann man Schmerzen physiologisch, psychologisch oder auch soziologisch auffassen.

Biophysiologische Messmethoden und -instrumente sind Verfahren bzw. Geräte, die Eigenschaften des menschlichen Körpers einschließlich des Gehirns messen.

In klinischen Studien werden biophysiologische Messungen eingesetzt, um sowohl unabhängige als auch abhängige Variablen zu messen (vgl. Kap. 4.1.1). Im ersteren Fall handelt es sich um Variablen, die durch Interventionen nicht verändert werden können (wie z. B. die Körperlänge). Sie haben jedoch oft einen wesentlichen Einfluss auf die Studienergebnisse und werden aus diesem Grund gemessen. Im letzteren Fall dienen die Messinstrumente dazu, die Auswirkung einer Intervention auf einen bestimmten körperlichen Zustand zu messen (z. B. Schmerz, Durchblutung, Kraft etc.).

invasiv (lat. invadere: hineingehen) = eindringend, Grenzen überschreitend

Auch wenn v. a. den Medizinerinnen für biophysiologische Messungen viele invasive und hoch technisierte Messinstrumente zur Verfügung stehen, gibt es auch für Nichtmedizinerinnen wie Physiotherapeutinnen ein großes und ständig wachsendes Spektrum an Instrumenten. Es geht hier jedoch nicht um eine vollständige Auflistung all dieser Instrumente, sondern lediglich um einen Einblick in die verschiedenen Arten von Messungen.

Unter dem Begriff „biophysiologische Messmethoden“ verbirgt sich eine Vielzahl heterogener Methoden mit den dazugehörigen Instrumenten, die man grob in zwei Gruppen einteilen kann: in Messmethoden mithilfe technischer Geräte und in Funktionstests, die entweder von der Therapeutin oder der Probandin angewendet werden können.

6.1.1 Messgeräte

Eine exemplarische Auswahl von Messgeräten, die in der Physiotherapie Verwendung finden, sei hier aufgelistet:

- **Goniometer:** Goniometer sind Geräte, die dazu dienen, Winkel zu messen; sie werden zur Messung der physiologischen Gelenksmobilität eingesetzt und sind auch für die Messung der Dehnfähigkeit der Muskeln von Bedeutung. Da in Grad gemessen wird, findet die Messung auf Intervallniveau statt.
- **Thermometer:** Thermometer sind Instrumente zur direkten Messung der Temperatur. Sie werden in der Physiotherapie jedoch mehr zur indirekten Messung der Durchblutung eingesetzt. Das Thermometer ist allerdings nur dann hilfreich, wenn es sich um die Messung der Hautdurchblutung handelt. Um tiefer gelegene Strukturen zu messen, sind thermographische Methoden erforderlich.
- **Dynamometer:** Dies sind Geräte zur Messung der Kraft. Mit isokinetischen Dynamometern kann die Kraft während einer mit konstanter Geschwindigkeit ablaufenden Bewegung gemessen werden. Auf diese Weise werden ausschließlich quantitative Messwerte auf Ratioskalen produziert.
- **Maßband:** Das Maßband wird für Körperlängen- sowie Umfangsmessungen verwendet.
- **Volumenmesser:** Mithilfe von Volumenmessern ist man in der Lage, die Ausdehnung von Ödemen zu messen.
- **Waagen:** Waagen dienen zur Messung von Gewicht oder Kraft. Die bekannteste Waage ist die Personenwaage zur Bestimmung des Körpergewichts. Darüber hinaus werden in der Physiotherapie auch mechanische oder elektronische Federwaagen verwendet, die für die Kraftmessung eingesetzt werden. So wird z. B. die isometrische Kraft gemessen, indem die Federwaage fixiert und mithilfe eines Kabels an der Probandin befestigt wird. Die Angabe der Messdaten in Kilogramm oder Newton bildet eine Ratioskala, die Messdaten von unterschiedlichen Messungen vergleichbar macht.
- **Körperimpedanz-Messgeräte:** Dies sind Geräte zur Messung der Kör-

perzusammenstellung, d. h. des Verhältnisses von Muskel- und Fettgewebe. Der Probandin wird an Hand und Fuß je eine Messelektrode angelegt und danach in einem hochfrequenten Wechselstromfeld der elektrische Widerstand gemessen.

- **Stethoskop:** Dies ist ein Gerät zur Messung und Beurteilung von Schallphänomenen im Körper (die dazugehörige Messmethode heißt Auskultation). Es werden insbesondere Herz- und Lungengeräusche beurteilt, darüber hinaus findet das Stethoskop bei der Blutdruckmessung und der Beobachtung des Pulses (Palmoskopie) Verwendung.
- **Blutdruckmessgerät:** Die Auswahl an Blutdruckmessern reicht vom einfachen Gerät, das händisch aufgepumpt werden muss und ein Stethoskop erfordert, bis zu vollautomatischen Geräten. In der Physiotherapie ist dies eines der wichtigsten Messgeräte überhaupt.
- **Pulsmesser:** Zur Messung der Herzfrequenz verwendet, gibt es Pulsmesser unterschiedlichster Art und Ausführung. Einige messen die Herzfrequenz dauerhaft, manche können die Messwerte sogar speichern.
- **Oximeter, Spirometer, Lungenfunktionsmessgeräte:** Mithilfe von nicht-invasiven Oximetern wird die Sauerstoffsättigung im Atem und auf diese Weise die Sauerstoffaufnahme gemessen. Die Angabe des Messwertes erfolgt in Prozent. Ein Spirometer wiederum ist ein Gerät zur Messung des Atemvolumens. Lungenfunktionsmessgeräte dienen dazu, alle für die Atemfunktion notwendigen Parameter innerhalb kurzer Zeit zu messen.
- **Atemanalysegeräte:** Mit diese Geräten, die meist an einen PC angeschlossen sind, wird die maximale Sauerstoffaufnahme ($V_{max(O_2)}$) gemessen. Sie dient zur Bestimmung der körperlichen Fitness.
- **Biofeedbackgeräte:** In der Gehirnforschung wird versucht, mithilfe von biophysiologischen Messungen indirekt psychologische Eigenschaften abzuleiten. Die Messung der Hirnströme mittels Biofeedbackgeräten ist ein Beispiel dafür.
- **Doppler-Ultraschallgeräte:** Mit diesen speziellen Ultraschallgeräten kann die Fließgeschwindigkeit des Blutes in den Blutgefäßen direkt gemessen werden. Die Durchblutung anderer Organe kann damit jedoch nicht erfasst werden.
- **Bildverfahren:** Zu den Bildverfahren zählen z. B. Fotografie und Videoaufnahmen. Die Fotografie wird zur Messung der (qualitativen und quantitativen) Wundheilung verwendet. Videoaufnahmen werden z. B. für den kinematischen Teil einer Ganganalyse angefertigt, wo der Gang der Patientin gefilmt und analysiert wird. Dazu sind eine Filmaufnahmeapparatur und ein Apparat zur Digitalisierung erforderlich.

6.1.2 Funktionstests

Unter den Funktionstests, die Ergebnisse in Form von Messdaten bringen, gibt es Tests, bei denen die Physiotherapeutin selbst Teil des Messsystems ist, und solche, bei denen dies nicht der Fall ist. Zu den Tests, die die Physiotherapeutin mit einschließen, gehören beispielsweise folgende:

- **Gelenktests:** Sie bestehen meist aus Traktionen, Translationen und Kompressionen, die von der Physiotherapeutin durchgeführt werden, und kommen in erster Linie bei der Messung der aphysiologischen Gelenksmobilität zum Einsatz. Diese wird manuell in Stufen (z. B. Grad 1 bis 3) angegeben und kann daher höchstens mit ordinalen Messskalen erfasst werden. Funktionelle Gelenktests ergänzen meist eine mit dem Goniometer durchgeführte Messung.
- **Muskelfunktionsprüfungen:** Auch Muskelfunktionsprüfungen dienen dazu, Messungen, die mithilfe von Geräten durchgeführt wurden, zu ergänzen. So wird die *Dehnfähigkeit* der Muskeln nicht nur linear oder goniometrisch gemessen, sondern auch qualitativ anhand des Endgefühls, das die Physiotherapeutin feststellt (z. B. kurzfedernd, langfedernd oder hart). Die Ashworth-Scale of Muscle Spasticity hingegen ist ein Test, mit dem die *Verlängerung* des Muskels beschrieben wird. Auch hier stellt die Physiotherapeutin mithilfe der fünf- bis sechsstufigen Ashworth-Skala und anhand der Bewegungen, die sie an der Patientin durchführt, fest, wie groß das Ausmaß der erreichbaren Muskelverlängerung ist. Mit der sechsstufigen (0–5) manuellen Muskelfunktionsüberprüfung schließlich wird die *Muskelkraft* bestimmt. Bis Stufe 3 ist die Physiotherapeutin selbst nicht Teil des Messsystems und die Kraftbeurteilung nicht von ihrer Verfassung abhängig.
- **Palpation:** Die Herzfrequenz (in Schlägen pro Minute) kann, wenn kein Messgerät zur Verfügung steht, durch die Physiotherapeutin mittels Palpation, z. B. an der Arteria radialis, und gleichzeitiger Zeitwahrnehmung leicht festgestellt werden.
- **Test zur Verschiebbarkeit der Haut:** Das Ausmaß, in dem die Haut abgehoben und verschoben werden kann, wird manuell gemessen. Im Rahmen einer von der Physiotherapeutin durchgeführten Bindegewebsmassage werden die Messwerte mit einem bis drei Plus (+) oder Minus (–) notiert.
- **Neurodynamische Tests:** Ein bekanntes Beispiel für neurodynamische Tests ist der Straight-Leg-Raising-Test (SLR; auch Lasegue-Test genannt), bei dem das Bein, außer indirekt durch die Gelenksbeweglichkeit, gestreckt so lange gehoben wird, bis die Probandin einen einschießenden Schmerz im Bein angibt. Die Messwerte dieser Tests können auf einer Ratioskala erfasst werden. Andere Beispiele für neu-

rodynamische Tests sind der Upper-Limb-Tension-Test (ULTT) und der Slump-Test.

- **Sensibilitätstests:** Um den Gelenklagesinn (Propriozeption, Tiefensensibilität) zu messen, positioniert die Physiotherapeutin das Gelenk in einer bestimmten Winkelstellung, bringt es dann wieder in die Ausgangsstellung und bittet die Patientin, die Winkelstellung zu reproduzieren. Die Positionierung des Gelenks durch die Probandin wird von der Physiotherapeutin mit den Begriffen „normal" oder „abweichend" klassifiziert (Nominalskala). Wird die Abweichung von der Anfangswinkelstellung mit einem Goniometer in Grad gemessen (Ratioskala), durch die manuelle Handhabung des Goniometers ist die Physiotherapeutin Teil des Messsystems.
- **Reflextests:** Reflextests werden ebenso wie Kennmuskeltests und elektrodiagnostische Tests benutzt, um die motorische Innervation zu messen.
- **Gleichgewichtstests:** Die bekanntesten Beispiele sind der Gleichgewichtstest nach Romberg und verwandte Tests: Dabei wird beobachtet, in welchem Ausmaß sich die Körperschwankungen der Patientin bei offenen und geschlossenen Augen unterscheiden. Es wird entweder im Ein-Bein-Stand oder in der Fuß-für-Fuß-Position getestet, wobei die Probandin die Fußposition nicht ändern darf. Die Zeitspanne, für die die Fußposition gehalten werden kann, wird oft als Maß dafür genommen, wie gut der Gleichgewichtssinn ausgeprägt ist. Die Intensität der Körperschwankungen darf jedoch nicht außer Acht gelassen werden; auch insofern ist die Physiotherapeutin Teil des Messsystems. Für eine objektive Messung sind computergestützte Aufstellungen notwendig

  Neben diesen eher statischen gibt es auch verschiedene dynamische Gleichgewichtstests. Dabei müssen die Probandinnen unterschiedliche ADL-Aktivitäten durchführen, bei denen das Gleichgewicht vermehrt beansprucht wird, z. B. aufstehen, hinsetzen, umdrehen etc. Der Test nach Tinetti ist ein bekanntes Beispiel dafür. Auch hier wird die Zeit als Maß für die Ausprägung des Gleichgewichtssinns herangezogen bzw. vergibt die Physiotherapeutin Punkte für die Durchführung der Bewegungen.
- **Tests zur Messung der sensomotorischen Entwicklung von Kindern:** Die Bayley Scales of Infant Development und die Peabody Development Motor Scales sind Beispiele hierfür.
- **Tests zur Messung des Bewusstseinszustandes:** Diese Tests verwenden oft ein Punktesystem, das von der Physiotherapeutin gehandhabt wird. Dieses Punktesystem lässt jedoch – da es sich um eine Messung mittels Beobachtung handelt – maximal die Verwendung einer Ordinalskala zu.

Ist die Physiotherapeutin nicht Teil des Messsystems, so ist es in der Regel die Patientin, die ein Merkmal an sich selbst misst und den Messwert angibt. Tests, bei denen das der Fall ist, sind z. B. folgende:

- **Schmerztests:** Die Intensität, Qualität, Häufigkeit sowie Ort und Ausmaß von Schmerzen können von niemand anders bestimmt werden als von derjenigen Person, die den Schmerz empfindet. Um die Messung des Schmerzes und seiner Eigenschaften zu ermöglichen, sind verschiedene Tests entwickelt worden. Um die Intensität des Schmerzes (eine sehr häufig gemessene Eigenschaft von Schmerz) zu quantifizieren, werden meist Schmerzskalen verwendet. Die bekanntesten sind die visuellen Analogskalen (VAS). Hier kann die Patientin anhand bestimmter Vorgaben angeben, wie groß der Schmerz ist.
- **Muskelfunktionstests:** Die Dehnfähigkeit der Muskeln kann, außer indirekt durch die Gelenksbeweglichkeit, auch durch die Probandin selbst gemessen werden, nämlich anhand des Auftretens von Dehnschmerzen.
- **Sensibilitätstests:** Ein Beispiel ist die Zwei-Punkte-Diskrimination, mit deren Hilfe die Oberflächensensibilität gemessen wird. Dieser Test misst die minimale Distanz, die die Probandin zwischen zwei Punkten auf ihrer Haut noch unterscheiden kann. Die Messwerte werden auf Intervallskalen erfasst. Die Messung der Sensibilität in Bezug auf die Temperatur erfolgt, indem ein kalter und ein warmer Schwamm auf die Haut gehalten werden und die Probandin angibt, ob sie Wärme oder Kälte empfindet.

In der nachfolgenden Tabelle finden Sie einen Überblick über einige biophysiologische Messmethoden.

Tabelle 5: Messinstrumente und Messsysteme für physiotherapeutische Forschung

Qualitative Messinstrumente oder Messsysteme				Quantitative Messinstrumente oder Messsysteme			
objektiv		subjektiv		objektiv		subjektiv	
Messinstrument oder -system	Mess-methode	Messinstrument oder -system	Mess-methode	Messinstrument oder -system	Mess-methode	Messinstrument oder -system	Mess-methode
Bildverfahren (z. B. Fotografie und Videoaufnahmen)	Beobachtung (z. B. Inspektion oder Ganganalyse)	Alle qualitativen Messinstrumente und -systeme, die von der Patientin oder Probandin selbst verwendet werden.	Alle qualitativen Messmethoden, die von der Patientin oder Probandin selbst verwendet werden.	Goniometer	Gelenksmessungen	Alle quantitativen Messinstrumente und -systeme, die von der Patientin oder Probandin selbst verwendet werden.	Alle quantitativen Messmethoden, die von der Patientin oder Probandin selbst verwendet werden.
Hände der Therapeutin	Palpation (z. B. Puls; regulär oder irregulär)			Personenwaage	Körpergewichtsbestimmung		
Stethoskop	Auskultation (z. B. Herztöne)			Körper Impedance Messgeräte	Körperzusammenstellungsmessung	z. B. Schmerzanamnese; von 1–10 oder IQ-Test	Befragung
		Fragebögen	Befragung (z.B. Schmerzanamnese; kein, leichter, starker oder sehr starker Schmerz oder Sensibilitätstest)	Dynamometer	Muskelfunktionsprüfungen		
				Maßband	Körperlängenmessung, Umfangsmessungen		
				Volumenmesser	Ödemmessung		
				Biofeedback-Messgeräte	Messung der Aktivität des Nervensystems		

6.2 Die schriftliche Befragung

Fragebögen werden im Alltag nicht nur für die wissenschaftliche Forschung eingesetzt. Es gibt Fragebögen, die man auf Ämtern, bei der Aufnahme in ein Krankenhaus oder nach dem Kauf eines Möbelstücks vorgelegt bekommt. Diese Art der alltagsweltlichen Befragung in schriftlicher Form unterliegt natürlich weniger strengen Auflagen als die schriftliche Befragung in der Forschung, weil sie keinem wissenschaftlichen Zweck dient.

Wenn Untersuchungsteilnehmerinnen in Form eines Fragebogens schriftliche Fragen erhalten, die sie selbstständig beantworten sollen, spricht man von einer schriftlichen Befragung.

In der Forschung ist die schriftliche Befragung eine der gebräuchlichsten Methoden der Datenerhebung. Sie wird in der **quantitativen Forschung** eingesetzt, denn der Fragebogen ist prädeterminiert (d. h. wurde zuvor unter theoretischen Gesichtspunkten entworfen), strukturiert und stark standardisiert. Die schriftliche Befragung wird zur Sammlung von Daten über das Wissen, die Meinungen, Überzeugungen, Erwartungen, Erfahrungen und unter Umständen auch über das Verhalten der Probandinnen benutzt.

Der Einsatz der schriftlichen Befragung zur Datensammlung bietet viele Vorteile:

- Sie ist eine einfache Methode, um eine große Menge von Daten schnell und effizient zu sammeln;
- schriftliche Befragungen können zur gleichen Zeit an verschiedenen (auch weit voneinander entfernten) Orten durchgeführt werden;
- die Kosten der Durchführung sind gering;
- eine anonyme Erhebung ist möglich;
- der Standardisierungsgrad ist hoch.

Die schriftliche Befragung hat aber auch Nachteile, und zwar:

- Es ist kein persönlicher Kontakt zu den Befragten möglich;
- wenn den Befragten beim Ausfüllen der Fragen etwas unklar ist, kann dies nicht geklärt werden;
- die Befragten müssen die jeweilige Sprache auch schriftlich beherrschen und müssen zum Zeitpunkt der Befragung in der Lage sein, zu schreiben (gerade das kann in der Physiotherapie zu Problemen führen, wenn man z. B. Kinder oder sehr alte Leute befragen will);
- die Konstruktion eines guten Fragebogens erfordert viel Zeit.

Bei einer schriftlichen Befragung ist die Konstruktion des Fragebogens sehr wichtig. Dafür muss man sich ausreichend Zeit lassen, denn hier stellt man die Weichen für die Qualität der Befragung. Es ist wichtig, zu überlegen, wie man die Fragen formulieren soll, damit die Leute verstehen, worum es geht und passende Antworten geben können – damit bei der Befragung das erfasst wird, was erfasst werden soll.

6.2.1 Aufbau einer schriftlichen Befragung

Eine schriftliche Befragung wird Schritt für Schritt aufgebaut. Wie bei jeder Forschungsarbeit beginnt man auch hier mit der **Präzisierung des Themas**. Das bedeutet, dass man die Frage stellt: „Worum geht es hier konkret?"

Danach werden die **Forschungsfragen** formuliert. Diese muss man **operationalisieren**, um sie „erforschbar" zu machen Um Forschungsfragen in konkrete Forschungsoperationen umsetzen zu können (sprich: um einen Fragebogen zu entwickeln, der das „misst", was man wissen möchte), muss man die in den Forschungsfragen enthaltenen Begriffe oder Konzepte definieren. Daraus werden **Indikatoren** entwickelt, die das „Messen" durch Fragen ermöglichen. Erst danach werden die konkreten Fragen für den Fragebogen formuliert. Dazu ein Beispiel:

Beispiel: Hulskers (1999) hat für seine Studie einen Fragebogen erstellt, der die Qualität der pflegerischen Beziehung messen sollte. In einem ersten Schritt musste er bestimmen, was eine gute pflegerische Beziehung ausmacht, musste also den Begriff „pflegerische Beziehung" operationalisieren und Indikatoren zu seiner Messung finden. Er entwarf zunächst eine Liste mit Kriterien für eine gute pflegerische Beziehung (Indikatoren), die er aus der Fachliteratur zusammentrug. Dann fertigte er eine zweite Liste an, die er mit den Mitarbeiterinnen der Institution, an der der Fragebogen zum Einsatz kommen sollte, entwickelte. Anschließend stimmte er die beiden Listen miteinander ab (die Hauptkategorien waren: wertschätzen, unterstützen, einbeziehen und informieren; insgesamt gab es dazu 29 Unterkategorien). In einem zweiten Schritt wurde dieses Anforderungsprofil operationalisiert, d. h. aus den Unterkategorien wurden Fragen gebildet, wie sie hier beispielhaft dargestellt sind:

Konzept (Hauptkategorie)	Indikatoren (Unterkategorie)	Fragen
I. Wertschätzen	1. Die Pflegeperson erkundigt sich nach der Krankheitsgeschichte und dem individuellen Erleben der Patientin etc.	1a. Hat eine Pflegeperson gefragt, wie Sie sich fühlen? 1b. Hat eine Pflegeperson gefragt, wie lange Sie schon krank sind? 1c. Hat eine Pflegeperson Sie gefragt, wie sich die Krankheit auf Ihr Leben auswirkt?

vgl. Hulskers 1999

Abbildung 20: Aufbau einer schriftlichen Befragung

1. **Präzisierung des Themas**
   ↘
2. **Formulierung von Forschungsfragen**
   ↘
3. **Operationalisieren der Forschungsfragen, Festlegen von thematischen Feldern**
   ↘
4. **Fragenformulierung (Arten der Fragen, formale Struktur von Fragen und Antworten, inhaltliche Struktur der Fragen)**
   ↘
5. **Gestalten des Fragebogens („Fragebogen-Dramaturgie")**
   ↘
6. **Überprüfung des Fragenbogens (Prätest)**
   ↘
7. **Durchführung der Befragung**

Dieses Beispiel kommt zwar aus der Pflegeforschung, eignet sich jedoch wie kaum ein anderes, um den Prozess der Operationalisierung eines Konzepts nachvollziehbar zu machen. (Außerdem: wenn Sie „pflegerische Beziehung“ durch „therapeutische Beziehung“ ersetzen, dann ist es doch gar nicht mehr so weit weg, oder?)

6.2.2 Formulierung der Fragen

Für den Entwurf eines Fragebogens ist zunächst die **Formulierung** der Fragen wichtig. Dabei sind drei Punkte bedeutsam:

1. Welche Art von Information wird gesucht?
2. Welche *formale* Struktur sollen die Fragen und die Antwort-Vorgaben haben?
3. Welche *inhaltliche* Struktur sollen die Fragen und die Antwort-Vorgaben haben?

Ad 1: Die Art der Information

Je nach Art der gesuchten Information kann man verschiedene Fragetypen unterscheiden:

- **Einstellungs-**, **Beobachtungs-** oder **Beurteilungsfragen**: Man fragt nach Meinungen, Einstellungen und Beobachtungen. Zum Beispiel: „Stimmen Sie der folgenden Aussage zu oder lehnen Sie sie ab: ‚Eine Physiotherapeutin ist in erster Linie Gehilfin des Arztes‘“. Ein anderes Beispiel: „Wie lange haben Sie auf die Therapie gewartet?“ oder „Wie haben Sie die Wartezeit empfunden?“
- **Wissensfragen**: Dabei ermittelt man genau überprüfbares Wissen. Zum Beispiel: „Wie viele Knochen hat der menschliche Körper?“
- **Handlungsfragen**: Hier fragt man nach dem konkreten Handeln der Teilnehmerinnen. Man kann nach vergangenem, gegenwärtigem oder vorgestelltem (hypothetischem) Handeln fragen (z. B.: „Benutzen Sie bei der Lasertherapie eine Schutzbrille?“ oder „Würden Sie regelmäßig an Fortbildungen über Evidence Based Practice teilnehmen?“). Die Antworten auf Handlungsfragen geben jedoch nie Auskunft darüber, was tatsächlich passiert, sondern immer nur darüber, was die Befragten über ihr Handeln erzählen.
- **Faktfragen**: Hier werden überprüfbare Tatsachen erfragt, die die Teilnehmerinnen oder ihre Umgebung betreffen. Zum Beispiel: „Sind Sie Mitglied einer Berufsorganisation?“
- **Sozialdemografische Fragen**: Sie bilden eine Untergruppe der Faktfragen und geben Auskunft über die sozialen Merkmale der Teilnehmerinnen, z. B. über Alter, Geschlecht, Familienstand u. Ä. (vgl. Schnell 1993; Winter von Lersner 1998).

Ad 2: Die formale Struktur von Fragen und Antworten

Prinzipiell unterscheidet man zwischen offenen und geschlossenen Fragen.

Bei **offenen Fragen** müssen die Befragten die Antwort in ihren eigenen Worten formulieren (z. B.: „Wie haben Sie sich bei der Gruppentherapie gefühlt?"). Offene Fragen beeinflussen nicht durch vorgegebene Antworten. Die Befragten können aus ihrem eigenen Wissen, ihrer Alltagserfahrung schöpfen. Dabei eröffnen sich oft ungeahnte Sichtweisen. Diese Art von Fragen verlangt jedoch, dass die Befragten sich sprachlich gut ausdrücken können. Außerdem ergeben sich bei der Auswertung oft Schwierigkeiten, weil Antworten auf offene Fragen erst in Kategorien eingeteilt werden müssen, damit man sie quantitativ auswerten kann. Ein Fragebogen kann beide Fragetypen enthalten, offene und geschlossene Fragen, jedoch sollte man mit offenen Fragen sparsam umgehen, weil hier die Standardisierung der gesammelten Daten schwierig ist.

Korrekt müsste es statt „offene Fragen" heißen: „Fragen ohne vorgegebene Antwortmöglichkeiten".

Bei **geschlossenen Fragen** werden verschiedene Antwortmöglichkeiten vorgegeben; die Befragten müssen sich für eine davon entscheiden. Geschlossene Fragen sind in der Regel einfacher und mit geringem Zeitaufwand auszufüllen und ermöglichen eine bequeme quantitative Auswertung. Der Nachteil von geschlossenen Fragen ist, dass sie die Befragten auf einige wenige Antworten festlegen und oft nur einen Ausschnitt der Wirklichkeit berücksichtigen. Außerdem sind sie schwieriger zu konstruieren. Geschlossene Fragen können in Form von richtigen Fragen (z. B.: „Leben Sie mit Ihrem Partner in einem gemeinsamen Haushalt?") oder als Feststellung (Statement) angeboten werden (z. B.: „Der Arzt kann für die Gesundheit wenig tun, wenn man nicht gesund lebt"). Werden sie als Feststellung formuliert, muss die Befragte auf einer Skala den Grad ihrer Zustimmung oder Ablehnung einschätzen.

Korrekt müsste es statt „geschlossene Fragen" heißen: „Fragen mit vorgegebenen Antwortmöglichkeiten".

Bei geschlossenen Fragen gibt es verschiedene Antwortmöglichkeiten:

- **Alternativvorgaben**: Bei diesem Typus ist nur eine Antwort möglich. Man muss sich zwischen zwei Alternativen entscheiden, z. B.:

  Haben Sie vor Ihrer Berufsausbildung bereits in einem Krankenhaus gearbeitet?

  ☐ ja ☐ nein

- **Mehrfachvorgaben mit Rangordnung**: Hier gibt es nicht nur zwei, sondern mehrere Antwortmöglichkeiten, um eine Abstufung der Meinung erfassen zu können. Die Antwortmöglichkeiten unterliegen jedoch einer logischen Reihenfolge, z. B.:

  Hatten Sie das Gefühl, dass die Physiotherapeutin bei der Behandlung auf Ihre persönlichen Bedürfnisse eingegangen ist?

  ☐ ja ☐ eher nein
  ☐ eher ja ☐ nein

Wie belastend empfinden Sie die Arbeit auf der Palliativstation?

☐ sehr belastend	☐ eher nicht belastend
☐ eher belastend	☐ nicht belastend

- **Ungeordnete Mehrfachvorgaben**: Die vorgegebenen Antwortmöglichkeiten haben keine bestimmte Reihenfolge und müssen auch nicht aus einander ausschließenden Alternativen bestehen. Je nach Frage muss man sich für eine Antwort entscheiden oder kann mehrere Möglichkeiten ankreuzen, z. B.:

Warum betreiben Sie Sport?

☐ Weil es mir Spaß macht.	☐ Weil ich abnehmen möchte.
☐ Weil ich fit bleiben will.	☐ Weil meine Partnerin auch Sport
etc.	betreibt.

- **Rangreihen**: Dabei handelt es sich um mehrere Vorgaben, die von den Befragten in eine Reihenfolge gebracht werden müssen, z. B.:

Reihen Sie die acht genannten Berufe nach ihrem Prestige.

(1 = der angesehenste Beruf, 8 = der am wenigsten angesehene Beruf)

- **Skalen (Ratingskalen):** Eine Skala ist ein nummerisches Messsystem, auf dem die Ausprägung eines bestimmten Merkmals gemessen wird. Mit Skalen wird die Intensität oder Häufigkeit von Werten, Meinungen, Gefühlen etc. gemessen. Eine Skala besteht aus einer Reihe von Items (Statements, Aussagen), die anhand bestimmter Einheiten gemessen werden. Diese Einheiten oder Markierungen können a) verbal, b) nummerisch, c) symbolisch oder d) grafisch sein.

Ad a: Beispiel für verbale Einheiten:

Wie sehr stimmen Sie folgender Aussage zu: „Der Arzt kann für die Gesundheit wenig tun, wenn man nicht gesund lebt."

stimme völlig zu ☐ ☐ ☐ ☐ ☐ stimme gar nicht zu

Ad b: Beispiel für nummerische Einheiten:

– unipolar

Wie hoch schätzen Sie in folgenden Bereichen Ihre Kompetenzen ein?
(1 = sehr hoch, 5 = sehr gering)

sich in andere einfühlen können	1	2	3	4	5
Wissen verständlich machen können	1	2	3	4	5
Schülerinnen motivieren können	1	2	3	4	5
sich abgrenzen können	1	2	3	4	5
etc.					

– bipolar

Wie haben Sie die Gruppenatmosphäre im ersten Theorieblock empfunden?

angespannt – 2 – 1 0 + 1 + 2 gelöst

Bipolare Skalen, bei denen an beiden Enden sprachliche Gegensatzpaare stehen, nennt man „Semantic Differential Scales".

Ad c: Beispiel für symbolische Einheiten:

Wie zufrieden sind Sie mit der Beziehung zu Ihrem direkten Vorgesetzten?

☹ ☹ 😐 ☺ ☺

Ad d: Beispiel für grafische Einheiten:

Skalen mit grafischer Markierung nennt man auch „Visual-analog Scales" (VAS).

Beurteilen Sie die Ähnlichkeit der Berufe bei den folgenden Berufspaaren!

Pädagogin und Physiotherapeutin

extrem ähnlich ________________________________ extrem unähnlich

Über die Anzahl der Einheiten gibt es verschiedene Meinungen. Zu stark differenzierte Skalen können jedoch zu einem falschen Eindruck über die Ausprägung des betreffenden Merkmals führen. Häufig werden 5- oder 7-stufige Skalen eingesetzt. Auch darüber, ob eine ungerade oder eine gerade Anzahl von Einheiten verwendet werden soll, gibt es unterschiedliche Auffassungen.

- **Hybridfragen**: Dies sind Fragen, bei denen verschiedene Frage- bzw. Antworttypen miteinander kombiniert sind, z. B.:

Haben Sie Fortbildungen besucht, die Ihnen den Umgang mit sterbenden Patientinnen erleichtern?

☐ ja ☐ nein

Wenn nein, warum nicht?

☐ Es wurden keine entsprechenden Fortbildungen angeboten.

☐ Die angebotenen Fortbildungen waren für eine andere Zielgruppe.

☐ Ich hatte keine Zeit.

☐ Es hat mich nicht interessiert.

☐ Sonstige Gründe: ....

Ad 3: Die inhaltliche Struktur von Fragen

Es gibt zwar kein Rezept für das Formulieren von Fragen, einige Grundregeln zu Wortwahl und Satzbau können jedoch aufgestellt werden:

- Die Fragen sollten **klar und verständlich** formuliert und möglichst kurz sein.
- Die Fragen sollen möglichst **konkret** sein und keine abstrakten Begriffe enthalten. Zum Beispiel ist die Frage „Wie schätzen Sie die Kompetenz der Praxisanleiterin ein?" nicht gut gelungen, da der Begriff „Kompetenz" zu abstrakt und zu ungenau definiert ist.

- Die Fragen sollten so formuliert sein, dass die Antworten **eindeutig interpretiert** werden können. Ein Beispiel: „Wenn ich zornig bin, weil andere Menschen mich nicht erst nehmen, verliere ich die Selbstbeherrschung." Die Verneinung dieser Behauptung könnte sich sowohl auf den Zorn als auch auf den Verlust der Selbstbeherrschung beziehen (vgl. Bortz/Döring 2002, S. 255).
- Die Fragen sollten die Befragten **nicht überfordern**. Zum Beispiel ist die Frage „Wieviel Prozent Ihres monatlichen Bruttoeinkommens geben Sie für die Miete aus?" zu kompliziert und wird daher von einem Teil der Befragten nicht beantwortet werden.
- Die Fragen sollten **eindimensional** sein, d. h. man darf sich nicht nach zwei Dingen gleichzeitig erkundigen. Fragen wie „Lesen Sie gerne Zeitschriften und Bücher?" sollten vermieden werden. Besser ist es, zwei Fragen zu stellen, die einzeln beantwortet werden können: „Lesen Sie gerne Zeitschriften?" – „Lesen Sie gerne Bücher?"
- Die Fragen sollten **keine doppelte Verneinung** beinhalten. Fragen wie z. B. „Lehnen Sie die Meinung ab, dass Physiotherapeutinnen nicht ohne ärztliche Anordnung arbeiten dürfen?" tragen höchstens zur Verwirrung bei, liefern aber keine brauchbaren Ergebnisse.
- Formulierungen, in denen **extreme Begriffe** wie „immer", „alle", „niemals" etc. vorkommen, sollten eher vermieden werden (z. B.: „Ich bin immer bereit, anderen Menschen zu helfen") (Bortz/Döring 2002, S. 256).
- Die Fragen sollten keine bestimmten Antworten provozieren, d. h. man darf **keine Suggestivfragen** stellen (z. B.: „Finden Sie nicht auch, dass mehr Physiotherapeutinnen ausgebildet werden sollen?").

Bei Suggestivfragen können die Antworten der Befragten durch unterschiedliche Faktoren beeinflusst werden, z. B. durch Wortwahl, Inhalt oder Antwortmöglichkeiten. Vielfältige Beispiele dazu findet man bei Krämer 1994a, S. 100 ff.

6.2.3 Die Gestaltung eines Fragebogens

Bei der Erstellung eines Fragebogens müssen (neben den erwähnten strukturellen und inhaltlichen Gesichtspunkten) auch die Anordnung der Fragen („Fragebogen-Dramaturgie") und die optische Gestaltung beachtet werden.

Aufbau des Fragebogens

Zu Beginn eines Fragebogens sollte man Fragen stellen, die das Interesse der Befragten wecken. Sie werden dann eher bereit sein, den Rest des Fragebogens auszufüllen und auch weniger interessante oder schwierige Fragen zu beantworten. Daher sollte man zu Beginn nichts Langweiliges (z. B. eine lange Liste persönlicher Daten) fragen und keine heiklen oder komplizierten Dinge in Erfahrung zu bringen versuchen.

Weiters empfiehlt es sich, Themenbereiche zusammenzuziehen. Wenn zu einem Thema – z. B. Rauchen – mehrere Fragen gestellt werden, sollten sie nicht über den ganzen Fragebogen verstreut sein, sondern gebündelt, eine nach der anderen, abgefragt werden). Neue Themenbereiche können durch **Überleitungsfragen** eingeleitet werden. **Filterfragen** dienen dazu, die Gruppe der Befragten auszusortieren, auf die sich die nachfolgenden Fragen beziehen (z. B. Raucherinnen – Nichtraucherinnen).

Beim Aufbau eines Fragebogens ist auch der **Ausstrahlungseffekt** (auch Platzierungs- oder **Halo-Effekt**) zu beachten. Das heißt nichts anderes, als dass die Reihenfolge der Fragen die Antworten beeinflussen kann. Wenn z. B. zuerst Fragen über Arbeitsdruck, Zeit- und Personalmangel gestellt werden und dann nach der allgemeinen Arbeitszufriedenheit gefragt wird, so fällt diese Einschätzung sicher schlechter aus, als wenn man nur spontan nach der allgemeinen Arbeitszufriedenheit fragt und erst dann auf Details eingeht.

Ein weiterer Punkt, der beim Erstellen eines Fragebogens beachtet werden muss, ist der Umgang mit heiklen Fragen oder Themen. Zum Abbau konventioneller Schranken tragen Verharmlosungen bei, die in Form von Einleitungssätzen eingestreut werden können. Übliche Floskeln sind z. B.: „Ein jeder hat schon einmal ...“ oder „Die meisten Menschen ...“. Ein Beispiel: „Manche Menschen waschen sich täglich die Haare. Andere sind der Meinung, dass zu häufiges Haarewaschen die Kopfhaut schädigt. Wie oft waschen Sie sich die Haare?“ Auch das einfache Unterstellen eines Sachverhalts (z. B.: „Wie alt waren Sie, als Sie das erste Mal Marihuana geraucht haben?“) baut Hemmungen ab (vgl. Atteslander 2000). Aber Achtung: diese Methoden müssen mit Bedacht gewählt und eingesetzt werden, damit sie nicht zu Suggestivfragen mutieren!

Design, Format, optische Gestaltung (Layout)

Ein Fragebogen sollte insgesamt seriös wirken, wichtig aussehen, leicht zu handhaben und ästhetisch gestaltet sein. Ein Deckblatt oder ein Beibrief ist unbedingt notwendig. Der Brief sollte folgende Informationen enthalten:

- Wer ist die Fragestellerin?
- Warum wird diese Befragung durchgeführt (Sinn und Zweck der Studie), warum ist es wichtig, den Fragebogen auszufüllen?
- Ist die Anonymität gesichert (d. h. wie wird mit den Daten umgegangen)?
- Werden die Ergebnisse publiziert? Wann und wo?
- Anweisungen (z. B. Rückgabemodus, Rücksendefrist etc.)

Abbildung 22: Begleitbrief

Beispiel für einen Begleitbrief:

Sehr geehrte KollegInnen,

Wer ist die Fragestellerin?

Ziel der Befragung

im Auftrag der Lehrgangsleitung führen wir als externe Forschergruppe eine Evaluation der Lehrerausbildung durch. Ziel ist es, das Ausbildungsangebot zu verbessern und auf den Bedarf der Berufsgruppe abzustimmen. Dazu gehört u. a. die Bewertung der Ausbildung durch ehemalige LehrgangsteilnehmerInnen, wozu wir Sie mit diesem Fragebogen bitten möchten.

Umgang mit den Daten und Anonymität

Wir sichern Ihnen natürlich einen vertraulichen Umgang mit den Daten zu:

Die Fragebögen werden ausschließlich von den MitarbeiterInnen der Forschergruppe eingesehen und verarbeitet.

Die Ergebnisse werden nur als Gruppenergebnis zugänglich gemacht, sodass Rückschlüsse auf einzelne Personen nicht möglich sind.

Alle Fragebögen werden nach Abschluss des Forschungsprojekts vernichtet.

Publikation

Die Ergebnisse der rückblickenden Befragung werden mit dem Gesamtbericht veröffentlicht. Diesen können Sie mittels beiliegender Karte schriftlich anfordern.

Anweisung zur Rücksendung

Bitte senden Sie den Fragebogen bis spätestens 30. 11. 2007 mittels beiliegendem Rücksendekuvert an das Forschungsinstitut. Sollten Sie den Fragebogen nicht ausfüllen wollen, senden Sie bitte den leeren Bogen zurück.

Mit freundlichen Grüßen und herzlichem Dank für Ihre Mitarbeit

Am Ende jedes Fragebogens sollte man sich für das Ausfüllen bedanken und eventuell noch Platz für etwaige Bemerkungen der Befragten lassen (z. B. ein Kommentar zum Fragebogen, zu den Inhalten, Ergänzungen etc.).

6.3 Das Interview (die mündliche Befragung)

Der Begriff „Interview“ wird in der Alltagssprache meist im Zusammenhang mit dem Journalismus verwendet.

In der Forschung versteht man unter „Interview" eine mündliche Befragung, die sich durch planmäßiges Vorgehen mit wissenschaftlicher Zielsetzung auszeichnet. Im Rahmen eines Interviews werden die Versuchspersonen durch Fragen dazu veranlasst, verbal mitgeteilte Informationen zu geben.

Das Interview ist – ebenso wie die schriftliche Befragung – eine beliebte Methode in der Forschung. Es kommt v. a. bei qualitativen Forschungsprojekten zum Einsatz, um Erlebnisse, Erfahrungen, Meinungen oder Gefühle der Teilnehmerinnen in Erfahrung zu bringen.

6.3.1 Die Unterscheidung verschiedener Arten von Interviews

Es gibt verschiedene Arten von Interviews und verschiedene Möglichkeiten, Interviews zu klassifizieren. Im Folgenden soll eine Klassifikation von Interviews erarbeitet werden, um v. a. den Unterschied zwischen quantitativen und qualitativen Interviews deutlich zu machen (vgl. Lamnek 2005, S. 331 ff.).

Die geläufigste Unterscheidung ist die nach dem **Grad der Standardisierung**. Grob unterscheidet man dabei standardisierte (strukturierte), halb standardisierte (semistrukturierte) und nicht standardisierte (unstrukturierte, offene) Interviews.

Der Standardisierungsgrad wird einerseits vom Forschungsinstrument (in diesem Fall: von der Art des Interviews) vorgegeben, andererseits vom Verhalten der Forscherin. Um einen möglichst hohen Grad an Objektivität zu erzielen und um Vergleiche anstellen zu können, muss die Befragung möglichst unabhängig von der Interviewerin sein.

Bei einem **standardisierten Interview** (es wird manchmal auch **strukturiertes Interview** genannt) handelt es sich um eine mündliche Befragung anhand eines ausgearbeiteten, standardisierten Fragebogens. Die Fragen sind hinsichtlich Formulierung und Reihenfolge fix vorgegeben; sie können offen oder geschlossen sein. Die Struktur des Gesprächs ist asymmetrisch, die Rollen sind festgelegt. Das bedeutet: Die Interviewerin ist aktiv, sie stellt die Fragen. Die Interviewpartnerin antwortet und nimmt eine eher passive Rolle ein. Das standardisierte Interview ist ein Instrument zur Erhebung quantitativer Daten. Ziel dabei ist es, Daten zu gewinnen, die sich verallgemeinern lassen und vergleichbar sind.

Bei einem **halb standardisierten** (oder **semistrukturierten**) Interview ist der Grad der Standardisierung geringer. Der Verlauf des Gesprächs wird durch einen Interviewleitfaden (siehe S. 137) vorgegeben, der als Hilfestellung für die Interviewerin fungiert; sie kann jedoch Reihenfolge und Formulierung der Fragen selbst bestimmen, also der jeweiligen Interviewsituation anpassen. Auch Zwischen- und Verständnisfragen können dabei gestellt werden. Das halb standardisierte Interview wird in vielen qualitativen Forschungsarbeiten zur Datenerhebung eingesetzt.

Formen qualitativer Interviews

Es gibt verschiedene Formen qualitativer Interviews, die sich mehr oder weniger deutlich voneinander abgrenzen lassen. Flick (2002) unterscheidet Leitfadeninterviews und auf Erzählung abzielende Interviews.

narrativ (lat.) = **erzählend**

Auf Erzählung abzielende Interviews sind gekennzeichnet durch offenes Vorgehen und den Erzählaspekt, der im Vordergrund steht. Ein Interviewleitfaden in klassischen Sinn kommt dabei nicht zum Einsatz. Zu den auf Erzählung abzielenden Interviews gehören das narrative und das episodische Interview.

In der qualitativen Forschung spricht man immer von „Leitfäden", nie von „Fragebögen".

Leitfadeninterviews sind gekennzeichnet durch mehr oder minder offen formulierte Fragen, die durch einen Leitfaden vorgegeben sind. Der Leitfaden wird in der Interviewsituation verwendet. Fragen sollte die Interviewpartnerin möglichst frei beantworten. Unter das Leitfadeninterview fallen u. a. das problemzentrierte und das Experteninterview (vgl. Flick 2002, S. 205–211).

Narratives Interview

Die Technik des narrativen Interviews ist maßgeblich von dem deutschen Soziologen Fritz Schütze entwickelt worden. Aus der Biografieforschung entstanden, ist dies die offenste Interviewform. Im Vordergrund steht die **freie Erzählung**, die ein rückblickendes (retrospektives) Erzählen und Interpretieren darstellt. Berichtet wird vom eigenen Leben und Erleben, von Einstellungen und Absichten aus heutiger und damaliger Sicht.

> » Im narrativen Interview wird der Informant gebeten, die Geschichten eines Gegenstandsbereiches, an der dem Interviewte teilgenommen hat, in einer Stegreiferzählung darzustellen. (...) Aufgabe des Interviewers ist es, den Informanten dazu zu bewegen, die Geschichte des in Frage stehenden Gegenstandsbereichs als eine zusammenhängende Geschichte aller relevanten Ereignisse von Anfang bis Ende zu erzählen. «
>
> *Hermanns 1991, zit n. Flick 1995, S. 116*

Mit dieser Interviewform möchte man Einsichten in die subjektive Bedeutung einschneidender Erlebnisse gewinnen. Es werden vorab keine theoretischen Konzepte zum Thema ausgearbeitet, es gibt auch keinen Interviewleitfaden, sondern nur eine Initialfrage von Seiten der Interviewerin und die Bitte zu erzählen. Die Interviewerin nimmt eine passive Rolle ein (hauptsächlich die der Zuhörerin) und greift nur ein, wenn der rote Faden der Geschichte verloren geht. Ansonsten beschränkt sie sich auf Ermunterungen, die Erzählung fortzusetzen. Nach Abschluss derselben kann die Interviewerin nachfragen.

Für ein narratives Interview eignen sich nur Themen, zu denen es „etwas zu erzählen" gibt. Das Thema muss also einen starken Handlungsbezug aufweisen und dramatische Sequenzen beinhalten. Für biografische Themen z. B. ist diese Interviewform sehr geeignet. Auch unerforschte Gebiete kann man gut mit narrativen Interviews erschließen, da sie einen stark explorativen Charakter haben.

Episodisches Interview

Da sich in reinen Erzählungen, wie z. B. beim narrativen Interview, biografische Prozesse sehr gut untersuchen lassen, treten andere Aspekte wie z. B. Meinungen, Einstellungen oder Reflexionen eher in den Hintergrund. Mit dem episodischen Interview lassen sich beide Aspekte gut vereinen. Es ist eine Mischung von **Erzählung und Befragung**. Es wurde konzipiert, um zwei Bestandteile persönlichen Wissens erfassen zu können: den erfahrungsnahen Anteil, der auf eine konkrete Situation bezogen ist, und abstrakte, verallgemeinernde Annahmen und Zusammenhänge.

Ziel des episodischen Interviews ist es, der Interviewpartnerin die Möglichkeit zu geben, Erfahrungen darzustellen (in allgemeiner, vergleichender Form etc.) und gleichzeitig die entsprechenden Episoden und Geschichten dazu zu erzählen. Zu diesem Zweck wird ein Interviewleitfaden entwickelt, der Fragen und Erzählaufforderungen zu all jenen Aspekten und Bereichen enthält, die die Interviewerin erforschen möchte (vgl. Flick 2002).

Flick stellt die Durchführung eines solchen Interviews anhand eines Beispiels dar.

Beispiel: Mit den ersten Fragen wird die Interviewpartnerin aufgefordert, ihre ganz persönlichen Definitionen des Forschungsgegenstands (z. B. der Gesundheit) darzulegen und entsprechende Situationen zu erzählen:
„Was ist das für Sie – Gesundheit?“ oder „Was ist das für Sie – Lebensqualität?“
„Erzählen Sie mir bitte ein Beispiel, an dem das deutlich wird!“
Daran anschließend erfolgt eine Erklärung, warum der Forschungsgegenstand für das tägliche Leben der Interviewpartnerin von Bedeutung ist:
„Erzählen Sie mir, wie ein typischer Tagesablauf bei Ihnen aussieht! Wie verwirklichen Sie hier Ihr Prinzip von Gesundheit?“
Dann kann man z. B. nach der persönlichen Beziehung zu zentralen Aspekten des Forschungsgegenstands fragen:

„Was bedeutet für Sie, in Ihrer beruflichen Tätigkeit Gesundheit zu fördern? Schildern Sie mir bitte eine entsprechende Situation!“

Abschließend kann die Interviewpartnerin gebeten werden, sich zu allgemeinen Aspekten des Forschungsgegenstands zu äußern und ihre subjektive Sicht zu schildern.

vgl. Flick 2002, S. 210

Problemzentriertes Interview

Das problemzentrierte Interview wurde von dem deutschen Psychologen Andreas Witzel konzipiert. Anhand eines flexiblen Interviewleitfadens werden all jene Aspekte eines Problems behandelt, die von der Forscherin als relevant erachtet werden. Im Interview soll die Befragte möglichst frei zu Wort kommen (damit es einem offenen Gespräch möglichst nahe kommt). Der Schwerpunkt liegt aber auf einer bestimmten **Problemstellung**, die die Interviewerin einbringt und auf die sie immer wieder zurückkommt. Die Interviewten werden durch den Leitfaden auf bestimmte Fragestellungen hingelenkt, sollen aber offen darauf reagieren können. Ziel des problemzentrierten Interviews ist es, die persönliche Sichtweise der Befragten zu gewissen Problembereichen innerhalb der Gesellschaft zu erfassen (vgl. Lamnek 2005, S. 363 ff.).

Anwendung findet diese Form des Interviews bei Fragestellungen, die keinen rein explorativen Charakter mehr haben (d. h. bei Problemen, über die bereits etwas bekannt ist) oder bei stärker theoriegeleiteten Fragestellungen, wo konkrete und spezifische Fragen im Vordergrund stehen.

Beispiel: Rothacher-Schlegel (2000) hat den Einfluss eines Sturzes auf das Erleben und die Mobilität bei über 75-jährigen Menschen auf Langzeitstationen erforscht. Sie bediente sich dabei des problemzentrierten Interviews, da es sich um eine sehr spezifische Fragestellung handelte, der bereits viel theoretische Arbeit vorausgegangen war.

Experteninterview

Das Experteninterview ist eine gute Methode, um komplexe Wissensbestände zu erforschen und zu rekonstruieren. Es ist dort angezeigt, wo das Wissen von Menschen gefragt ist, die in der Praxis in einem bestimmten Umfeld tätig sind. Das Experteninterview dient zur Ermittlung von Kontextwissen. In der Forschung wird es oft in der explorativen Phase eingesetzt, z. B. zur Entwicklung oder Validierung eines Konzepts. Meist handelt es sich dabei um halb standardisierte Interviews mit einem sehr konkreten Leitfaden.

Eine zentrale Frage dabei ist, wer als Expertin gilt. Dies kann nicht generell beantwortet werden, da es immer vom Thema abhängt. Oft sind es aber Mitglieder der mittleren oder oberen Führungsebene, die über fundiertes Sach- und Handlungswissen verfügen, über „Insiderwissen".

> » Als Experte wird angesprochen, wer in irgendeiner Weise Verantwortung trägt für den Entwurf, die Implementierung oder Kontrolle einer Problemlösung und über einen privilegierten Zugang zu Informationen über Personengruppen und Entscheidungsprozesse verfügt. «
>
> *Meuser/Nagel 1991, zit. n. Müller-Mundt 2002, S. 270*

Müller-Mundt (2002) merkt an, dass man in der Forschungspraxis unter dem Titel „Experteninterviews“ oft so genannte Akteurbefragungen vorfindet. Hier werden die Interviewpartnerinnen als Sachverständige zu Problemlösungsprozessen befragt und gleichzeitig als Zielgruppe in den Blick genommen, die Auskunft über ihre Handlungsgrundlagen und ihre Handlungsfelder geben soll. Es existiert in der Literatur jedoch nur wenig methodischer Diskurs über diese Form des Interviews.

Rollenbeziehungen im Interview

In einem qualitativen Interview geht man mit der Interviewpartnerin immer eine kommunikative Beziehung ein. Daher ist es wichtig, sich Gedanken über die Rollenbeziehungen in einem Interview zu machen.

Worin besteht die ideale Rolle der Interviewerin? Im besten Fall nimmt sie eine Position ein, die zwischen der einer Fachfrau und der einer naiven Lernbegierigen liegt. Einerseits soll die Interviewerin in Bezug auf den Untersuchungsgegenstand nicht völlig naiv erscheinen (die Befragte könnte sonst das Gefühl haben, dass ihre Antworten nicht verstanden werden). Je spezieller das Untersuchungsthema ist, desto eher muss sich die Interviewerin ein Minimum an Wissen über den Gegenstand aneignen. Andererseits darf sie nicht wirken, als ob sie alles wüsste, was die Befragte zu sagen hat.

Die Interviewerin sollte **außerhalb der Machthierarchie** stehen, in der die Befragte sich normalerweise befindet. Ansonsten kann es in der Interviewsituation zu einem Rollenkonflikt kommen, der die Qualität des Interviews sicher beeinträchtigt. Die Interviewpartnerin sollte, wenn möglich, auch nicht aus dem Bekanntenkreis der Interviewerin stammen, da in solchen Fällen auf Grund des bestehenden Naheverhältnisses einerseits gewisse Dinge nicht mehr gesagt werden, weil sie als bekannt vorausgesetzt werden, andererseits zu wenig nachgefragt wird, weil der Interviewerin viele Hintergründe bereits vertraut sind.

Ein spezieller Fall ist das **Interview mit Kolleginnen**: Die Interviewerin ist hier eine „kulturelle Insiderin“. Das kann ein Vorteil sein, weil sie mit der Sprache, den Normen u. Ä. dieser Kultur vertraut ist und oft auch einen „Vertrauensvorschuss“ von der Interviewpartnerin bekommt. Der Nachteil besteht darin, dass die Interviewerin der Situation nicht mehr ganz offen gegenüber stehen kann, da sie auf Grund ihrer persönlichen Erfahrungen bereits eigene Normen und Werte hinsichtlich dieser Kultur entwickelt hat. Es kann dadurch zu Vorurteilen, Fehlinterpretationen oder einer zu starken emotionalen Beteiligung der Interviewerin kommen (vgl. Holloway/Wheeler 1997).

Auch wenn hier von „Techniken" gesprochen wird, so sind dies eher Verhaltensvorschläge, die mehr aus der Erfahrung stammen, als dass sie in ihrer Wirksamkeit empirisch fundiert sind.

Interviewerverhalten und -techniken

Will man mittels eines Interviews zu aussagekräftigen qualitativen Daten kommen, muss man sich sprachlich gut ausdrücken können und braucht Erfahrung im Führen von Interviews.

Die Qualität eines Interviews hängt nicht nur von der Qualität der Fragen ab, sondern auch von der Qualität der Interviewerin!

Neben den so genannten „Interviewtechniken", die die Gesprächsführung betreffen, sind auch die Umgangsformen für das Gelingen eines Interviews nicht unbedeutend. Sie betreffen das Betragen und das Auftreten. Die Interviewerin sollte immer einen seriösen Eindruck machen, da sie mit ihrer Person auch die Seriosität der Forschung verkörpert. Als Interviewerin sollte sie zeigen, dass

- sie das Interview ernst nimmt;
- sie echtes Interesse an dem hat, was die Befragte sagt;
- das Gesagte für die Forschung wichtig ist.

Mit seinem Ausdruck und seiner Haltung sollte man der Befragten vermitteln, dass man als Forscherin auf das Expertenwissen der Befragten angewiesen ist.

Die Interviewerin sollte auf Äußerungen der Interviewpartnerin weder mit Befremden noch Missbilligung reagieren, aber auch keine enthusiastische Zustimmung zeigen (z. B. wenn die Meinungen der beiden übereinstimmen). Am besten nimmt man eine Haltung des freundlichen Gewährenlassens ein (man kann beispielsweise sagen: „Ich sehe, was Sie meinen" oder „Das ist sehr interessant, was Sie da sagen", aber nie: „Ja, genauso denke ich!").

Die Tatsache, dass man unter Zeitdruck steht oder nervös ist, sich langweilt oder dem Gesagten verwundert oder gar ablehnend gegenübersteht, kann sich (unbewusst) in der Körperhaltung u. a. körpersprachlichen Zeichen wie etwa dem Hochziehen der Augenbrauen ausdrücken. Dies nimmt die Interviewpartnerin meist wahr und reagiert dann auch dementsprechend (ablehnend, sich zurückziehend etc.).

Eine gute Interviewerin muss auch über **sprachliche Kompetenzen** verfügen: sie muss fähig sein, ein Gespräch zu führen, das Gegenüber zum Reden anzuregen, sich selbst dabei zurückzunehmen und aufmerksam zuzuhören. Neugier und Interesse daran, Neues zu erfahren und zu lernen, sind ebenfalls bedeutsame Grundvoraussetzungen.

Folgendes Verhalten ist während des Interviews wichtig:

- aufmerksam und interessiert zuzuhören;
- sich auf die Person zu konzentrieren, mit der man gerade spricht;
- der Befragten das Gefühl zu geben, „da" zu sein;
- die Gesprächspartnerin zu ermutigen (mit Kopfnicken oder aufmunternden Zwischenbemerkungen);

- eine neutrale, angstfreie Umgebung zu schaffen (wobei einfühlsames Verhalten hilfreich ist);
- auf die Körpersprache (nonverbale Kommunikation) zu achten;
- die Gesprächspartnerin nicht anzutreiben, sondern auch Schweigen zuzulassen.

Vermeiden sollte man,

- zu viele Fragen oder mehrere Fragen auf einmal zu stellen;
- allzu simple Fragen zu stellen (die mit ja oder nein beantwortet werden können);
- eigene Meinungen von sich zu geben;
- Beratung. (Therapeutinnen sind Expertinnen, die gewohnt sind, während eines Gesprächs über das Gesagte nachzudenken, es zusammenzufassen, zu beurteilen und Ratschläge zu erteilen. Aber Forschung ist nicht Beratung – hier hat man v. a. die Aufgabe, zuzuhören, nicht aber einzugreifen.)

Interviewleitfäden

Der Interviewleitfaden ist eine **Gedächtnisstütze** für die Interviewerin. Er soll sie daran erinnern, über welche Themen sie sprechen möchte und ein paar Formulierungen für ihre Fragen bereithalten. Im Leitfaden werden die Themen und Fragestellungen, die man vorher theoretisch ausgearbeitet hat, in die Praxis umgesetzt. Keinesfalls sollte man jedoch das Gespräch dem Leitfaden anpassen und die formulierten Fragen wörtlich so stellen, wie sie aufgeschrieben sind. Ein Interviewleitfaden ist kein Instrument, das man starr befolgen soll, sondern eine Hilfe, die dem Gesprächsverlauf flexibel angepasst werden kann (vgl. Morse/Field 1998).

Je nach Standardisierungsgrad, Thema oder persönlichen Vorlieben bestehen Interviewleitfäden aus mehreren konkreten Fragen oder nur aus einer großen Fragestellung mit Merkhilfen.

Beispiel für einen Interviewleitfaden: Frau X, Sie wurden vor einiger Zeit ins Spital eingeliefert, als Ihnen etwas zugestoßen war und Sie sich bewusst wurden, dass etwas nicht mehr stimmte.

Können Sie mir sagen, was Ihnen damals in den Sinn kam und wie das für Sie war?

- Was ging Ihnen durch den Kopf?
- Woran dachten Sie?
- Was hat Sie beschäftigt?
- Wie haben Sie das Ereignis erlebt?
- Können Sie mir den Ablauf beschreiben?
- Was haben Sie gespürt?

- Was ging in Ihrem Inneren vor sich?
- Wie haben Sie die Zeit im Spital seither erlebt?
- Was ging Ihnen in diesen Tagen und Nächten durch den Kopf?
- Was bereitete Ihnen besondere Mühe/Sorge?
- Welche Gedanken verbinden Sie mit der Vorstellung von Ihrer Zukunft?

Vielen Dank für Ihre Bereitschaft, über Ihre schwierige Lage zu sprechen!

Aus: Winkler 1997

Der Interviewleitfaden bildet die Grundstruktur des Gesprächs. Diese Grundstruktur wird aus der Fragestellung heraus logisch entwickelt. Grundlage dabei sind die Forschungsfragen (siehe Kap. 4.1). Die Schlüsselfrage ist: „Welche Fragen muss ich der Interviewpartnerin stellen, damit ich eine Antwort auf meine Forschungsfrage bekomme?" Aus der Aufschlüsselung der Forschungsfrage ergeben sich thematische Felder, die die Grundlage für die Fragen im Leitfaden bilden.

Beispiel: Forschungsfragen: Wie entstehen Frauenkarrieren? Wie sehen Frauen, die Karriere gemacht haben, ihr Leben?

Entwicklung des Leitfadens:

Thema 1:	**Thema 2:**	**Thema 3:**
Berufsmotivation	Karriereentwicklung	Lebenssituation
↓	↓	↓
Subthemen:	Subthemen:	Subthemen:
Berufswunsch	Berufsweg	Privatleben
....	karrierefördernde/	berufliche Situation
....	-hemmende Faktoren	Ziele
....	....	....
↓	↓	↓
Interviewfrage(n)	Interviewfrage(n)	Interviewfrage(n)

Die Interviewfragen beziehen sich zwar inhaltlich auf die Themen bzw. Subthemen, müssen aber in einer möglichst einfachen Sprache (Alltagssprache) formuliert werden. Sie sollten keine abstrakten Begriffe enthalten, offen sein und anregen, über dieses Thema oder Subthema zu erzählen. In diesem Fall wären zum Subthema „karrierefördernde Faktoren" folgende Interviewfragen angebracht: „Welche Ereignisse waren rückblickend für Ihren beruflichen Weg wichtig?" – „Was hat Ihnen auf Ihrem beruflichen Weg geholfen?" – „Wer war für Sie rückblickend wichtig? Weshalb?"

Im formalen Aufbau folgt der Interviewleitfaden dem Verlauf eines Gesprächs.

Prinzipiell ist ein Interview in drei Phasen gegliedert, nämlich in:

1. **Einstiegsphase** (Gesprächsbeginn, Einstiegsfrage)
2. **Hauptphase** (Erzählphase, Fragen nach der zentralen Problematik, Nachfragen)
3. **Abschlussphase** (Angaben zur Person, Dank, Klären der weiteren Vorgangsweise)

Insbesondere die Einstiegsfrage muss sehr sorgfältig gewählt werden, da sie zum Thema hinführen und den ersten Impuls zum Erzählen geben soll. Auswahlkriterien für eine Einstiegsfrage sind nach Froschauer/Lueger folgende:

- Schließt die Fragestellung an die konkrete Lebenswelt der interviewten Person an?
- Steht die Frage in einem engen Zusammenhang mit dem interessierenden Thema?
- Bietet sie einen breiten Antwortrahmen an, ohne die interviewte Person zu überfordern?
- Bezieht sich die Frage auf die angesprochene Person, ohne dass sie sich benützt oder missbraucht fühlt?

Froschauer/Lueger 2003, S. 69

Rahmenbedingungen und Interviewsituation

Ein Interview beginnt nicht erst, wenn die Fragen gestellt werden. Die Kontaktaufnahme, die Rahmenbedingungen und der formale Ablauf eines Interviews sind ebenfalls wichtig für das Gelingen.

Die Rekrutierung der Interviewpartnerinnen kann über Institutionen, über Bekannte oder auch über Anschläge, Flugblätter u. Ä. erfolgen. Mit den zu interviewenden Personen muss bereits einige Zeit vor dem Interview Kontakt aufgenommen werden (und nicht erst zu Beginn des Interviews), und zwar von der Interviewerin selbst. Kontaktaufnahme bedeutet auch, der Interviewpartnerin über folgende Punkte Orientierung zu verschaffen:

- Wer ist die Person, die Kontakt aufnimmt, und wen repräsentiert sie?
- Worum geht es in der Untersuchung und was ist ihr Ziel?
- Warum wurde gerade diese Interviewpartnerin ausgewählt und welche Erwartungen werden an sie gestellt?
- Eine kurze Abklärung der Rahmenbedingungen und das Fixieren der ersten Vereinbarungen (Zeitpunkt und Dauer des Interviews, Ort etc.) sind ebenfalls notwendig.

Die Rahmenbedingungen, die bei der Planung eines Interviews berücksichtig werden sollten, beziehen sich in erster Linie auf den Ort, die Dauer, die Art der Datenerfassung und die Aufklärung der Interviewpartnerin.

Der **Ort** sollte, soweit es möglich ist, von der Gesprächspartnerin selbst bestimmt werden, denn nur wenn sie sich in der gewählten Umgebung wohl fühlt, wenn diese natürlich und möglichst angst- und sanktionsfrei ist, kann es zu einem lockeren, ungezwungenen Gespräch kommen. Der gewählte Ort sollte aber nach Möglichkeit störungsfrei sein, da Unterbrechungen und Ablenkungen die Qualität eines Interviews negativ beeinflussen.

Die **Dauer** eines Interviews hängt vom Thema, vom Zustand der Befragten und von deren prinzipieller Gesprächsbereitschaft ab. Ein qualitatives Interview kann auch einige Stunden dauern. Wichtig ist es, die Befragten vorher über die ungefähre Länge des Gesprächs zu informieren.

Vor Beginn des Interviews muss sich die Forscherin vergewissern, ob die Reichweite des Mikrofons groß genug ist, um das Gespräch aufzuzeichnen (Diktafone eignen sich meist nicht, da der Abstand zwischen Mikrofon und Sprecherin sehr klein sein muss, um eine ausreichende Aufnahmequalität zu erzielen).

Ein qualitatives Interview sollte immer mit einem **Tonband** aufgenommen werden. Das Mitschreiben während eines Interviews stört den Gesprächsfluss, sodass wichtige Techniken wie Blickkontakt oder die Vermittlung nonverbaler Signale des Zuhörers nicht einsetzbar sind. Außerdem ist ein wörtliches Mitschreiben kaum möglich, sodass man nur bruchstückhaftes Datenmaterial erhält, das schwer auszuwerten ist. Die Interviewpartnerinnen müssen jedoch ihre Zustimmung zu der Tonbandaufnahme geben.

Zusätzlich zu den Tonbandaufzeichnungen sollte man zu jedem Interview ein **Gesprächsprotokoll** anfertigen, um wichtige Zusatzinformationen, die auf dem Tonband nicht hörbar sind, festzuhalten (wie z. B. Störfaktoren, emotionale Reaktionen, Besonderheiten im Umfeld, Besonderheiten an der Interviewsituation, eigene Empfindungen etc.).

Die Interviewten müssen spätestens zu Beginn des Interviews über seinen **Sinn und Zweck** aufgeklärt werden, jedoch in einer Art und Weise, die die Befragten möglichst nicht beeinflusst. Auch muss den Befragten spätestens hier **Anonymität** zugesichert werden. Die Aufklärung und sämtliche Abmachungen, die getroffen werden, sollten schriftlich festgehalten und von der Interviewpartnerin in Form einer Einverständniserklärung unterschrieben werden, um Missverständnisse und spätere Komplikationen zu vermeiden.

6.4 Die Beobachtung

Die Beobachtung wird im Allgemeinen als ursprünglichste Form der Datenerhebung bezeichnet, denn sie ist sozusagen eine „alltägliche Technik" zur Sammlung von Informationen. Wir alle setzen die Beobachtung im täglichen Leben mehr oder weniger gezielt ein, um Vorgänge in der Umgebung oder das Verhalten von Menschen zu verstehen.

Wissenschaftliche Beobachtung unterscheidet sich von Alltagsbeobachtung dadurch, dass sie systematisch geplant (also nicht dem Zufall überlassen) ist und einem bestimmten Forschungszweck dient. Die beobachteten Ereignisse werden dabei systematisch aufgezeichnet. Gegenstand der Beobachtung sind Handlungen und Verhaltensweisen.

6.4.1 Arten von Beobachtung

Es gibt verschiedene Beobachtungsverfahren, die man nach folgenden Kriterien unterscheiden kann:

- Wissen die beobachteten Personen, dass sie beobachtet werden?
  Von **offener Beobachtung** spricht man, wenn die Beobachteten wissen, dass sie beobachtet werden. Bei der **verdeckten Beobachtung** geschieht diese ohne Kenntnis der Beobachteten.
- Beteiligt sich die Beobachterin an den Handlungen und Gesprächen der beobachteten Person oder nicht?
  Bei der **teilnehmenden Beobachtung** befindet sich die Forscherin selbst in der Situation, die sie beobachten möchte. Sie ist Teil davon und arbeitet mit den beteiligten Personen. Bei der **nicht teilnehmenden Beobachtung** hat die Forscherin nur die Rolle der Beobachterin inne und verfolgt die Ereignisse und Handlungen, ohne daran beteiligt zu sein.
- Wird mithilfe eines standardisierten Beobachtungsschemas beobachtet? Oder gibt es nur eine relativ grobe Anweisung, was beobachtet werden soll?
  Strukturierte Beobachtungen sind solche, denen ein Schema von Kategorien zu Grunde liegt. Es wird gezielt das beobachtet, was mit dem Schema erfasst werden kann (d. h. was in dem Schema enthalten ist). Die Beobachtungen werden entweder durch Zeichen oder durch Beschreibungen im Schema festgehalten. Bei **unstrukturierten Beobachtungen** werden alle Ereignisse, Handlungen etc., die während der Beobachtung stattfinden, mittels Beschreibung festgehalten, ohne dass man sich dabei an ein Schema hält.

- Findet die Beobachtung unter „natürlichen“ Bedingungen oder unter „Laborbedingungen“ statt?
  Feldbeobachtungen sind Beobachtungen in der natürlichen Umgebung der Beobachteten. **Laborbeobachtungen** finden im „Labor“ statt, d. h. die beobachteten Situationen werden künstlich herbeigeführt. Die Umgebung wird für die Beobachtung verändert.
- Beobachtet man sein eigenes Verhalten oder das einer anderen Person?
  Bei der **Fremdbeobachtung** beobachtet man fremdes Verhalten, bei der **Selbstbeobachtung** eigenes Verhalten. In diesem Fall sind Beobachterin und Beobachtete also identisch (vgl. Lamnek 2005, S. 564 f.).

Wittwer et al. (2000) bedienten sich in ihrer Studie „Quantification of Physiotherapy Treatment Time in Stroke Rehabilitation – Criterion- related Validity“ der Selbstbeobachtung. Hierfür haben 26 Physiotherapeutinnen einmalig ihre Behandlungssitzung auf Video aufgenommen. Die Videos wurden anhand verschiedener Kriterien ausgewertet.

Eine Beobachtung kann mit oder ohne Einsatz von Medien (z. B. Videogeräten) erfolgen. Der Einsatz einer Videokamera hat den Vorteil, dass die beobachtete Situation festgehalten wird. So kann sie wiederholt betrachtet werden. Das erleichtert die systematische Erfassung und vollständige Beschreibung der Szene und beugt Verfälschungen vor. Verfälschungen können z. B. durch selektive Wahrnehmung entstehen. Das bedeutet, dass die Beobachterin nur gewisse Dinge wahrnimmt, andere aber nicht.

In der quantitativen Forschung ist die Beobachtung standardisiert, strukturiert, idealerweise verdeckt und nicht teilnehmend. Damit soll größtmögliche Objektivität gewährleistet werden.

Ziel der **quantitativen Beobachtung** ist es, Handlungen oder Verhaltensdimensionen auf ihr Vorkommen und ihre Häufigkeit hin zu erforschen. Dazu wird ein theoriegeleitetes Kategorienschema erarbeitet, das die wichtigsten Dimensionen des Verhaltens enthält. Zur Aufzeichnung der Verhaltensdimensionen werden Zeichensysteme verwendet.

Quantitative Beobachtungen können sowohl als Labor- als auch als Feldbeobachtungen angelegt werden. Meist handelt es sich um Fremdbeobachtungen, in seltenen Fällen kommen aber auch Selbstbeobachtungen vor.

Die klassische qualitative Beobachtung ist die teilnehmende, unstrukturierte Feldbeobachtung. Dadurch soll möglichst große Offenheit und Nähe zum Gegenstand gewährleistet werden.

Ziel der **qualitativen Beobachtung** ist die Beschreibung eines Handlungsfeldes sowie die Beschreibung der dort agierenden Personen und ihrer Interaktionen.

Durch ihre Teilnahme an der Situation kann die Forscherin den beobachteten Personen so nahe wie möglich kommen – sie kann die Innenperspektive der Situation erfassen. Weil kein vorgegebenes Schema verwendet wird, kann sie dem Beobachteten gegenüber offen sein. Man kann jedoch auch bei qualitativen Beobachtungen halb standardisiert vorgehen. Ähnlich wie bei einem halb standardisierten Interview wird hier ein Leitfaden mit den wichtigsten Bereichen der Beobachtung entwickelt (vgl. Mayring 2002, S. 81).

6.4.2 Bestandteile einer Beobachtung

Die Grundfrage bei einer Beobachtung lautet: „Wo möchte ich was wann und wie lange beobachten?" Es geht also um die Festlegung des Beobachtungsfeldes, der Beobachtungseinheiten und der Beobachtungskriterien oder -dimensionen.

Beobachtungsfeld

Das **Beobachtungsfeld** ist der räumliche und soziale Bereich, in dem beobachtet werden soll. Um sich für ein bestimmtes Beobachtungsfeld zu entscheiden, sind Informationen darüber nötig, wo und wann ein bestimmtes Verhalten auftreten kann, so dass es beobachtbar ist. Im Vorfeld einer Beobachtung muss die Forscherin dann nähere Angaben zum Feld und zu den darin agierenden Personen sammeln. Je eingegrenzter ein Beobachtungsfeld ist (wenn es sich also um ein bestimmtes Territorium oder eine Lokalität handelt), desto einfacher wird sich der Beobachtungsablauf gestalten. Schwierig wird es immer dann, wenn Verhalten ohne räumliche oder zeitliche Bezugsordnung untersucht werden soll (vgl. Atteslander 2000, S. 82–84).

Eine vollständige Beschreibung des Beobachtungsfeldes ist für jede Forschung notwendig. In der qualitativen Feldforschung ist sie aber besonders wichtig, da Interpretationen nur im Kontext gegeben werden können.

De Weerdt et al. (2001) führten eine Studie durch, um festzustellen, ob Feedback über die für Patientinnen mit einem Schlaganfall verwendete Zeit einen Einfluss auf die Organisation der Dienstleistungen in der Rehabilitation hat. Zu diesem Zweck führten sie an zwei Tagen von 8.30 bis 17.10 (= Zeiteinheiten) eine Beobachtung durch, da um diese Zeit Physiotherapeutinnen auf der Abteilung anwesend waren.

Beobachtungseinheiten

„Die **Beobachtungseinheiten** bezeichnen denjenigen Teilbereich sozialen Geschehens, der konkreter Bestandteil der Beobachtung sein soll. Es geht dabei um die Frage ‚Wer und was wird wann beobachtet?'" (Atteslander 2000, S. 84; Herv. H. M.) Hier unterscheidet man Zeiteinheiten (z. B.: man beobachtet zwischen 10.00 und 12.00 Uhr) und Ereigniseinheiten (z. B. Beobachtung des Mobilitätstrainings). Bei quantitativen Untersuchungen bemüht man sich um eher kleine Beobachtungseinheiten; meistens werden Zeiteinheiten verwendet. Qualitative Untersuchungen hingegen benutzen umfassendere Beobachtungseinheiten (weil sie die Interaktionen möglichst ganzheitlich erfassen wollen) und ziehen zur Abgrenzung meist keine zeitlichen Begrenzungen, sondern Situationen heran.

Beobachtungskriterien oder -dimensionen

Die Beobachtungsdimensionen werden durch die Frage **„Was will ich beobachten?"** ermittelt. Bei standardisierten (strukturierten) oder halb standardisierten Beobachtungen werden zunächst Kategorien entwickelt, die die Beobachtung leiten sollen. Nicht standardisierte oder freie Beobachtungen (durch die qualitative Daten gewonnen werden) kommen ohne ein bestimmtes, vorher festgelegtes Beobachtungsschema aus.

Ein Kategorienschema kann auf zwei Wegen entwickelt werden: entweder aus der Theorie heraus (deduktiv) oder aufgrund vorher durchgeführter unsystematischer Feldbeobachtungen (induktiv). Für die Entwicklung eines Kategorienschemas für eine strukturierte, quantitative Beobachtung gilt dasselbe wie für die Entwicklung eines Fragebogens: Die Forschungsfrage oder Hypothese muss so weit operationalisiert werden, dass man **Indikatoren** (siehe S. 106) findet, mit deren Hilfe das zu beobachtende Verhalten „gemessen" werden kann (siehe Kap. 5.3). Indikatoren müssen inhaltlich so formuliert werden, dass die Beobachtungen eindeutig zuordenbar sind. Ein Kategoriensystem für quantitative Beobachtungen sollte demnach folgenden Anforderungen genügen:

- **Eindimensionalität der Messung** (die Kategorien müssen inhaltlich eindeutig sein);
- **Ausschließlichkeit der Kategorien** (jedes beobachtete Verhalten darf nur einer einzigen Kategorie zugeordnet werden können);
- **Vollständigkeit** (das Kategorienschema muss erschöpfend sein, sodass alle möglichen zum Forschungsgegenstand gehörenden Beobachtungen erfasst werden können).

Achtung: auch Fragebögen oder Beobachtungsschemata sind Messinstrumente und müssen auf ihre Validität und Reliabilität geprüft werden!

Für die Beobachtung als Methode der qualitativen Forschung kann man halb standardisierte Beobachtungsschemata verwenden, die ähnlich wie ein Interviewleitfaden die wichtigsten Beobachtungsdimensionen beinhalten.

Bei der typischen **qualitativen Feldbeobachtung** geht man hingegen völlig frei in die Beobachtungssituation und beginnt mit einer so genannten **deskriptiven Feldbeschreibung**. Holloway/Wheeler (1997) empfehlen dafür folgende Richtlinien:

- Fragen nach dem **Wer** (Wie viele Personen gehören zum Umfeld oder nehmen an den Aktivitäten teil? Wer sind sie und welche Rollen nehmen sie ein?);
- Fragen nach dem **Was** (Was geschieht innerhalb des Beobachtungsbereiches? Welche Handlungsweisen und Verhaltensregeln gibt es?);
- Fragen nach dem **Wo** (Wo finden die Interaktionen statt?);
- Fragen nach dem **Wann** (Wann finden Gespräche, Interaktionen, Handlungen statt?);
- Fragen nach dem **Warum** (Warum verhalten sich die Angehörigen eines Umfeldes in einer bestimmten Art und Weise? Warum gibt es unterschiedliche Verhaltensweisen?).

vgl. Polit et al. 2004, S. 276 f.

In weiteren Schritten könnte man dann diejenigen Sequenzen, die sich als zentrale Punkte zur Beantwortung der Frage herausstellen, fokussiert beobachten – d. h. man interessiert sich in einem weiteren Untersuchungsgang nur mehr für bestimmte Handlungen, Verhaltensweisen etc.

Beispiel:

Beobachtungsformular

Datum: Nummer:
von: bis:

Therapeutische Aktivitäten			**Nicht-therapeutische Aktivitäten**		
Aktivität	Zeit	Ort	Aktivität	Zeit	Ort
Physiotherapie			Sitzen		
Ergotherapie			Essen		
Logopädie			Transport		
Medizinische Behandlung			Ruhen oder schlafen		
Eigenständiges Trainieren			Hygienische Versorgung		
Psychologische Beratung			Anziehen		
Sportliche Aktivitäten			Aktive Entspannung		
			Fernsehen oder Musik hören		
			Sonstige Aktivitäten		

6.4.3 Die agierenden Personen

In jeder Beobachtungssituation agieren zwei Personen(-gruppen): die Beobachterinnen und die Beobachteten.

Die **Beobachterrolle** wird in erster Linie festgelegt durch den Grad der Teilnahme am Geschehen. Quantitativ orientierte Forschungen betonen die Rolle als forschende Beobachterin, was mit einem geringen Grad an Partizipation verbunden ist. Qualitative Forschungen betonen dagegen die Teilnehmerrolle.

Genauso wie beim Interview muss man zunächst überlegen, wer die Rolle der Beobachterin einnehmen kann. Die Bekanntheit einer Person im Feld kann Vorteile mit sich bringen (z. B. wird ihr eventuell weniger Misstrauen entgegengebracht und sie erhält leichter Zugang zum Feld). Der Nachteil einer zu großen Vertrautheit mit dem Handlungsfeld und den teilnehmenden Personen liegt in einer eingeschränkten oder verzerrten Wahrnehmung. Aber auch die Funktion der Beobachterin (v. a. wenn sie in einem bestimmten Machtverhältnis zu den beobachteten Personen steht), das Geschlecht, das Alter oder die Hautfarbe können sich negativ oder positiv auf die Beobachtung auswirken. Man muss daher im Vorfeld gut überlegen, wer geeignet ist, die Beobachtung durchzuführen.

Die Frage, wer beobachtet werden soll, wird teilweise schon durch die Abgrenzung des Beobachtungsfeldes und der Beobachtungseinheiten beantwortet. Die Rolle der Beobachteten als Element der Beobachtung hängt davon ab, ob eine Beobachtung verdeckt oder offen durchgeführt wird. Verdeckte Beobachtungen werfen immer ethische Fragen auf. Weiß die betreffende Person, dass sie beobachtet wird, so stellt sich die Frage, inwieweit diese Tatsache bereits ihr Verhalten beeinflusst. Je kleiner die Beobachtungseinheiten und je spezifischer die Handlungen sind, die man beobachtet (z. B. die Arbeitshaltung der Physiotherapeutinnen während der manuellen Therapie), desto mehr wird sich das Verhalten der Beobachteten anpassen und damit verzerren. Je größer und je häufiger die Beobachtungseinheiten sind und je unspezifischer der Beobachtungsgegenstand ist (z. B. die Interaktion mit der Patientin), desto weniger wird es zu gravierenden Verhaltensänderungen kommen.

6.4.4 Möglichkeiten und Grenzen der Beobachtung als Forschungsmethode

Die Beobachtung ist eine wichtige Methode, um etwas über das **tatsächliche Verhalten** der Patientinnen und Physiotherapeutinnen zu erfahren – im Gegensatz zur Befragung, wo man das Verhalten der Menschen nicht direkt untersuchen kann, sondern nur indirekt, indem man sie darüber sprechen lässt. (Ihre Äußerungen müssen mit dem tatsächlichen Verhalten nicht übereinstimmen.) Die Beobachtung bringt aber auch Probleme mit sich und ist deshalb in der Praxis manchmal schwieriger durchzuführen als z. B. die Befragung.

Ein Problem besteht darin, dass die Beobachterin zugleich das Messinstrument ist. Welche Daten erfasst und aufgezeichnet werden, hängt davon ab, was die Beobachterin wahrnimmt. Ihre Wahrnehmung kann durch verschiedene Dinge beeinflusst werden: Wenn man z. B. mit einer Situation vertraut ist, nimmt die Zuverlässigkeit der Beobachtung ab, oder die Beobachtung wird selektiv. Das bedeutet, dass man bestimmte Dinge registriert u. a. übersieht. Es ist auch schwierig, Beobachtungen neutral (objektiv) wiederzugeben, ohne sie gleich zu interpretieren.

Eine Beobachtung wirft auch ethische Probleme auf. Es ist eine sehr heikle Frage, ob, wie und in welchem Ausmaß die Beteiligten informiert werden können, ohne dass das Ergebnis beeinflusst und ohne dass der Grundsatz der freiwilligen Zustimmung verletzt wird (siehe Kap. 2.2.4). Es wird immer wieder diskutiert, inwieweit Informationen über die Beobachtung die Situation an sich bereits verfälschen. Schon das Wissen darum, dass man beobachtet wird, kann eine solche Verfälschung bewirken. Einige Autorinnen weisen darauf hin, dass das Verhalten der Beobachteten nur in der Anfangsphase der Beobachtung stark beeinflusst wird. Die Beobachterin würde nach relativ kurzer Zeit „vergessen".

6.5 Die Inhalts- oder Dokumentenanalyse

Die Inhaltsanalyse ist eine Technik, die ursprünglich aus der Kommunikationswissenschaft stammt. Ihr Ziel ist die **systematische Bearbeitung von Kommunikation**.

Streng genommen ist die Inhalts- oder Dokumentenanalyse eine Methode zur Auswertung von Daten. Handelt es sich um eine Dokumentenanalyse (dies ist der Fall, wenn bestehende Dokumente gesammelt, aufbereitet und nach bestimmten Forschungsfragen ausgewertet werden), kann man sie aber auch zu den Methoden der Erhebung von Daten zählen. Für welche Betrachtungsweise man sich entscheidet, ist letztlich abhängig von der Art der Dokumente, die man untersucht. Es können sowohl akzidentale als auch systematische Dokumente analysiert werden.

Akzidentale Dokumente sind Dokumente, die unabhängig von der Untersuchung entstanden sind. Das sind z. B. Bücher, Filme, Tagebücher, Briefe, aber auch eine Behandlungsdokumentation u. Ä. In diesem Fall spricht man von einer Dokumentenanalyse und zählt diese zu den Methoden der Datenerhebung.

Akzidentalien (lat.) = Nebenpunkte (bei Rechtsgeschäften); Gegensatz zu Essenzialien

Systematische Dokumente sind Dokumente, die eigens für die Forschung bzw. für die Analyse produziert wurden (z. B. Tonbandaufnahmen von Interviews). In diesem Fall spricht man von einer Inhaltsanalyse, die eine reine Methode der Datenauswertung ist.

Gegenstand von Inhalts- und Dokumentenanalysen ist Kommunikation, die in irgendeiner Form festgehalten ist: z. B. Tonbandaufnahmen, Texte, Filme, Bilder u. Ä. Analysiert wird also nicht die Kommunikation selbst, sondern ihre konservierte Form.

Ziel der wissenschaftlichen Dokumenten- und Inhaltsanalyse ist die Untersuchung von fixierter Kommunikation (z. B. Texte, Akten, Briefe, Dokumente, Tagebücher, Protokolle, Videos, Tonbänder, Bilder ...). Ihr Gegenstand ist nicht die Kommunikation selbst, sondern die gespeicherte (abgebildete) Form der Kommunikation.

Inhalts- und Dokumentenanalysen können sowohl quantitativ als auch qualitativ erfolgen. Die **quantitative Analyse** geht der Frage nach, wie häufig bestimmte Elemente in einem Dokument auftreten. Sie ist theoriegeleitet und standardisiert, d. h. es werden vorab die Dimensionen bestimmt, nach denen ein Dokument abgesucht wird. Meistens handelt es sich dabei um akzidentale Dokumente; man spricht daher von so genannten Dokumentenanalysen. Bei **qualitativen Analysen** hingegen geht es um das „Was", um den Inhalt eines Dokuments, nicht um das Feststellen von Häufigkeiten. Zur Analyse werden keine standardisierten Instrumente verwendet, und das Vorgehen ist – gemäß den Grundprinzipien qualitativer Forschung – offen oder höchstens halb standardisiert. Man spricht in diesem Zusammenhang eher von Inhaltsanalysen.

Im folgenden Abschnitt wird näher auf die Analyse akzidentaler Dokumente (Dokumentenanalyse) eingegangen. Die Methode der Inhaltsanalyse als Auswertungstechnik wird in Kapitel 7.2 vorgestellt.

Bei einer **Dokumentenanalyse** wird Material analysiert, das nicht eigens von der Forscherin geschaffen wurde. Für die physiotherapeutische Forschung sind hier v. a. die physiotherapeutischen Untersuchungs- und Behandlungsdokumentationen interessant, aber auch Lehrbücher, Tagebücher von Patientinnen, historische Dokumente, Schulprospekte, Fachzeitschriften oder Druckwerke wie Tageszeitungen, Wochenschriften o. Ä. Dokumentenanalysen können sowohl qualitativ als auch quantitativ (standardisiert) erfolgen.

Beispiel: Schonstein et al. (2002) analysierten retrospektiv 219 Behandlungspläne, die von Physiotherapeutinnen bei einem großen Versicherer eingereicht wurden und die für Arbeiterinnen gedacht waren, welche als Patientinnen mit Kreuzschmerzen kodiert wurden. Ein Ziel dieser Studie war es, die Qualität der angegebenen Behandlungsziele zu beschreiben, die unter Verwendung der von der Work Cover Authority of New South Wales bereitgestellten Richtlinien für Arbeiterinnen mit Kreuzschmerzen erstellt worden waren.

Die 219 Behandlungspläne lieferten 557 Behandlungsziele, die in vier Kategorien eingeteilt wurden (qualitative Analyse). Jedes Ziel innerhalb einer der vier Kategorien wurde dichotom (im Sinne von ja oder nein) auf Genauigkeit, Messbarkeit und Zeitangabe geprüft (quantitative Analyse).

Bei einer Dokumentenanalyse geht man systematisch und in mehreren Schritten vor. Erst wird bestimmt, welche Dokumente für die Forschungsfrage von Bedeutung sind (z. B. die Zeitschrift „Manuelle Therapie" von ihrem Beginn bis zum Jahr 2006). Danach werden Analyseeinheiten, Analysedimensionen und Analysekategorien festgelegt. Anhand dieser Kriterien werden die Dokumente systematisch untersucht. Man kann die Stichprobe anhand des für die Fragestellung relevanten Zeitraums abgrenzen, anhand des räumlichen Bezugs (z. B. Österreich und Deutschland) oder auch anhand der Mediengattung. Das Auswahlkriterium für die Dokumente kann aber auch ein inhaltliches sein (z. B. alle Werbungen, in denen explizit Männer angesprochen werden; vgl. Rössler 2005, S. 50–68).

Bei der Bestimmung der Stichprobe gelten grundsätzlich die Verfahren der Stichprobengewinnung der quantitativen Forschung (vgl. Kap. 8.2.2).

Die **Analyseeinheit** bestimmt die Aufteilung des gesamten Materials. Sie kann formal festgelegt werden (z. B. jedes Wort, jeder abgeschlossene Satz, jeder Quadratzentimeter eines Bildes, bestimmte Zeitabschnitte bei Videos oder abgeschlossene Artikel). Sie kann aber auch interpretativ bestimmt sein (z. B. spezifische Themen, bestimmte Wertungen etc.; etwa jeder in der Zeitschrift „Manuelle Therapie" publizierte Forschungsartikel). Jede Analyseeinheit muss gleich behandelt werden, d. h. sie muss mit demselben Instrumentarium abgesucht werden wie jede andere Einheit.

Man kann eine oder mehrere Fragen an die Analyseeinheiten richten (man sagt: jede Einheit kann nach mehreren Dimensionen untersucht werden). Diese verschiedenen Fragestellungen nennt man **Analysedimensionen**. Welche Analysedimensionen ausgewählt werden, richtet sich nach den Forschungsfragen, mit denen man in die Untersuchung geht. Jede Analyseeinheit muss auf alle gewählten Dimensionen abgefragt werden.

Innerhalb jeder Dimension kann es nun eine Anzahl von Kategorien (**Analysekategorien**) geben, die konkret beschreiben, wonach man sucht. Das Kategorienschema muss nicht alle Inhalte erfassen, die im Text auftreten, es soll aber alle Dimensionen erfassen, die von Bedeutung sind (vgl. Lamnek 2005, S. 494 ff.).

Dieses systematisierte und stark strukturierte Vorgehen entspricht den Erfordernissen quantitativer Analysen. Für qualitative Analysen bedient man sich einer eher offenen Vorgangsweise, bei der z. B. die Analysedimensionen und Analysekategorien nicht vorab festgelegt, sondern aus dem Material heraus entwickelt werden.

Beispiel: Forschungsfragen: Welche Art von Forschungsarbeiten werden in den gängigen englischsprachigen wissenschaftlichen Physiotherapiezeitschriften veröffentlicht? Gibt es eine Veränderung im Zeitverlauf? Wenn ja, wie zeigt sich diese?

Stichprobe: Journal of Physiotherapy Science, jede Ausgabe der letzten zehn Jahre

Analyseeinheit: Jeder Forschungsbericht

Dimension	Kategorie		
Gebiet	Praxis	Behandlungsmethoden	
		Kommunikation	
		Erleben der Patientin	
		etc.	
	Beruf		
	Ausbildung		
Forschungsansatz	quantitativ		
	qualitativ		
Forschungsdesign	experimentell	RCT	
		Quasi-Experiment	
	nicht-experimentell	deskriptiv	
		Ursache-Wirkung	
		Sonstige	Fall-Kontroll
			Kohorten
			Korrelation

6.6 Bewertung der Qualität quantitativer Messungen

Die Frage nach der Güte der Daten beschäftigt sowohl die Forschenden als auch die Konsumentinnen von Forschungsberichten. Die so genannten wissenschaftlichen Gütekriterien (siehe Kap. 3.4) ermöglichen es, die Qualität der erhobenen Daten zu überprüfen, und zwar sowohl auf der Ebene des Vorgehens (des Designs) als auch auf der Ebene der Datenerhebung, d. h. im Falle der quantitativen Forschung: auf der Ebene der Instrumente.

In einer quantitativen Studie erhält man Daten durch Messung. Die Kontrolle der Messung und die Vermeidung von Messfehlern (siehe Kap. 5.6) sind wichtige Voraussetzungen für korrekte Ergebnisse. Je mehr Kontrolle vorhanden ist, desto mehr Vertrauen kann man in die Ergebnisse haben. Die Aussagekraft einer Untersuchung ist nicht nur von der richtigen Fragestellung und dem dazu passenden Design bzw. der Art der Datenerhebung abhängig, sondern in großem Ausmaß auch vom Messinstrument und der Art, wie es erstellt wurde. Für die Bestimmung der Güte von Messinstrumenten sind die Objektivität, die Validität und die Reliabilität von großer Bedeutung.

6.6.1 Validität

Die Validität oder Gültigkeit ist das Ausmaß, in dem ein Instrument das misst, was die Forscherin zu messen beansprucht. Validität ist nichts, von dem man sagen kann, dass es vorhanden sei oder nicht. Eher kann man über ihr Ausmaß sprechen.

Validität, die die Qualität von Messinstrumenten angibt, darf nicht verwechselt werden mit der internen und externen Validität, die ein Maßstab für die Güte eines quantitativen Untersuchungsdesigns ist.

Die praktische Prüfung der Validität erweist sich als schwierige und komplexe Aufgabe. Am häufigsten wird in der Literatur von Inhaltsvalidität, Kriteriumsvalidität und Konstruktvalidität gesprochen.

Inhaltsvalidität bedeutet, dass möglichst alle Dimensionen berücksichtigt werden, die man messen möchte. Der zu messende inhaltliche Bereich soll also ausreichend abgedeckt sein. Die zentrale Frage dabei ist: „Wie repräsentativ sind die Fragen in diesem Test für die Gesamtheit aller Fragen, die zu diesem Thema gestellt werden könnten?" (Polit et al. 2004, S. 299). Das wiederum hängt davon ab, wie gut die Begriffe, die in den Forschungsfragen enthalten sind, operationalisiert wurden. „Eine ‚gültige' Messung kann nur dann erfolgen, wenn jeder Aspekt des theoretischen Begriffs in der Operationalisierung berücksichtigt wurde" (Schnell et al. 1993, S. 163).

Beinhaltet z. B. der Begriff „professionelle Beziehung" mehrere Dimensionen (z. B. wertschätzen, unterstützen, einbeziehen, informieren, Fachkompetenz; vgl. Hulskers 1999; siehe auch Kap. 6.2.1) und hat man gleichzeitig einen Fragebogen, dessen Items (Fragen) sich nur auf die Dimension „informieren" beziehen, so hat dieser Fragebogen keine inhaltliche Gültigkeit, um die „professionelle Beziehung" zu messen.

Die Forscherin definiert daher zuerst das Konzept und identifiziert dann die Dimensionen, die die Komponenten des Konzepts bilden. Dabei stützt sie sich auf die verfügbare Theorie. Danach werden Items formuliert, die dieses Konzept und seine Dimensionen abbilden. Durch die Vorlage der Items bei einem Expertengremium kann eine externe Prüfung erfolgen.

Die Inhaltsvalidität lässt sich nicht durch einen Wert ausdrücken. Man kann sie nur durch die Sorgfalt der Operationalisierung, z. B. durch Belege aus der aktuellen Literatur und durch Prüfung von Expertinnen, argumentieren.

Die **Kriteriumsvalidität** bezieht sich auf den Zusammenhang zwischen den empirischen Ergebnissen, die das Messinstrument gebracht hat, u. a., extern gemessenen Ergebnissen (d. h. einem externen Kriterium). Die gefundenen Ergebnisse werden also mit anderen Daten verglichen – mit Daten zum selben Phänomen, die jedoch mit anderen Tests oder Methoden erhoben wurden. „Die Kriteriumsvalildität ist definiert als Korrelation zwischen den Testwerten und den Kriteriumswerten einer Stichprobe" (Bortz/Döring 2002, S. 200). Die Schwierigkeit liegt natürlich darin, ein anderes, angemessenes Kriterium zum Vergleich zu finden.

Eine Form der Kriteriumsvalidität ist die **prognostische Validität**. Hier bemisst sich die Validität daran, ob der Testwert das spätere Verhalten voraussagt (z. B. hätte ein Eingangstestverfahren zur Aufnahme in die Physiotherapieausbildung dann eine hohe prognostische Validität, wenn man sieht, dass die aufgenommenen Teilnehmerinnen die Ausbildung absolvieren und im Beruf erfolgreich sind). Die **Übereinstimmungsvalidität** hingegen bezieht sich auf einen Vergleich zu ein und demselben Zeitpunkt. So könnte z. B. die Validität einer Schmerzskala getestet werden, indem man die Probandinnen veranlasst, ihren Schmerz zugleich auch auf anderen, bereits getesteten und validen Skalen einzuschätzen, und dann prüft, inwieweit es hier Übereinstimmungen zu der neuen Schmerzskala gibt, die getestet werden soll.

Man kann hier auch von einem „construct as labeled" (= das theoretische Konstrukt, das gemessen werden soll) und von einem „construct as implemented" (= das Konstrukt, das tatsächlich untersucht wird) sprechen (vgl. Domholdt 2000, S. 88).

Die **Konstruktvalidität** bezeichnet den Grad, mit dem ein Messinstrument im Stande ist, ein theoretisches Konstrukt zu erfassen. Hier geht es um die Frage, welches theoretische Konstrukt mit dem Messinstrument tatsächlich erfasst wird und ob es überhaupt dazu geeignet ist, die Theorien zu validieren, die der Messung und der postulierten Beziehung der Variablen (Hypothese) zu Grunde liegen. Man prüft also, ob die Messindikatoren so gewählt wurden, dass sie das verwendete Konstrukt ausreichend abdecken. Wenn z. B. eine Forscherin festlegt, dass die Gehfunktion einer Patientin mithilfe von Gelenksmobilität und Kraft definiert wird, kann man die Konstruktvalidität anzweifeln, da die Gehfunktion auch von anderen Faktoren (wie z. B. Koordination und Gleichgewicht) abhängig ist.

Generell gilt: Je abstrakter die Begrifflichkeit, desto schwieriger ist die Bestimmung des Konstrukts, das zur Messung verwendet wird. Die „Compliance" einer Patientin zu messen, ist hinsichtlich der Erstellung eines validen theroretischen Konstrukts z. B. eine noch schwierigere Aufgabe als etwa die Messung der Beweglichkeit eines Gelenks.

Man versucht nun mittels verschiedener statistischer Tests zu bewerten, inwieweit das theoretische Konzept, das dem Instrument zu Grunde liegt, mit diesem tatsächlich gemessen werden kann. Die **Faktorenanalyse** z.B. ist ein Verfahren, mit dem man Gruppen von untereinander zusammenhängenden Items identifiziert. Man kann mit ihr bestimmen, bis zu welchem Grad sich die einzelnen Items auf einer Skala deutlich um eine oder mehrere Dimensionen gruppieren. Items, die die gleiche Dimension messen (z.B. Compliance), müssen „auf dem gleichen Faktor laden" (dies ist eine in der Fachliteratur gebräuchliche Bezeichnung für die Messung der gleichen Dimension). Weiters wird angezeigt, ob ein Instrument ein oder mehrere Konstrukte misst (vgl. LoBiondo-Wood/Haber 2005, S. 508).

6.6.2 Reliabilität

Die **Zuverlässigkeit (Reliabilität)** eines Instruments ist ein wichtiger Wert zur Beurteilung quantitativer Messgrößen. Sie bezieht sich auf die Stabilität der Messwerte. Stabilität bedeutet das Ausmaß, in dem die Werte bei wiederholten Messungen mit demselben Instrument voneinander abweichen. Je weniger Abweichungen sich bei wiederholten Messungen zeigen, desto höher ist die Reliabilität. Ein reliables Instrument zeichnet sich durch drei Hauptmerkmale aus:

1. Äquivalenz
2. Beständigkeit oder Stabilität
3. Homogenität oder interne Konsistenz

Konsistenz = Zusammenhalt, innere Geschlossenheit, fester Zusammenhang

Ad 1: Die **Äquivalenz** steht für die Zuverlässigkeit, mit der das Instrument bei mehreren Bewertungspersonen (z. B. Beobachterinnen oder Befragerinnen) funktioniert. Bei der Testung dieses Kriteriums führen zwei oder mehr Personen das gleiche Interview durch; die Resultate werden auf Übereinstimmung geprüft. Das Ausmaß dieser Art von Fehler lässt sich anhand der so genannten **Interrater-Reliabilität** beurteilen.

Ad 2: **Beständigkeit (Stabilität)** zeigt ein Instrument, wenn bei wiederholtem Einsatz dieselben Ergebnisse erzielt werden (im Vordergrund steht dabei, dass das Instrument über längere Zeit hinweg ein Konzept konstant messen soll). Eine Methode, die Beständigkeit festzustellen, ist z. B. die Test-Retest-Methode, d. h. die Wiederholung des Tests zu einem anderen Zeitpunkt bei konstanten Bedingungen (Intrarater-Reliabilität).

Ad 3: **Homogenität** schließlich steht für die innere Konsistenz der Items einer Skala. Das bedeutet, dass die Items aufeinander abgestimmt und eindimensional sein müssen, d. h. sie müssen alle das gleiche Konzept oder Merkmal messen.

Zur Messung von Äquivalenz, Beständigkeit und Homogenität werden verschiedene statistische Tests eingesetzt. Die Reliabilität insgesamt wird in einem Wert ausgedrückt, dem so genannten Reliabilitätskoeffizienten. Er drückt die Beziehung zweier Messwerte aus, die sich auf dieselbe Sache beziehen. Dieser Wert liegt zwischen 0 und 1. Je näher er bei 1 liegt, desto reliabler ist das Instrument. Werte über 0,7 beurteilt man als ausreichend, um das Instrument als reliabel einzustufen (vgl. Polit et al. 2004, S. 298).

6.6.3 Objektivität

Die **Objektivität** ist das dritte Kriterium zur Bestimmung der Qualität von Messinstrumenten. Objektivität bedeutet, dass das Ergebnis eines

Tests von der Person der Testleiterin und den äußeren Bedingungen der Durchführung möglichst unabhängig sein soll. Dies wird in der Regel dadurch erreicht, dass sowohl Durchführung als auch Auswertung standardisiert sind.

Zusammenfassung

Biophysikalische Messmethoden werden zur Datenerhebung in der Physiotherapieforschung häufig verwendet. Sie werden eingesetzt, um körperliche Phänomene und die Wirksamkeit der angewandten Therapie zu erfassen und zu messen. Biophysikalische Methoden kommen in der quantitativen Forschung zum Einsatz.

Die Befragung dient dazu, etwas über die Meinungen, Gefühle oder Erlebnisse der Teilnehmerinnen zu erfahren. Die schriftliche Befragung ist eine standardisierte Erhebungsmethode, bei der den Teilnehmerinnen ein Fragebogen vorgelegt wird, den sie selbstständig beantworten müssen. Da der Standardisierungsgrad der Befragung hoch ist, ist sie in der quantitativen Forschung sehr beliebt. Die mündliche Befragung wird als Interview bezeichnet und ist die bevorzugte Methode der qualitativen Forschung.

Mithilfe der Beobachtung kann man Erkenntnisse über menschliches Verhalten und Handeln gewinnen. Sie wird sowohl in der quantitativen als auch in der qualitativen Forschung eingesetzt.

Die Inhalts- und die Dokumentenanalyse haben zum Ziel, fixierte und wieder abrufbare Kommunikation auszuwerten. Gegenstand der Forschung sind akzidentale Dokumente (Dokumente, die unabhängig von der Forschung entstanden sind, wie z. B. Bücher, Zeitschriften, Briefe, physiotherapeutische Untersuchungs- und Behandlungsdokumentationen etc.) oder systematische Dokumente (Dokumente, die eigens für die Forschung produziert wurden, z. B. Tonbandaufnahmen von Interviews). Die Inhalts- oder Dokumentenanalyse kann ebenfalls sowohl in der qualitativen als auch in der quantitativen Forschung eingesetzt werden.

Die Überprüfung der Datenqualität erfolgt über wissenschaftliche Gütekriterien. Für die quantitative Forschung sind dies Validität (Inhaltsvalidität, Kriteriumsvalidität und Konstruktvalidität), Reliabilität (Äquivalenz, Beständigkeit sowie Homogenität) und Objektivität.

Vertiefung des Lernstoffs

1. Suchen Sie in der ICF (deutsch: http://www.dimdi.de/de/klassi/ICF/, englisch: http://www3.who.int/icf/) in allen Bereichen nach physiotherapeutisch relevanten Messvariablen (d. h. was kann man im welchem Bereich messen?), die von den in Kap. 6.1 angegebenen Messvariablen abweichen. Die Bereiche der ICF lauten:

- *Körperfunktionen und Strukturen*
- *Aktivitäten und Partizipation*
- *Umweltfaktoren inklusive therapeutischer Reize*
- *personenbezogene Faktoren*

a) Suchen Sie sich für jeden Bereich ein oder zwei Messvariablen aus und versuchen Sie, für jede relevante Variable (Merkmal) ein Messinstrument bzw. eine Messmethode zu finden.

b) Wenn Sie eine Messmethode gefunden haben, überlegen Sie, ob auch Physiotherapeutinnen dieses Instrument anwenden können.

c) Wenn dies der Fall ist, finden Sie heraus, ob es Informationen über die Gütekriterien des Messinstruments bzw. der Messmethode gibt (d. h. ob das Instrument schon getestet und ob es reliabel, valide usw. ist).

d) Bestimmen Sie, auf welchem Messskalenniveau die Messdaten liegen, die mit diesem Instrument bzw. dieser Methode erfasst werden können.

2. Erstellen Sie einen kurzen Fragebogen, der Ihnen Antworten auf die Frage nach den Belastungen Ihres Berufs liefern soll (wenn Ihnen das Thema zu umfassend ist, beschränken Sie sich auf einen Teilaspekt). Lesen Sie sich vorher dazu noch einmal das Kapitel 6.2.2 durch.

- *Lassen Sie diesen Bogen von einer Studienkollegin ausfüllen und besprechen Sie danach Folgendes:*
  - *Welche Fragen waren unklar?*
  - *Bei welchen Fragen konnte man seine Antwort nicht in die vorgegebenen Möglichkeiten einordnen?*
  - *Was hat zu diesem Thema gefehlt?*
- *Nehmen Sie selbst den Bogen zur Hand und setzen Sie bei den Antwortmöglichkeiten fiktive Zahlen ein (wie sie bei einer Umfrage unter 150 Personen herauskommen könnten). Überlegen Sie dann, welche Aussagen Sie dadurch erhalten (als Selbstkontrolle, ob die Fragen geeignet sind, Ihnen Antwort auf Ihre Forschungsfrage zu liefern).*
- *Entwerfen Sie zu dem Fragebogen einen Begleitbrief und legen Sie diesen Ihrer Kollegin vor. Besprechen Sie dann gemeinsam, ob sie*

dadurch ausreichende Informationen über Ihr Vorhaben erhalten hat, sodass sie den Fragebogen ausfüllen würde. Wenn Ihre Kollegin den Fragebogen nicht ausfüllen würde, besprechen Sie, was in Ihrem Begleitschreiben fehlt oder verbessert werden könnte.

3. *Finden Sie heraus, wo bei den folgenden Fragen und Antwortvorgaben die Fehler liegen und überlegen Sie korrekte Alternativen.*

Alter:	*0–20 Jahre*	☐	*20–40 Jahre*	☐
	40–60 Jahre	☐	*älter als 60 Jahre*	☐

   Hat sich das Personal mit Namen vorgestellt?

   ja ☐ *nein* ☐

   In Anbetracht der Tatsache, dass der Unterricht praxisnah gestaltet werden sollte – wie wichtig finden Sie die Einführung von Pflichtpraktika für Lehrerinnen?

   sehr wichtig ☐ ☐ ☐ ☐ ☐ *nicht wichtig*

   In welchen Situationen essen Sie mehr bzw. weniger?

► *Wenn ich frustriert bin*	*mehr*	☐	*weniger*	☐
► *Wenn mir langweilig ist*	*mehr*	☐	*weniger*	☐
► *Wenn ich verliebt bin*	*mehr*	☐	*weniger*	☐
► *Wenn ich mich einsam fühle*	*mehr*	☐	*weniger*	☐

   etc.

   Wie viel Einfluss haben Ihrer Meinung nach folgende Gründe auf die Wahl des Berufs der Physiotherapeutin?

	sehr viel	*viel*	*gar keinen*
Interesse an der Medizin	☐	☐	☐
Sicherer Beruf	☐	☐	☐
Der Wunsch, anderen Menschen zu helfen	☐	☐	☐

   etc.

4. *Führen Sie mit einer Studienkollegin ein kleines qualitatives Interview durch. (Fragen Sie z. B. nach den Beweggründen für die Berufswahl und den Erwartungen an die Ausbildung bzw. nach den Zukunftsplänen nach Abschluss der Ausbildung.) Nehmen Sie das Interview auf Tonband auf.*

   a) *Reflektieren Sie nach dem Interview die Situation gemeinsam:*
      - ► *Was ist Ihnen als Interviewerin gut/nicht so gut gelungen?*
      - ► *Was war Ihnen als Interviewerin angenehm/unangenehm?*

- *Was war der Interviewpartnerin angenehm/unangenehm?*

Orientieren Sie sich dabei an den Angaben von Kapitel 6.2.2.

b) *Transkribieren Sie das Interview und versuchen Sie, dabei nach den Kommentierungszeichen von Kapitel 7.2.1 vorzugehen. Lesen Sie sich das Transkript durch und versuchen Sie Folgendes herauszufinden:*
   - *Wo haben Sie mit Ihren Fragen das Interview gelenkt?*
   - *Wo sind Sie auf wichtige Äußerungen Ihrer Interviewpartnerin nicht eingegangen?*
   - *Wo hätten Sie mehr nachfragen müssen?*
   - *Sind Ihre Fragen beantwortet worden?*

5. *Wiederholen Sie die Kriterien zur Unterscheidung von Beobachtungsverfahren und vergegenwärtigen Sie sich den Unterschied zwischen qualitativer und quantitativer Beobachtung. Überlegen Sie sich allein oder diskutieren Sie mit einer Studienkollegin die methodischen Probleme, die es bei der Beobachtung als Forschungsmethode geben kann.*

Vertiefende Literatur zum Thema schriftliche Befragung

Atteslander Peter: Methoden der empirischen Sozialforschung. Walter de Gruyter, Berlin—New York 2000 (393 Seiten)

In dem Kapitel zur Befragung (S. 158–176) werden die verschiedenen Fragetypen, Regeln zur Fragenformulierung, die Fragebogenstrategie und die Vorgangsweise bei der Fragebogenentwicklung kurz, aber gut verständlich erklärt.

... zum Thema Interview

Lamnek Siegfried: Qualitative Sozialforschung. Lehrbuch. Psychologie Verlags Union, München—Weinheim 2005 (808 Seiten)

In Kapitel 8 bietet Lamnek die umfassendste Abhandlung zum Thema Interview. Besonders interessant sind der Vergleich quantitativer und qualitativer Interviews (S. 330–346) und die ausführliche Beschreibung der verschiedenen Formen des qualitativen Interviews (S. 356–383).

Froschauer Ulrike/Lueger Manfred: Das qualitative Interview. UTB, Stuttgart 2003 (240 Seiten)

Diese Publikation bietet einen sehr kompakten Leitfaden, in dem die Grundlagen zu qualitativen Interviews, die Techniken der Interviewführung und die Möglichkeiten bei der Analyse qualitativer Interviewdaten gut verständlich vermittelt werden.

Schaeffer Doris/Müller-Mundt Gabriele (Hg.): Qualitative Gesundheits- und Pflegeforschung. Huber, Bern 2002 (429 Seiten)

Im Abschnitt „Qualitative Methoden der Datenerhebung/Interviewverfahren" (S. 203–304) werden verschiedene Interviewarten vorgestellt und anhand von aktuellen Beispielen aus der Forschung im Gesundheitswesen diskutiert.

... zum Thema Beobachtung

Greve Werner/Wentura Dirk: Wissenschaftliche Beobachtung. Eine Einführung. Beltz, Psychologie Verlags Union, Weinheim 1997 (182 Seiten)
Diese Publikation bietet eine Auseinandersetzung mit den Stärken, Schwächen und methodischen Grundlagen wissenschaftlicher Beobachtung aus der Perspektive der psychologischen Forschung. Dieses Buch bezieht sich auf die quantitative Forschung.

Lueger Manfred: Grundlagen qualitativer Feldforschung. UTB, Stuttgart 2000 (267 Seiten)
Das Buch beinhaltet eine umfassende Auseinandersetzung mit der Beobachtung als Methode klassischer qualitativer Forschung auf wissenschaftlicher Ebene.

... zum Thema Inhalts- und Dokumentenanalyse

Rössler Patrik: Inhaltsanalyse. UVK Verlagsgesellschaft, Konstanz 2005 (300 Seiten)
Dieses Buch ist ein Basislehrbuch, das sich ausschließlich und daher sehr ausführlich mit dem Thema der standardisierten Inhaltsanalyse beschäftigt. Inhaltlich reicht es von den Fragestellungen für standardisierte Inhaltsanalysen über die Bildung einer Stichprobe, die Bildung von Kategorien und die Erhebung bis zur Qualitätskontrolle. Es ist in einem sehr verständlichen Stil geschrieben und durch gute Didaktisierung und viele Beispielen sehr gut verständlich. Obwohl es ein Lehrbuch für die Medien- und Kommunikationswissenschaft ist, bildet es eine sehr gute Basis für pflegewissenschaftliche Dokumentenanalysen.

7 Methoden der Datenauswertung im Überblick

Wie aus dem letzten Kapitel ersichtlich wurde, gibt es in der Forschung unterschiedliche Methoden und Techniken, Daten zu erheben. Damit ist aber nur der erste Schritt getan, denn das erhobene Material muss einer sorgfältigen Auswertung unterzogen werden, um zu sinnvollen wissenschaftlichen Aussagen zu gelangen.

Die Methoden zur Auswertung des Datenmaterials sind vielfältig und umfassend. Da es sich bei diesem Buch um ein Basiswerk handelt, in dem Grundlagenwissen vermittelt werden soll, wird in diesem Kapitel nur ein erster Einblick in die Auswertungsverfahren gegeben.

7.1 Datenanalyse in der quantitativen Forschung

Zur Analyse quantitativer Daten werden mathematische – genauer: statistische – Verfahren eingesetzt. Ziel ist es, die Daten zu strukturieren und ihr Verständnis zu erleichtern. Die Berechnung von Daten und der Umgang mit Statistikprogrammen setzt umfangreiche Statistikkenntnisse voraus. Nicht jede Physiotherapeutin, die sich mit Forschung beschäftigt, muss darüber verfügen.

Praktikerinnen, deren Interesse es in erster Linie ist, Forschungsergebnisse in der Praxis anzuwenden, müssen nicht genau wissen, welche Berechnungen und Formeln hinter den einzelnen statistischen Tests, die in einem Bericht angeführt sind, liegen. Sie müssen keine Berechnungen durchführen können. Trotzdem müssen sie verstehen, welche Bedeutung ein Test hat, was seine Aussage ist und wofür er prinzipiell eingesetzt wird. Ohne dieses Wissen ist es schwierig, quantitative Forschungsberichte zu verstehen oder kritisch zu betrachten.

Expertinnen, die eigenständig Forschung durchführen und Forschungsprojekte leiten, müssen jedoch über vertiefte Kenntnisse der Statistik verfügen – nicht nur um Ergebnisse verstehen zu können, sondern um Rechenoperationen auch selbst richtig einzusetzen. Es gibt bereits Statistikprogramme auf dem Markt, die sehr leicht zu bedienen sind. Gerade dadurch besteht aber die Gefahr, dass „Laien“ Berechnungen durchführen, die unsinnig oder nicht zulässig sind, so dass die Ergebnisse verfälscht werden. Es empfiehlt sich daher, immer mit Statistikerinnen Rücksprache zu halten, wenn Forscherinnen ihre Auswertungen selbst vornehmen. Die statistische Auswertung kann auch ausgelagert werden, d. h. man lässt sie von Mathematikerinnen oder in statistischen Instituten durchführen.

Im Folgenden wird nur ein kurzer Überblick über gebräuchliche statistische Verfahren gegeben. Eine vertiefe Auseinandersetzung, wie sie notwendig wäre, um Berechnungen selbst anstellen zu können, würde den Rahmen dieser Ausführungen sprengen. Jedoch ist die Kenntnis gewisser Ausdrücke und das Wissen um die Bedeutung bestimmter rechnerischer Verfahren für das grundlegende Verständnis von Forschungsberichten notwendig.

Grundsätzlich geht man bei der quantitativen Datenanalyse folgendermaßen vor:

1. Aufbereiten der Datenbestände
2. Erstellen einer deskriptiven Statistik
3. Anwendung analytischer statistischer Methoden

7.1.1 Aufbereiten der Datenbestände

Bei der Analyse quantitativer Daten handelt es sich um eine **Zahlenanalyse**. Der Vorgang der Datenaufbereitung besteht aus der Übertragung der gewonnenen Zahlen in eine so genannte Datenmatrix.

Wenn man als Messergebnis keine Zahlen gewonnen hat (wie dies bei Messungen auf Nominal- oder Intervallniveau der Fall ist), muss man das vorhandene Material (z. B. die ausgefüllten Fragebögen) zunächst **kodieren**, d. h. die Antworten (Daten) in Zahlen umsetzen. Dies ist der Vorgang der **Datenaufbereitung**. Dafür muss eine Liste mit allen Fragen (Variablen) und allen möglichen Antworten erstellt werden. Jeder möglichen Antwort zu jeder Frage wird genau ein spezieller Wert **(Kode)** zugeordnet. Diese Liste bezeichnet man als Kodeplan oder Kodierungsliste. Zum Beispiel: die Frage „Sind Sie verheiratet?" sei Variable 1. Wurde „ja" angekreuzt, sei das Kode 1, wurde „nein" angekreuzt, sei das Kode 2.

SPSS = Windows Superior Performing Statistical Software

Die erhobenen Informationen müssen dann gemäß dem Kodeplan mit den richtigen Kodes versehen werden. Man nennt diesen Vorgang **kodieren** oder verkoden. Die kodierten Daten werden in Form einer „Datenmatrix" niedergeschrieben oder unter Verwendung eines entsprechenden Statistikprogramms direkt eingegeben und gespeichert. Die Matrixvorlage befindet sich direkt auf dem Bildschirm. Ein in den Sozialwissenschaften sehr populäres und anwenderfreundliches Statistikprogramm ist SPSS für Windows. Erst nach der Kodierung ist eine sinnvolle Verarbeitung der Daten möglich.

Statistische Verfahren können nicht beliebig eingesetzt werden. Welches Verfahren man anwenden kann, hängt u. a. vom Messniveau der Variablen ab. Je höher das Messniveau ist, desto mehr Freiheiten hat man bei der Auswahl der statistischen Methoden.

7.1.2 Deskriptive Statistik

Aus den verschiedenen Messungen oder Erhebungen erhält man meist eine große Menge an Daten. Wenn man diese in der Datenmatrix ansieht, kann man ihre Bedeutung noch nicht erkennen, ebenso wenig, wie die Beziehungen der Daten untereinander nicht direkt zu sehen und zu beschreiben sind.

Mithilfe der deskriptiven Statistik werden die Daten nach unterschiedlichen Merkmalen beschrieben und zu leicht handhabbaren Größen zusammengefasst. Zu diesen Größen zählen die so genannten empirischen Verteilungen wie
- **Häufigkeitsverteilungen,**
- **das Maß der zentralen Tendenzen und Streuungen, aber auch**
- **das Errechnen von statistischen Zusammenhängen zwischen Merkmalen (Korrelationen).**

Häufigkeitsverteilungen

Häufigkeitsverteilungen sind die einfachste Möglichkeit, Daten zu ordnen. Man zählt dabei, wie oft ein Ereignis auftritt. Dargestellt werden diese Daten in absoluten Zahlen oder Prozenten.

z. B.: n = 122 („n“ steht hier für die Gesamtmenge der Zahlen)
ja = 82 nein = 33
keine Antwort = 7

Das heißt: Von 122 Befragten haben 115 diese Frage beantwortet. Davon haben 82 mit „ja“ und 33 mit „nein“ geantwortet. In Prozenten dargestellt sieht das Ergebnis folgendermaßen aus:

n	=	122
ja	=	67,21 %
nein	=	27,05 %
keine Antwort	=	15,74 %

Bei der Darstellung in Prozenten ist es wichtig, auf die Gesamtmenge zu achten; sie ist für die Interpretation des Ergebnisses ausschlaggebend (denn 50 % können 200 Antworten von 400 sein oder auch nur 2 von 4).

Achtung: Prozente können Präzision vortäuschen und verzerren bei kleinen Datenmengen das Ergebnis!

Lageparameter

Lageparameter beschreiben, wo sich die Datenreihen im Bereich der möglichen Werte befinden. Sie sind abhängig von der Art des Merkmals (siehe Kap. 5.2). Wenn z. B. 20 Patientinnen ihren Schmerz auf einer Schmerzskala angeben, die von 0 bis 10 reicht (diskretes Merkmal mit 11 Ausprägungen), könnten z. B. eine Patientin den Wert 2, zwei

Auf Ordinalniveau ist das Maß der zentralen Tendenz der Median. Die Berechnung des arithmetischen Mittels ist erst bei Daten auf Intervallniveau zulässig, jedoch wird in der Praxis auch mit Daten auf Ordinalniveau statistisch gerechnet. Um dies tun zu können, ordnet man den ordinalen Werten Zahlen zu und hebt sie dadurch künstlich auf ein höheres Niveau, als sie eigentlich besitzen. Für die Interpretation der Daten muss man sich dieses eigentlich unzulässigen Kunstgriffs jedoch bewusst sein, denn einen Mittelwert von Werten wie „zutreffend", „weniger zutreffend" und „nicht zutreffend" kann es natürlich nicht geben.

Patientinnen den Wert 3, drei Patientinnen den Wert 5, zehn Patientinnen den Wert 7, drei Patientinnen den Wert 8 und eine Patientin den Wert 10 angeben. Die meisten gemessenen Werte befinden sich in diesem Fall um den Wert 7.

Maße der zentralen Tendenz („Mittelwerte")

Die so genannten **Mittelwerte** fassen die Elemente einer Gruppe zusammen und geben den Durchschnittswert an. Man unterscheidet

- **Modus** oder Modalwert (= der häufigste Wert),
- **Median** (= der Wert, bei dem 50 % der anderen Werte darüber und 50 % darunter liegen) und das
- **arithmetische Mittel** (= die Summe der Werte geteilt durch die Anzahl der Werte; Abkürzung $\overline{X}$).

Beispiel: Es gibt in einem Wohnhaus neun Familien, davon haben vier Familien keine Kinder. Eine Familie hat ein Kind, eine hat zwei Kinder, zwei Familien haben drei Kinder und eine Familie hat sechs Kinder. Der Modus wäre hier null, der Median eins und das arithmetische Mittel 1,6.

Zentrale Tendenzen fassen große Datenmengen zusammen und geben einen Überblick. Sie können aber auch Ungleichheiten „verschwinden" lassen und dadurch die Realität verzerren.

Streuungsmaße

Streuungsmaße geben Aufschluss über die Verteilung von Daten. Das einfachste Streuungsmaß ist die so genannte **Spannweite**. Diese gibt den Unterschied zwischen dem höchsten und dem niedrigsten Wert an, z. B.: die älteste Befragte ist 78 Jahre alt, die jüngste 21.

Das am häufigsten angegebene Streuungsmaß ist die **Standardabweichung**. Sie wird auch als durchschnittliche Streuung um den Mittelwert bezeichnet und zeigt den Bereich an, in dem die meisten Werte zu finden sind. Dadurch wird ersichtlich, wie weit die Werte vom Mittelwert (arithmetisches Mittel) abweichen. Die Standardabweichung wird daher immer zusammen mit dem Mittelwert angegeben (vgl. Bello 1996). Sie kann deswegen nur für Daten ab Intervallniveau eingesetzt werden. Ihre Abkürzung lautet „s" oder „SD" (= Standard Deviation).

Beispiel: Bei einem Test sind 100 Punkte zu erreichen. Die durchschnittliche Punkteanzahl aller ausgewerteten Tests beträgt 73 (= arithmetisches Mittel), die Standardabweichung ± 12,1. Das heißt, dass 68 % (dieser Wert wurde auf Grund der Normalverteilungskurve errechnet) der Ergebnisse zwischen 85,1 und 60,9 Punkten liegen.

Korrelation

Korrelation bedeutet „Zusammenhang". Korrelationen geben Antwort auf die Frage: „Wie groß ist die Beziehung zwischen Variablen?" Mit ihnen kann man z. B. prüfen, ob es einen Zusammenhang zwischen der Beantwortung zweier Fragen in einem Fragebogen gibt. Der **Korrelationskoeffizient** ist das Maß für die Korrelation, d. h. für den Zusammenhang zweier Faktoren. Er kann eine Größe zwischen +1 und –1 haben und wird mit „r" bezeichnet.

r = +1 vollständig positiver Zusammenhang (d. h: ist ein Faktor groß, dann ist auch der andere Faktor groß und umgekehrt)

r = –1 vollständig negativer Zusammenhang (d. h: ist ein Faktor groß, dann ist der andere Faktor klein und umgekehrt)

r = 0 kein Zusammenhang

Der Zusammenhang ist umso stärker, je näher der Korrelationskoeffizient bei 1 liegt. Zum Beispiel: r = 0,74 ist stärker als r = 0,3. Man kann mithilfe von Formeln berechnen bzw. in Tabellen nachsehen, ob der Zusammenhang darüber hinaus auch **signifikant** (d. h. nicht zufällig) ist.

Beispiel: Junichi et al. führten eine Studie durch, in der sie die Beziehung zwischen der täglichen physischen Aktivität und der physischen Fitness an 20 ambulant behandelten Schlaganfallpatientinnen untersuchten. Sie berichten, dass eine negative Korrelation zwischen der Anzahl an täglichen Gehschritten und dem Sauerstoffmangel bestehe ($r = -0{,}61$; $p < 0{,}01$). Eine positive Korrelation war weiters festzustellen zwischen dem maximal leistbaren „Workload" in Watt und der Anzahl an täglichen Gehschritten ($r = 0{,}69$; $p < 0{,}01$).

Dies bedeutet: Wenn die Anzahl der Gehschritte pro Tag zunimmt, nimmt der Sauerstoffmangel ab; gleichzeitig nimmt der maximal leistbare „Workload" zu.

vgl. Junichi et al. 2002, S. 77–80

An dieser Stelle ist es wichtig, zu bemerken, dass bei nicht-experimentellen Studiendesigns eine Korrelation zwar einen rechnerischen, aber *keinen ursächlichen Zusammenhang* beweisen kann! Zum Beispiel korreliert die Anzahl der Störche stark mit der Anzahl der Geburten in Deutschland: wo viele Störche leben, werden viele Kinder geboren. Trotzdem sind die Störche nicht die Ursache für die vielen Kinder.

Bei experimentellen Studiendesigns hingegen versucht man, mit der Berechnung der Korrelation prospektiv einen ursächlichen Zusammenhang zu beweisen. Soll z. B. mit einer experimentellen Studie herausgefunden werden, ob die Anzahl der Behandlungen mit der Vergrößerung der Abduktion im Schultergelenk zusammenhängt, berechnet man die

Korrelation zwischen beiden Faktoren. Eine positive Korrelation bedeutet in diesem Fall: Je mehr Behandlungen, desto größer die Abduktion im Schultergelenk. Wenn sonstige die Studie beeinflussende Faktoren, wie z. B. zusätzliche Therapien oder Messfehler, ausgeschlossen oder kontrolliert werden können, ist die Behandlung in diesem Fall wahrscheinlich die Ursache für die Verbesserung. Man darf den Zusammenhang aber nicht umkehren und sagen, dass Patientinnen mit einer geringen Abduktion im Schultergelenk zu wenig Behandlungen bekommen haben.

7.1.3 Schließende (analytische) Statistik

Die schließende Statistik beruht auf den Grundprinzipien der Wahrscheinlichkeitstheorie. Diese ist, wie auch die Statistik, ein Teil der Mathematik, genauer gesagt der Stochastik, die sich mit der Beschreibung zufälliger Ereignisse beschäftigt.

Wahrscheinlichkeit ist

1. ein Maß für die Unsicherheit zukünftiger Ereignisse oder ungewisser Aussagen,
2. ein Maß für die relative Häufigkeit, mit der – unter mehreren möglichen Ereignissen – ein bestimmtes Ereignis eintritt (frequentistischer Wahrscheinlichkeitsbegriff).

Beim **frequentistischen Wahrscheinlichkeitsbegriff** (auch objektive Wahrscheinlichkeit genannt) wird Wahrscheinlichkeit als relative Häufigkeit verstanden:

Die Wahrscheinlichkeit eines Ereignisses ist die relative Häufigkeit, mit der es in einer großen Anzahl gleicher, wiederholter Experimente oder Stichproben auftritt.

Steht n_x für die Häufigkeit, mit der Ereignis x in n Experimenten auftritt, so ist die frequentistische Wahrscheinlichkeit definiert als Grenzwert unendlich vieler Experimente:

$$p(x) := \lim_{n \to \infty} \frac{n_x}{n}$$

Die frequentistische Wahrscheinlichkeit ist definiert als Grenzwert unendlich vieler Experimente. Die Wahrscheinlichkeit eines Ereignisses beschreibt also den festen Wert (Grenzwert), dem die relative Häufigkeit für das Auftreten des Ereignisses bei wachsender Anzahl der Versuche zustrebt.

Beispiel: Es geht um die Wahrscheinlichkeit, bei einem Würfelspiel eine Sechs zu würfeln. Je öfter man würfelt, umso eher beträgt die Wahrscheinlichkeit, eine Sechs zu würfeln, ein Sechstel. Mit steigender Anzahl der Würfelversuche nähert sich die Wahrscheinlichkeit diesem (Grenz-)Wert von 1/6. Könnte man unendlich oft würfeln, würde die Wahrscheinlichkeit den Grenzwert von 1/6 tatsächlich erreichen (und wäre dann nicht mehr Wahrscheinlichkeit, sondern Gewissheit bzw. Notwendigkeit).

Versucht man festzustellen, wie häufig ein Ereignis x (in diesem Beispiel das Auftreten der Zahl sechs) in einer Anzahl von Experimenten auftritt (Anzahl = n; hier die Anzahl der Würfelversuche), so bezeichnet man diese Häufigkeit als n_x. Die Wahrscheinlichkeit ergibt sich aus dem Quotienten der Anzahl der gesuchten Ereignisse (n_x) und der Anzahl der möglichen Ereignisse (n) (vgl. Kool/de Bie 2001, S. 113). In dem hier gewählten Beispiel beträgt die Anzahl der gesuchten Ereignisse 1 (ein einziges Ereignis wird gesucht, nämlich das Auftreten der Zahl sechs) und die Anzahl der möglichen Ereignisse 6 (sechs verschiedene Zahlen können gewürfelt werden). Daraus ergibt sich der Quotient 1/6. Der Begriff „relative Häufigkeit" ist lediglich eine andere Bezeichnung für diesen Quotienten.

Die Wahrscheinlichkeit hängt mit der **Zufälligkeit** zusammen. Von Zufall spricht man, wenn ein Ereignis nicht notwendigerweise oder wenn es unbeabsichtigt auftritt. (In der Umgangssprache bezeichnet man ein Ereignis auch als zufällig, wenn es nicht absehbar, nicht vorhersagbar oder nicht berechenbar ist.)

Beispiel: Als Beispiel diene eine Studie, die untersucht, ob nach einer bestimmten Behandlung Schmerzen auftreten oder nicht. Die statistische Wahrscheinlichkeit für „keine Schmerzen nach der Behandlung" beträgt zunächst einmal – ohne Therapie oder sonstige Einflussnahme – 50 %. Will man behaupten, dass die Behandlung effektiv ist, also Schmerzen mindert, müssen weniger als 50 % der Patientinnen nach der Behandlung „Schmerzen" angeben. Wenn in der Studie nur 40 von 100 Patientinnen keine Schmerzen haben, darf man nicht ohne Weiteres behaupten, dass die Behandlung effektiv war. Das Ergebnis von 40 % weicht von der an sich bereits gegebenen Wahrscheinlichkeit von 50 % nur geringfügig ab; daher könnte der Effekt zufällig entstanden sein. Ohne weitere Angaben kann nicht (bzw. nicht mit großer Wahrscheinlichkeit) gesagt werden, dass die Reduktion der Schmerzpatientinnen von 50 auf 40 % durch die Wirkung der untersuchten Intervention (hier: der Behandlung) zu Stande gekommen ist. Die beobachtete Reduktion könnte zufällig sein, und diese Zufälligkeit könnte in der Wirkung aller anderen (nicht bekannten und nicht untersuchten) Faktoren liegen.

Man versucht auf verschiedene Weisen, die Zufälligkeit zu minimieren. Eine Möglichkeit ist z. B., sehr große Stichproben (d. h. viele Versuchspersonen) heranzuziehen. Die Wahrscheinlichkeit, dass ein bei vielen Versuchspersonen gemessener kleiner Effekt rein zufällig auftritt, ist niedrig. Ebenso niedrig ist die Wahrscheinlichkeit, dass ein bei wenigen Probandinnen gemessener großer Effekt rein zufällig zu Stande gekommen ist.

Eine weitere Möglichkeit, Zufälligkeit hintanzuhalten, ist, ein experimentelles Forschungsdesign zu wählen.

Trotz all dieser Maßnahmen kann der Zufall jedoch nicht sicher ausgeschaltet werden. Um in der Forschung eine Hypothese prüfen zu können (z. B.: Ist die Schmerzreduktion auf die Wirkung der Behandlung zurückzuführen?), muss man aber wissen, ob der Unterschied zwischen verschiedenen Datenreihen (z. B. den Datenreihen vor und nach der Anwendung einer Behandlungstechnik) bedeutsam und nicht rein zufällig entstanden ist. Dazu benötigt man den Begriff der Signifikanz.

Signifikanz = wörtlich „Bedeutsamkeit"

Signifikanz von Ergebnissen

Mithilfe der **Signifikanz** stellt man die Aussagekraft einer statistischen Erhebung fest. Werden bei einer Untersuchung bedeutsame **(signifikante)** Unterschiede zwischen verschiedenen Gruppen (z. B. zwischen männlichen und weiblichen Befragten) oder Zusammenhänge zwischen unterschiedlichen Merkmalen (z. B. Alter und Sportlichkeit) festgestellt, muss man zunächst fragen, ob diese Unterschiede (Zusammenhänge) zufällig zu Stande gekommen sind oder nicht.

Wenn es sich um einen zufälligen Unterschied handelt, spricht man von einem **Alpha-Fehler** (Typ-I-Fehler oder Fehler erster Ordnung). Liegt ein Alpha-Fehler vor, geht man fälschlicherweise davon aus, dass ein echter Unterschied vorliegt, obwohl dieser tatsächlich nur auf Zufall beruht. Die Wahrscheinlichkeit, dass ein Alpha-Fehler vorliegt, darf nur 5 % betragen, wenn das Ergebnis der Erhebung als signifikant gelten soll. Dieser Wert wird mit $\alpha = 0{,}05$ oder $\alpha = 5\,\%$ in die verschiedenen statistischen Softwareprogramme eingegeben.

Was noch als bedeutsamer (signifikanter) Unterschied bzw. Zusammenhang im wissenschaftlichen Sinn gelten darf, wird nach einer internationalen Vereinbarung mit einer Grenze von 5 % Zufallswahrscheinlichkeit (= Signifikanz) festgelegt.

5 % Signifikanz bedeutet, dass es sich bei dem festgestellten Unterschied (Zusammenhang) mit 95 % Wahrscheinlichkeit um *keinen* Zufall handelt. (Eine hundertprozentige Sicherheit gibt es bei wissenschaftlichen Untersuchungen kaum.) Man spricht dann von einer Signifikanz von 5 % oder von einem **signifikanten Ergebnis**.

Ist die Signifikanz kleiner als 5 %, geht man üblicherweise daran, festzustellen, ob sie auch kleiner als 1 % ist. Ist dies der Fall, handelt es sich um eine **„Signifikanz von 1 %"**. Man spricht dann oft von einem **sehr signifikanten Ergebnis**. Die Signifikanz wird mit **„p"** angegeben (p = probability = Wahrscheinlichkeit).

Signifikant 5 % heißt demnach, dass ein Unterschied oder Zusammenhang mit mindestens 95 % Wahrscheinlichkeit nicht zufällig ist ($p \leq 0{,}05$).
Signifikant 1 % heißt, dass ein Unterschied oder Zusammenhang mit mindestens 99 % Wahrscheinlichkeit nicht zufällig ist ($p \leq 0{,}01$).

Bei der Berechnung der Signifikanz wird auch die Stichprobengröße mitberücksichtigt. Je größer die Stichprobe, desto eher wird ein Ergebnis nicht auf Zufall beruhen. Je mehr sich die Gruppen, die man vergleicht, in ihrer Größe unterscheiden (also eine große und eine kleine Gruppe), desto eher wird der Unterschied zufällig sein.

Ist ein Unterschied nicht signifikant, so muss dies nicht immer bedeuten, dass er wirklich nicht vorliegt (= Beta-Fehler oder Fehler 2. Ordnung). Wenn kein signifikanter Unterschied zu sehen ist, kann das auch daran liegen, dass die Stichprobe zu klein war.

Testauswahl

Es gibt verschiedene Tests zur Prüfung von Zusammenhängen oder Unterschieden zwischen den Datenreihen der gemessenen Merkmale. Zwei wichtige Kriterien für die richtige Auswahl der Tests sind die Zufallsverteilung (z. B. die Normalverteilung) und die Anzahl der Variablen.

Prinzipiell kann man unterscheiden:

- **Parametrische Tests:** Die Messung findet mindestens auf dem Intervallniveau statt und man nimmt an, dass die Variable in der Population insgesamt normal verteilt ist.
- **Nicht-parametrische Tests:** Sie werden für Ordinal- oder Nominalskalierungen und kleine Stichproben verwendet; man geht nicht davon aus, dass die Daten normal verteilt sind.

Die meisten Tests sind zur Überprüfung von Zusammenhängen zwischen nur zwei Variablen entwickelt worden. Es gibt aber auch eigene Methoden, um Zusammenhänge zwischen mehreren Variablen zu testen.

Bei der Auswahl der Tests ist zusätzlich die Art der Stichprobe ein wichtiges Auswahlkriterium. Die Tests unterscheiden sich voneinander je nachdem, ob es sich um Daten aus abhängigen oder unabhängigen Stichproben handelt. Von unabhängigen Stichproben spricht man, wenn die Daten aus zwei (oder mehr) unterschiedlichen Gruppen stammen. Wenn die Daten hingegen aus verschiedenen Messungen derselben Gruppe stammen, spricht man von abhängigen Stichproben (vgl. Domholdt 2000, S. 303 ff.).

In der folgenden Tabelle sind beispielhaft einige Tests dargestellt. Detaillierte Übersichten kann man nachlesen bei Polit et al. 2004, S. 342; Domholdt 2000, S. 306.

Tabelle 7a: Tests zur Überprüfung von Zusammenhängen

Nicht-parametrische Tests

Test	Abkürzung	Messniveau	Anzahl der Variablen/ Gruppen	Einsatz
Phi-Koeffizient	Φ	Nominal	zwei	Testet die Größe einer Beziehung zwischen zwei dichotomen Variablen
Kendalls Tau	τ	Ordinal	drei oder mehr	

Parametrische Tests

Test	Abkürzung	Messniveau	Anzahl der Variablen/ Gruppen	Einsatz
Pearsons Korrelations-koeffizient	r	Intervall Ratio	zwei	Testet, ob eine Beziehung zwischen zwei Variablen besteht
Spearmans Test	rs, p	Ordinal		Testet das Vorhandensein einer Beziehung zwischen zwei Variablen

Tabelle 7b: Tests zur Überprüfung von Unterschieden

Nicht-parameterische Tests

Test	Abkürzung	Messniveau	Anzahl der Variablen/ Gruppen	Einsatz
Chi-Quadrat	χ^2	Nominal	zwei oder mehr	Testet den Unterschied in Anteilen an zwei oder mehreren unabhängigen Gruppen
Wilcoxon-Test	T (Z)	Ordinal	zwei	Testet den Unterschied in der Rangordnung von Werten zweier unabhängiger Gruppen
„U-Test" von Mann-Whitney	U	Ordinal	zwei	Testet den Unterschied in den Rangordnungen von Werten zweier unverbundener Gruppen

Parameterische Tests

Test	Abkürzung	Messniveau	Anzahl der Variablen/ Gruppen	Einsatz
t-Test für abhängige Stichproben	t	Intervall Ratio	zwei	Testet den Unterschied zwischen zwei abhängigen Gruppenmittelwerten
t-Test für unabhängige Stichproben	t	Intervall Ratio	zwei	Testet den Unterschied zwischen zwei unabhängigen Gruppenmittelwerten
Vaianzanalyse	ANOVA	Intervall	drei oder mehr	Testet den Unterschied zwischen Mittelwerten von drei oder mehr unabhängigen Gruppen oder von mehr als einer unabhängigen Variablen

Bei der Analyse bzw. später im Forschungsbericht wird auf jeden Fall der Berechnungswert des Tests angegeben und festgehalten, wie groß die Wahrscheinlichkeit (p-Wert) ist, dass dieser Berechnungswert zufallsbedingt ist.

Beispiel: Eine statistische Tabelle: Vergleich von pränatalen und demografischen Faktoren in ländlichen und urbanen Stichproben

	ländlich (n = 364)		urban (n = 415)			
Variable	M	SD	M	SD	t	p
Alter der Mutter	22,03	4,88	23,61	5,33	18,08	< 0,001
Schwangerschaftswochen bei der ersten Visite	17,55	8,09	20,13	7,57	20,80	< 0,001
Schwangerschaftswochen bei der Geburt	39,06	2,05	39,37	1,84	14,65	1 < 0,03
Pränatale Visiten insgesamt	18,34	4,30	18,86	3,33	13,56	1 < 0,06

Form Alexy B. et al. (1997): Prenatal Factors and Birth Outcomes in Public Health Service: A Rural/Urban Comparison

Quelle: Burns/Grove 1999, S. 317; Übers. d. Verf.

In dem oben gezeigten Ausschnitt einer Tabelle zum Vergleich von pränatalen und demografischen Faktoren in ländlichen und urbanen Stichproben sind die Mittelwerte (M) und Standardabweichungen (SD) angegeben sowie die Information, inwieweit es einen signifikanten Unterschied zwischen den Merkmalen der beiden Gruppen gibt. Dazu sind der Berechnungswert des Tests (t-Test = t) und der p-Wert, d. h. das Signifikanzniveau, angegeben. Rechnet man den p-Wert in Prozent um, so sieht man, dass der Unterschied bei den ersten beiden Variablen unter der 1 %-Grenze und bei der dritten Variablen unter der 5 %-Grenze liegt. Der Unterschied ist also bei allen drei Variablen signifikant. Bei der vierten Variablen zeigt sich hingegen kein signifikanter Unterschied, da sich der p-Wert über dem 5 %-Niveau befindet. In diesem Fall ist die Wahrscheinlichkeit, dass dieser Unterschied rein zufällig entstanden ist, größer als 5 %.

7.2 Datenanalysen in der qualitativen Forschung

Für die Forscherin ist die qualitative Untersuchung ein Prozess, der sich entwickelt. Hier ergänzen sich zwei Vorgänge, die sicherstellen, dass die qualitative Arbeit zuverlässig und aussagekräftig wird: die Sammlung ausreichender und angemessener Daten und die Kreativität bei der Analyse dieser Daten.

Die Möglichkeiten, qualitatives Datenmaterial auszuwerten, sind so vielfältig wie die Möglichkeiten, es zu erheben. Die Art und Weise der Auswertung hängt mit den angewandten Erhebungsmethoden und der Zielsetzung der Untersuchung eng zusammen. Man bemüht sich stets, der jeweiligen Studie eine Auswertungsmethode „auf den Leib zu schneidern", die dem Thema und der Erhebungsmethode gerecht wird. Im folgenden Kapitel werden daher nicht spezielle Methoden, sondern allgemeine Grundlagen der qualitativen Datenauswertung vorgestellt.

7.2.1 Aufbereiten der Datenbestände

Der erste Schritt der Analyse qualitativer Daten ist die **Aufbereitung**. Für fast alle qualitativen Auswertungsmethoden muss die Kommunikation, die stattgefunden hat, verschriftlicht werden. Den Vorgang der Verschriftlichung von z. B. Interviews nennt man **Transkription**. Für eine qualitative Analyse ist die wörtliche Transkription unbedingt notwendig – sie ist die Basis für eine ausführliche interpretative Auswertung.

Die Transkription ist ein aufwändiger, zeitraubender und schwieriger Prozess (für eine Stunde Interview muss man mindestens fünf Stunden Transkriptionszeit rechnen). Manche Forscherinnen lassen dies deswegen von Assistentinnen oder Sekretärinnen durchführen. Das Transkribieren von z. B. Interviews bietet jedoch eine gute Möglichkeit, mit den Inhalten vertraut zu werden. Da dies die weitere Bearbeitung erleichtert, empfiehlt es sich, die Transkription selbst und wenn möglich kurz nach der Erhebung der Daten durchzuführen.

Man kann drei Grundformen der Transkription unterscheiden:

Im Zusammenhang mit Forschung wird immer von Transkription gesprochen, wenn sprachliches Material verschriftlicht wird. Sprachwissenschaftlich gesehen bezeichnet man so jedoch nur die phonetische Umschrift. Die Übertragung ins Schriftdeutsch heißt richtig Transliteration.

1. **Die phonetische Umschrift**

   Dabei werden lautliche Äußerungen in phonetischen Kategorien dargestellt, z. B. [ge:n]. Diese Form der Transkription ist notwendig, wenn man Sprachanalysen durchführen möchte.

2. **Die literarische Umschrift**

   Hier werden der gesprochene Dialekt oder die von der Schriftsprache abweichenden Äußerungen in unserem gebräuchlichen Alphabet wiedergegeben, z. B.: „I woa feu in da Schui". Mit dieser Form der Transkription bleibt die Charakteristik der sprachlichen Äußerung erhalten, sie ist jedoch oft schwer zu lesen.

3. **Die Übertragung in normales Schriftdeutsch**

   Die dazu verwendete Standardorthografie orientiert sich an den Normen der geschriebenen Sprache (der Dialekt wird „bereinigt"), z. B.: „Ich war faul in der Schule". Die Übertragung in die Schriftsprache macht das Transkribieren und das anschließende Lesen und Bearbeiten der Interviews leichter, es werden dabei jedoch die Besonderheiten der gesprochenen Sprache vernachlässigt. Diese Form verwendet man v. a. dann, wenn es um eine rein inhaltliche Analyse geht, bei der sprachliche Aspekte keine Rolle spielen.

Ein Transkript – auch wenn es wörtlich ist – stellt aber immer nur eine unvollständige Wiedergabe der Wirklichkeit dar. Auf dem Weg von der realen Situation zum Transkript gehen viele Informationen verloren. Allein durch den Tonbandmitschnitt sind alle nicht-lautlichen Äußerungen wie Mimik, Gestik sowie die durch die Umgebung bedingten Stimmungen nicht mehr vorhanden. Durch die Transkription erfolgt aber noch eine weitere Informationsreduktion. Viele Aspekte des sprachlichen Ausdrucks lassen sich nicht in eine befriedigende schriftliche Form bringen. Um dieses Problem etwas abzumildern, erstellt man so genannte **kommentierte Transkripte**. Dabei werden mithilfe von Sonderzeichen Auffälligkeiten der Sprache (wie bestimmte Intonierungen, Pausen oder Betonungen) ebenso wie nicht-sprachliche Äußerungen (wie Lachen u. Ä.) im Wortprotokoll vermerkt. Kallmeyer und Schütze haben dazu ein System erarbeitet, das oft verwendet wird. Da diese zusätzliche Information aber zulasten der Lesbarkeit des Transkripts geht, muss man sich entscheiden, wie umfassend man diese Form der Kommentierung einsetzt. Daher sollte man zu Beginn der Transkription festlegen, welche Sonderzeichen man verwenden möchte. Die folgenden Zeichen bilden eine Auswahl der wichtigsten Sonderzeichen aus dem System von Kallmeyer und Schütze (1976, zit. n. Mayring 2002, S. 92):

(,)	=	kurzes Absetzen einer Äußerung
...	=	mittlere Pause
(Pause)	=	lange Pause
(?)	=	Frageintonation
<u>unterstreichen</u>	=	auffällige, starke Betonung (wird unterstrichen)
(wird es?)	=	vermuteter Wortlaut
(..), (...)	=	Unverständliches

Verstehende, zustimmende Kommentare der Interviewerin wie „Mhm" oder „Ja", die zwischen dem oder während des Sprechens der Interviewpartnerin geäußert werden, können evtl. weggelassen werden, sollten sie die Lesbarkeit des Textes zu sehr belasten.

Beachten sollte man beim Erstellen von Transkripten auch Folgendes:

- Interviews nummerieren und Interviewerin und Befragte kodieren (z. B. I1, I2 und B1, B2, B3, B4);
- beim Schreiben am PC die Zeilen durchgängig nummerieren (bestimmte Sequenzen können dann schneller gefunden werden);
- beim Formatieren rechts einen breiten Rand lassen (mind. 5 cm), damit man bei der weiteren Bearbeitung Platz für Notizen und Randbemerkungen hat;
- beim Transkribieren immer auf die Wahrung der Anonymität achten (z. B. genannte Personen oder Orte abkürzen bzw. verkoden).

Beispiel:

I1: ... also du kennst sie schon ein bisschen. Kannst du mir ein bisschen die Situation schildern, warum diese Patientin zum Arzt gegangen ist, also ihre Situation, die sie bewogen hat, zum Arzt und dann ins Krankenhaus zu gehen.
B1: (Pause) (lacht) Schweigen (lacht) ahmmm (Pause)
I1: Lass dir ruhig Zeit ...
B1: ... die sie bewogen hat (,) na ja, weil sie eine Schwäche verspürt hat, v. a. beim Gehen, (,) weil sie sehr unsicher war und weil sie eigentlich selbstständig lebt, (,) soviel ich weiß zwar mit der Familie im selben Haus, (,) sich aber selbstständig versorgt, und ich glaub, diese (Versorgung?) hat nicht ganz hingehaut ... (lacht)
I1: Mhm, mhm ...
B1: Aber ich glaube hauptsächlich vom Gehen ...
I1: Aha (,) da ist sie dann zum Arzt und der hat sie dann ...
B1: Den (,) den Verlauf, das muss ich sagen (..), (...), den weiß ich nicht ... das weiß ich jetzt im Moment nicht.

7.2.2 Auswertung der Daten

Das Auswerten qualitativer Daten ist kein pragmatischer Prozess, wie dies bei einer statistischen Analyse der Fall ist, sondern ein kreativer. Die Forscherin muss sich immer auf eine Art „Dialog" mit dem Datenmaterial einlassen. Das Verstehen der Inhalte und der Zusammenhänge entsteht durch ein „Kommunizieren" mit dem Text, es ist ein aktiver und eben kreativer Prozess.

Für die qualitative Auswertung existieren keine fixen Standards wie mathematische Verfahren zur Auswertung quantitativer Daten. Man muss – im Geiste der Offenheit und mit Rücksicht auf die Tatsache, dass bei qualitativer Forschung nicht die Theorie, sondern das Datenmaterial den Prozess bestimmt – diejenigen Auswertungsverfahren anwenden, mit denen man die Forschungsfrage am besten beantworten kann. Es gibt natürlich auch für die qualitative Forschung eine Reihe von Vorgehensweisen, die im Rahmen bestimmter qualitativer Methoden entwickelt wurden und in der Literatur beschrieben sind (z. B. phänomenologische Analysen, hermeneutische Analyseverfahren, Verfahren der Diskursanalyse etc.). Egal ob man sich bei der Analyse an eine der bereits beschriebenen Vorgehensweisen hält, diese in abgewandelter Form übernimmt oder eine eigene Art der Analyse kreiert – man muss dieses Verfahren dann systematisch und konsequent anwenden. Die **Systematik der Datenanalyse** sollte bei jedem qualitativen Forschungsprojekt sorgfältig beschrieben werden (weil es eben keine Standards gibt), um nachvollziehbar zu sein und den Gütekriterien Verfahrensdokumentation und Regelgeleitetheit (siehe Kap. 3.4.2) gerecht zu werden.

Betrachtet man die verschiedenen Ansätze oder Verfahren zur Auswertung qualitativer Daten, so lassen sich im Groben zwei verschiedene Richtungen unterscheiden: die interpretativ-explikativen und die interpretativ-reduktiven Verfahren.

Die interpretativ-explikativen Verfahren sind deutende Verfahren. Man geht dabei in die Tiefe und begibt sich auf die Suche nach Strukturen und Bedeutungen, die zwar vorhanden, aber auf den ersten Blick nicht sichtbar sind.
Die interpretativ-reduktiven Verfahren hingegen sind deskriptiv. Hier bleibt man beim Offensichtlichen, bei dem, was gesagt bzw. niedergeschrieben wurde. Der Text wird reduziert, umschrieben und in Kategorien zusammengefasst, die dann miteinander verknüpft und interpretiert werden.

Exemplarisch wird im folgenden Abschnitt das interpretativ-reduktive Verfahren näher vorgestellt.

Grundzüge interpretativ-reduktiver Verfahren

Wie bereits oben erwähnt, gibt es verschiedene Arten von interpretativ-reduktiven Verfahren zur Analyse qualitativer Daten. Einige zentrale Aspekte finden sich aber bei allen reduktiven Analyseverfahren wieder. Diese sind **Kodierung**, **Kategorisierung** und **Synthetisierung**. Pragmatisch gesehen kann man das prinzipielle Vorgehen bei reduktiven Analysen (unabhängig von der Spezifität der jeweiligen Methode) folgendermaßen beschreiben:

- **Schritt 1: Vertrautmachen mit dem Material, Erkennen von inhaltlich wichtigen Stellen**

  Nach mehrmaligem Durchlesen der Transkripte (der niedergeschriebenen Interviews) ist man in der Lage, die wichtigen Worte, Redewendungen oder Daten, die im Zusammenhang mit den Foschungsfragen stehen, zu erkennen. Man markiert dann diese inhaltstragenden Stellen (bzw. streicht die unwichtigen Abschnitte).

- **Schritt 2: Verkodung und Bildung von Kategorien**

  Die inhaltstragenden Stellen werden verkodet, d.h. man versucht Überbegriffe zu finden, die die Bedeutung der Inhalte wiedergeben. Diese Überbegriffe werden auch als Kategorien bezeichnet. Zu Beginn dieses Prozesses versucht man allgemein gehaltene, große Kategorien zu formulieren. Nimmt der Umfang des Materials zu, werden die Kategorien ausdifferenziert, d.h. ihrerseits in kleinere Kategorien aufgeteilt (Bildung von Unterkategorien). Sollten die Kategorien zu klein und zu differenziert ausfallen, muss man sie wiederum zusammenfassen.

Wenn auf die Frage nach den Gründen für den Spitalseintritt Antworten kommen wie „Ich konnte zu Hause nichts mehr alleine tun" oder „Ich konnte mich nicht mehr alleine waschen", so könnten sie unter den Überbegriff (Kategorie) „mangelnde Selbstversorgung" subsummiert werden.

- **Schritt 3: Synthese aller Interviews in ein Kategorienschema**

  Nachdem das Datenmaterial einzeln verkodet wurde, legt man im nächsten Schritt die verkodeten Einzelfälle zusammen. Man entwickelt also ein Kategoriensystem, in dem sich das gesamte Material findet.

- **Schritt 4: Herstellen von Zusammenhängen**

  Das Herstellen von Zusammenhängen zwischen den einzelnen Kategorien ist der letzte Schritt bei den reduktiven Datenauswertungsprozessen. Hier kann es nützlich sein, eine Matrix zu entwickeln, um die Beziehungen zwischen den Kategorien zu veranschaulichen (siehe Kap. 8.4.2). Derartige Beziehungen herzustellen ist wichtig für die Interpretation der Daten und für die Bildung von Theorien.

Morse (1998) beschreibt drei grundsätzliche Möglichkeiten oder Wege, um im Rahmen reduktiver Verfahren Kategorien zu bilden:

1. **Analyse nach Fragen**
2. **Inhaltsanalyse**
3. **thematische Analyse**

Ad 1: Analyse nach Fragen

Dieser Weg eignet sich zur Auswertung von halb strukturierten Leitfadeninterviews. Diese Interviews setzen sich bereits aus konkreten Themen zusammen, die, in Fragen umgesetzt, mit allen Interviewpartnerinnen in ähnlicher Form geführt wurden (siehe Kap. 6.3.2). Daher geben diese Schwerpunkte bereits die Hauptkategorien der Auswertung vor. Der Text wird nach diesen Kategorien abgesucht, die dabei differenziert oder gegebenenfalls durch neue Kategorien ergänzt werden.

Das Vorgehen sieht folgendermaßen aus:

- Hauptkategorien aus den thematischen Feldern bilden;
- Interviews durchlesen, um mit dem Material vertraut zu werden;
- den Hauptkategorien Aussagen aus dem Text zuordnen und diese kennzeichnen;
- Fundstellen extrahieren (Übertragen in ein Raster) – stichwortartig oder als Paraphrase;
- evtl. das Kategoriensystem erweitern (Bildung von Unterkategorien).

extrahieren (von lat. extrahere) = herausziehen; einen Auszug machen, etwas herausnehmen

Jedes Interview wird nach diesem System bearbeitet. Bei der Zusammenfügung wird nun Bedeutungsgleiches zusammengefasst, das Kategoriensystem wird ausdifferenziert (d. h. es werden Unterkategorien gebildet) und man versucht, Beziehungen zwischen den Kategorien herzustellen (d. h. eine Matrix zu entwickeln). Vor allem beim Ausdifferenzieren und Herstellen von Verknüpfungen beginnt der interpretative Prozess.

Je genauer und durchdachter der Interviewleitfaden ist (d. h. je genauer sich die Themenbereiche darin widerspiegeln), desto einfacher ist die Kategorienerstellung. Je genauer und durchdachter die Kategorien sind, desto einfacher ist die Auswertung. Um auch im Falle von Leitfadeninterviews dem Prinzip der Offenheit gerecht zu werden, muss man sich die Möglichkeit offen lassen, das Kategoriensystem, d. h. die Überbegriffe, gegebenenfalls auch zu revidieren und im Laufe der Auswertung umzuarbeiten.

Beispiel: Interviewausschnitt (S. 172)

B1: ... die sie bewogen hat (,) na ja, weil sie eine Schwäche verspürt hat, v. a. beim Gehen, (,) weil sie sehr unsicher war und weil sie eigentlich selbstständig lebt (,) soviel ich weiß zwar mit der Familie im selben Haus (,) sich aber selbstständig versorgt und ich glaub diese (Versorgung?) hat nicht ganz hingehaut ... (lacht)

Auswertung nach Fragen

Kategorie	Paraphrase	Fundstelle
Gründe für den Spitalseintritt	– hat eine Schwäche beim Gehen verspürt – war unsicher – konnte sich nicht mehr (wie bisher) selbstständig versorgen	Interview 1 1/7–11

In weiterer Folge werden alle Aussagen, die die Befragte zum Thema „Gründe für den Spitalseintritt der Patientin" gemacht hat, in ähnlicher Weise eingetragen. Inhaltsgleiches wird zusammengefasst; danach versucht man Unterkategorien (z. B. mangelnde Selbstversorgung oder akutes Krankheitsgeschehen) zu bilden. Die Fundstellen aus den anderen Interviews zu diesem Thema werden hier zugeordnet, die Unterkategorien gegebenenfalls ergänzt.

Ad 2: Inhaltsanalyse

Diese Vorgangsweise ist stärker induktiv als die Analyse nach Fragen. Man orientiert sich nicht an vorab definierten Kategorien, sondern bildet diese aus dem Material heraus. Die Richtung wird nur von den Forschungsfragen vorgegeben. Dieses Vorgehen ist daher gut für Material geeignet, das in sehr offenen Erhebungsverfahren produziert wurde (z. B. offene Interviews).

Das Vorgehen sieht folgendermaßen aus:

- Interview durchlesen, um mit dem Material vertraut zu werden;
- (für die Forschungsfragen) relevante Themen aus dem Text bestimmen;
- den gesamten Text Schritt für Schritt bearbeiten, indem man alle inhaltstragenden Aussagen paraphrasiert und reduziert, so dass man daraus Primärkategorien (die zunächst sehr umfassend sein können) bilden kann;
- Fusionieren oder Differenzieren der Kategorien durch die paraphrasierten und reduzierten Textteile, d. h. man versucht während des Vorgangs, Aussagen in bestehende Kategorien einzuordnen, indem man z. B. Inhaltsgleiches streicht oder die Primärkategorien ausdifferenziert. Weiters werden beim Bearbeiten des Textes natürlich immer neue Primärkategorien gebildet;

- das Kategorienschema durch die Bearbeitung der restlichen Interviews ergänzen (Zuordnungen, Bedeutungsgleiches zusammenfassen, Neues ergänzend einbringen).

Das Suchen nach Verbindungen zwischen den Kategorien und das Erstellen einer Matrix ist wie bei der oben genannten Technik auch hier der letzte Schritt.

Die bekannteste der inhaltsanalytischen Methoden ist die Inhaltsanalyse nach Mayring (vgl. Mayring 2002 und 2003).

Beispiel: Stauffer hat die Interviews für ihre Arbeit zum Thema „Wie erlebt der selbstständige Patient seinen schwer kranken Mitpatienten und wie geht er mit dieser Situation um?" mit der Methode der zusammenfassenden Inhaltsanalyse nach Mayring bearbeitet. An folgendem Beispiel hat sie die einzelnen Schritte exemplarisch dargestellt.

1. Schritt: am Transkript werden inhaltstragende Teile unterstrichen
„Wie er sich benommen hat (,) bald nach dem Essen musste er erbrechen (,) und mir verging zwei bis drei Tage der Appetit (,) ich mochte nichts mehr essen (,) Sie müssen sich jetzt vorstellen (,) er ist am Tisch und hätte eigentlich am gleichen Tisch essen sollen (,) und plötzlich macht einer uuuu und das ganze Zeugs kommt wieder hervor (,) auf sein Essplateau (,) dies ist wirklich gruusig (eklig) (,) es belastet einen (.)"

2. Schritt: Parphrasierung
Die Aussagen werden ohne ausschmückende wiederholende Passagen einzeln notiert.

3. Schritt: Generalisierung
Verallgemeinerung der persönlichen Aussagen.

- „Mitpatient musste nach jedem Essen erbrechen;
- dem Patienten verging der Appetit;
- er konnte nichts mehr essen;
- Patient und Mitpatient hätten am selben Tisch essen sollen;
- Mitpatient erbricht auf sein Essplateau;
- Patient ekelt sich vor dem Erbrechen;
- das Erbrechen des Mitpatienten ist eine Belastung."

4. Schritt: Reduktion durch Selektion und Streichung bedeutungsgleicher Paraphrasen
Inhaltsgleiche Generalisierungen werden gestrichen, sich aufeinander beziehende Paraphrasen zusammengefasst. Es werden Überbegriffe gesucht wie z. B.:

- „Patient vergeht der Appetit, als Mitpatient während gemeinsamen Essens erbricht;
- Patient empfindet Erbrechen als Belastung.

Überbegriffe: Belastung, Ekel (durch Erbrechen von Mitpatient)"

5. Schritt: Reduktion durch Bündelung, Konstruktion, Integration von Paraphrasen
Überbegriffe und Kategorien aller Interviews werden zusammengeführt und evtl. nochmals auf ein allgemeineres Niveau gebracht, Doppeltes wird zusammengefasst.

6. Schritt: Zusammenstellung der Aussagen als Kategoriensystem
Anhand der generalisierten Aussagen aller Interviews werden knappe, allgemeine Kategorien gebildet; z. B.:
Kategorie: „Zusammenlegen im Zimmer", Unterkategorie: „Belastung" (Ekel).

Ad 3: Thematische Analyse

Auch diese Methode ist induktiv. Es geht dabei wie bei der Inhaltsanalyse um die Suche von Themen, die für ein Interview oder für eine Gruppe von Interviews charakteristisch sind. Das Besondere dabei ist, dass man versucht, jedes Interview zunächst als Einzelfall darzustellen. Dies kann auch anhand eines thematischen Verlaufs geschehen.

Grundsätzlich kann man dies folgendermaßen beschreiben:

- Entfernen nebensächlicher Passagen, prägnante Textteile herausnehmen – es entsteht dadurch ein gekürzter, verdichteter Text.
- Dieser Text wird (unter Berücksichtigung der Gesamtheit) zu einer ersten Charakterisierung des Interviews zusammengefasst und als Einzelfalldarstellung aufgezeichnet (Beschreibung des Falles unter Verwendung wörtlicher Passagen).
- Zuletzt wird eine Generalisierung vorgenommen (Betrachtung aller Einzelfalldarstellungen; das Herausarbeiten der Gemeinsamkeiten und Differenzen ergibt die mögliche Grundtendenz der theoretischen Aussage).

Bekannte interpretativ-reduktive Verfahren sind

- Inhaltsanalyse nach Mayring (Mayring 2003)
- Phänomenologische Analyse nach Giorgi oder Colaizzi (in: Holloway/Wheeler 1997)
- Grounded Theory (Strauss/Corbin 1996)

Unabhängig von der Art des Auswertungsverfahrens ist eine abschließende Kontrollphase wichtig. Gerade bei reduktiven Vorgangsweisen besteht die Gefahr, sich durch die Reduktion vom Wesentlichen des Gesagten zu entfernen. Es sollte immer kontrolliert werden, ob sich die Interviews in dem reduzierten Material noch spiegeln. Im Sinne einer Validierung der Auswertung kann es durchaus förderlich sein, einige oder alle Interviews von einer anderen Forscherin (z. B. von einer weiteren Mitarbeiterin des Teams) gegenkodieren zu lassen. Diesem Gedanken entspricht auch das Gütekriterium der kommunikativen Validierung (siehe Kap. 6.6.2).

Zusammenfassung

Bei der Datenanalyse in der quantitativen Forschung werden Zahlen ausgewertet; es handelt sich daher um eine Zahlenanalyse. Sie wird mithilfe statistischer Rechenoperationen durchgeführt. Diese aus Messungen oder Befragungen bzw. Beobachtungen stammenden Daten werden in einer Datenmatrix niedergeschrieben. Mittels deskriptiver Statistik werden die Daten auf Grund ihrer unterschiedlichen Merkmale beschrieben und zu leicht handhabbaren Größen zusammengefasst. Zu diesen Größen zählen Häufigkeitsverteilungen (absolute Zahlen, Prozente), das Maß der zentralen Tendenz (Modus, Median und arithmetisches Mittel) und Streuungen, aber auch errechnete Zusammenhänge (Korrelationen). Mithilfe der schließenden Statistik will man Aussagen über die Wahrscheinlichkeit machen, mit der die Ergebnisse einer bestimmten Stichprobe auf die Population übertragbar, d. h. verallgemeinbar sind. Um statistische Verfahren richtig einsetzen zu können, müssen auch die Normalverteilung der Daten, die Anzahl der Variablen oder Gruppen und die Art der Stichprobe berücksichtigt werden.

Zur Analyse von qualitativen Daten bedient man sich interpretativer Verfahren. Im Groben kann man interpretativ-explikative (interpretierende) Verfahren von interpretativ-reduktiven (beschreibenden, deskriptiven) Verfahren unterscheiden. Zentrale Aspekte bei allen Arten reduktiver Datenanalyse sind Kodierung, Kategorisierung und Synthese.

Vertiefung des Lernstoffs

1. *Im Anhang finden Sie eine Tabelle mit Angaben zu Berechnungswerten. Versuchen Sie diese zu interpretieren, so dass Sie das Ergebnis verstehen.*

2. *Führen Sie folgende Übungen durch:*
   - *Fragen Sie all Ihre Studienkolleginnen nach ihrem Wohnort und bestimmen Sie alle möglichen Lageparameter.*
   - *Schätzen Sie das Körpergewicht all Ihrer Studienkolleginnen und bestimmen Sie alle möglichen Lageparameter.*
   - *Messen Sie die Körperlänge all Ihrer Studienkolleginnen und bestimmen Sie alle möglichen Lageparameter.*

Für weitere Übungen zur Auswahl von Tests müsste in Kapitel 7 näher auf die Statistik eingegangen werden; dies würde jedoch den Rahmen dieses Buches sprengen.

Durchführung und Anwendung von Forschung

8 Der Forschungsprozess

Eine Forschungsarbeit folgt einem logischen Ablauf, den man als Forschungsprozess bezeichnet. Er beinhaltet verschiedene Schritte, die geradlinig (linear) oder als Regelkreis – ähnlich dem physiotherapeutischen Prozess – dargestellt werden können (vgl. Bartholomeyczik 1997a). Man kann mehr oder weniger Schritte beschreiben, je nachdem, wie detailliert man den Forschungsprozess aufgliedert. Bei quantitativen Forschungsarbeiten geht man zum Teil anders vor als bei qualitativen; daher unterscheiden sich die Schritte manchmal voneinander. Das Grundprinzip bleibt jedoch immer gleich.

Im folgenden Kapitel werden die einzelnen Schritte des Forschungsprozesses allgemein beschrieben; auf Unterschiede zwischen qualitativem und quantitativem Vorgehen wird hingewiesen.

Der **Ablauf einer Forschungsarbeit** gliedert sich in

- das **„Erforschbar-Machen" von Fragestellungen** (dazu gehören das Analysieren der Ausgangslage, das Formulieren des Forschungsziels und der Forschungsfragen sowie das Definieren und Operationalisieren von Begriffen);
- die Bearbeitung der dafür notwendigen **Fachliteratur**

} Planungsphase

- das Erstellen eines **Untersuchungsplans** = Vorbereitungsphase
- die **Datenerhebung** = Durchführungsphase
- die **Datenauswertung** = Auswertungsphase
- die **Datenverbreitung** = Publikationsphase

Detaillierter kann der Prozess in die in Abb. 21 gezeigten Schritte aufgegliedert werden.

Abbildung 21: Der Forschungsprozess

Die wichtigsten Schritte einer wissenschaftlichen Untersuchung

Thema
↘
Bestimmung von Ziel und Forschungsfrage
↘
Literaturstudium
↘
Eingrenzen der Forschungsfrage, Begriffsklärung, gegebenenfalls Hypothesenbildung
↘
Festlegen der Vorgangsweise
↘
Ausarbeitung der Forschungsinstrumente und Vortest
↘
Datenerhebung
↘
Auswertung und Interpretation der Ergebnisse
↘
Schlussfolgerungen
↘
Veröffentlichung

8.1 Vom Thema zur Forschungsfrage

Am Beginn einer Forschungsarbeit steht immer der Wunsch, etwas zu wissen oder zu erkennen. Es besteht also irgendein inhaltliches Erkenntnisinteresse. Dieses Erkenntnisinteresse kann sich folgendermaßen ausdrücken:

- Es gibt ein Problem, das gelöst werden soll (man hat z. B. festgestellt, dass die Drop-out-Rate in der Physiotherapieausbildung hoch ist. Nun möchte man wissen, was die Ursache dafür ist, möchte Lösungen entwickeln und ihre Effizienz überprüfen).
- Man möchte über einen bestimmten Sachverhalt (über ein bestimmtes Verhalten, über Gefühle, Empfindungen, Motivationen

etc.) mehr wissen (man möchte z. B. wissen, was Lebensqualität für Patientinnen mit Krebserkrankungen im Terminalstadium bedeutet).

- Man ist überzeugt davon, dass eine Maßnahme besser ist als eine andere und möchte das wissenschaftlich nachweisen (man will z. B. überprüfen, ob Patientinnen mit einer medialen Seitenbandzerrung am Knie durch eine Ultraschallbehandlung schneller schmerzfrei werden als durch eine Behandlung mit Querfriktionen).

Dieses Erkenntnisinteresse muss nun genau erfasst (präzisiert) werden, damit man weiß, was man erforschen möchte und welchen Weg man dazu einschlagen muss. Dabei ist es wichtig, die **Ausgangslage**, die **Fragestellung** und das **Forschungsziel** zu formulieren. Denn nur dabei wird klar, wohin der Weg geht und wie er zu bewältigen ist.

8.1.1 Forschungsfragen entwickeln

Eine Forschungsfrage ist die ausdrückliche Frage nach einem Problem. Dieses soll in Frage gestellt, untersucht und analysiert werden, sodass neue, nützliche Informationen erzielt werden können (vgl. Brink/Wood 1988, zit. n. Holloway/Wheeler 1997).

Die Fragestellung ist ein entscheidender Faktor für das Gelingen oder das Scheitern einer Untersuchung. Um eine Forschungsfrage zu entwickeln, die genau das trifft, was man wissen möchte (und die auch erforschbar ist!), muss man einen Schritt zurück gehen und die Ausgangslage analysieren. Das bedeutet: Man muss herausfinden, wo das Problem liegt und was genau man wissen möchte.

Zu diesem Zweck wird das Problem zunächst beschrieben. Die Beschreibung des Forschungsproblems führt dann zur Frage, der in der Studie nachgegangen werden soll. Bei der Darstellung der Ausgangslage und der Analyse des Problems wird oft erst klar, wie vielschichtig dieses ist und wie viele Fragen sich um es ranken. Um sich während der Arbeit nicht zu verlieren, ist es daher notwendig, eine oder mehrere **Forschungsfragen** zu formulieren, die den weiteren Weg der Forschungsarbeit bestimmen.

Bei der Auswahl von Forschungsfragen ist Folgendes zu beachten:

Forschungsfragen sollten

- **relevant** sein (Relevanz bezieht sich auf den Gegenstandsbereich, in diesem Fall auf das physiotherapeutische Wissen; d. h. die Fragen sollten einen Nutzen für die Praxis haben oder zur Weiterentwicklung einer bestimmten Theorie beitragen) und

- **erforschbar** sein (d. h. die Fragen müssen im Rahmen der Untersuchung, unter den gegebenen Umständen und mit den vorhandenen Mitteln beantwortet werden können).

Forschungsfragen quantitativer Arbeiten sollten weiters

- **begrenzt** sein (auf einen kontrollierbaren Bereich),
- **präzise** sein (es sollte klar sein, welche Variablen untersucht werden) und
- **operationalisierbare** Begriffe enthalten. (Dies bedeutet, dass alle Variablen, die man in der Untersuchung erfassen möchte, genau definiert werden müssen, damit sie – z. B. in einem Fragebogen – umgesetzt werden können bzw. damit die richtige physikalische Messmethode gewählt wird.)

Forschungsfragen in **qualitativen Arbeiten** hingegen können offener sein. Sind sie zu eng formuliert, blockieren sie die Entdeckung von Neuem. Die in der qualitativen Forschung notwendige Offenheit beim Herangehen an ein Thema würde dadurch zu sehr eingeschränkt. Weiters möchte man ja vom subjektiven Erleben ausgehen und induktiv vorgehen. Dem würde eine Operationalisierung der Begrifflichkeiten, wie sie in der quantitativen Forschung (für ein deduktives Vorgehen) notwendig ist, entgegenstehen. Aber man muss auch in der qualitativen Forschung darauf achten, dass die Forschungsfragen nicht zu groß und breit gehalten sind, da sie sonst zu wenig Orientierung bei der Planung und Umsetzung der Studie bieten. Forschungsfragen werden in der qualitativen Forschung so früh wie möglich im Forschungsprozess formuliert, jedoch können sie – anders als bei quantitativen Studien – im Laufe des Projekts immer wieder konkretisiert, fokussiert, weiter eingegrenzt oder revidiert werden (vgl. Flick 2000a).

Nachfolgend sind je zwei Beispiele für eine quantitative und eine qualitative Arbeit angeführt. Zuerst wird das Thema vorgestellt, danach werden die dazugehörigen Forschungsfragen aufgelistet.

Beispiele: Quantitative Forschungsarbeiten

1. Thema: „Der Effekt von passiver Mobilisation nach Frakturen bezüglich des distalen Radius"

Forschungsfragen:

- Inwieweit kann das Bewegungsausmaß (Range of Motion – ROM) verbessert werden?
- Inwieweit kann die Greifkraft verbessert werden?
- Inwieweit kann die Bewegungsfunktion verbessert werden?

vgl. Kay et al. 2000

2. Thema: „Ein Vergleich zwischen Widerstandsübungen und Flexibilitätsübungen für Senioren"
Forschungsfrage:
- Kann ein gesellschaftsbasiertes, progressives Widerstandstrainingsprogramm unter Verwendung von freien Gewichten die Kraft, Mobilität und Lebensqualität von älteren Menschen verbessern?

vgl. Barrett/Smerdely 2002

Beispiel: Qualitative Forschungsarbeiten

Bei qualitativen Untersuchungen sind die Forschungsfragen offener als bei quantitativen Untersuchungen.
3. Thema: „Sprachstörung und Identität. Das Wiederaufrichten des Ich bei Menschen mit Aphasie"
Forschungsfrage:
- Welche fördernden und hemmenden Auswirkungen hat professionelle Hilfe auf Menschen mit Aphasie?

Tacke 1999

Das Lesen von **Fachliteratur** ist bei der Formulierung, Eingrenzung und Operationalisierung der Forschungsfragen notwendig und hilfreich.

8.1.2 Literaturstudium

Das Lesen von Fachliteratur zum Forschungsthema ist unumgänglicher Bestandteil einer Forschungsarbeit. Man erarbeitet sich damit die theoretischen Grundlagen, auf denen die Untersuchung aufbaut.

Ohne theoretische Bearbeitung des Themas ist es u. a. nicht möglich, Messindikatoren zu entwickeln. Zum Beispiel: Wenn man die Qualität der physiotherapeutischen Untersuchungs- und Behandlungsdokumentation überprüfen möchte, so muss man vorher Merkmale suchen, die die Qualität anzeigen (Indikatoren) und ihre „Messung" ermöglichen.

Ein Zweck des Literaturstudiums ist es, bereits existierende Forschungsarbeiten zum gewählten Thema zu finden. Dies ist wichtig, um sich einen Überblick zu verschaffen, welche Fragen rund um das Thema bereits beantwortet sind (denn das Rad neu zu erfinden, ist ein sinnloses Unterfangen). Für den Fall, dass zu diesem Thema bereits gearbeitet wurde, sollte man an das bereits Erforschte sinnvoll anknüpfen. Außerdem kann das Lesen von Fachliteratur wichtig sein, um Ideen zu finden, das Thema abzugrenzen oder die Forschungsfrage(n) zu präzisieren. Weiters kann durch das Aufarbeiten der Fachliteratur der theoretische Rahmen festgelegt werden. Der so genannte theoretische Rahmen bildet das Fundament, die Basis für jede Forschungsarbeit und bestimmt sowohl das Vorgehen in der Untersuchung als auch die Ergebnisinterpretation.

Das Festlegen eines **theoretischen Rahmens** ist Teil des Forschungsprozesses und soll im Einzelnen Folgendes leisten:
- Innerhalb des theoretischen Rahmen werden wichtige Erkenntnisse aus den bereits vorhandenen einschlägigen Forschungsarbeiten gesammelt;

- der theoretische Rahmen soll die Forschungsfrage und ihre Beantwortung in einen übergreifenden theoretischen Ansatz einbinden;
- er soll die Operationalisierung der Forschungsfrage leiten und bestimmt die Methode, die angewendet werden darf;
- er muss den Rahmen für die Interpretation der Ergebnisse stellen;
- am theoretischen Rahmen kann man erörtern, ob und inwiefern die Ergebnisse verallgemeinert werden können (vgl. Bartholomeyczik 1996, S. 23).

In diesem Zusammenhang stellt sich die Frage, ob der Schritt „Literaturstudium" für quantitative und qualitative Forschung gleichermaßen gilt. Widerspricht er nicht den Grundprinzipien der qualitativen Forschung? Wird hier nicht völlige Offenheit beim Herangehen an die Datensammlung gefordert?

In den Anfängen der qualitativen Forschung wurden die Forscherinnen aufgefordert, auf das Literaturstudium zu Beginn einer Forschungsarbeit zu verzichten, da es Verlauf und Inhalt der Forschungsarbeit beeinflussen würde. Mittlerweile gibt es jedoch Wissenschaftlerinnen, die meinen, dass die Auseinandersetzung mit Literatur zu Beginn einer Untersuchung wichtig sei und den Prinzipien qualitativer Forschung *nicht* widerspreche. In der qualitativen Forschung beginnt man eine Studie zwar weder mit einem fixen Konzept, noch stellt man Hypothesen oder ausgefeilte Theorien auf. Jedoch ist auch hier ein grober Entwurf, ein Gerüst notwendig, denn die Studie soll ja mit anderen Arbeiten und Gedanken zum betreffenden Thema in Verbindung stehen.

Die Festlegung eines theoretischen Rahmens ist in der qualitativen Forschung allerdings nicht Ziel des Literaturstudiums, denn dies würde ja nicht dem induktiven, sondern dem deduktiven Vorgehen entsprechen.

Einen Überblick über die Literatur verschafft man sich schon zu Beginn der Studie; die Literatur*bearbeitung* erfolgt jedoch über einen längeren Zeitraum, ist also ein Prozess. Spätestens bei der Interpretation der Ergebnisse ist es dann notwendig, einen Bezug zum aktuellen Stand der theoretischen Diskussion zum Thema herzustellen und die neuen Erkenntnisse aus der eigenen Forschung damit zu verknüpfen (vgl. Holloway/Wheeler 1997).

Literatursuche

Unter Literatur (lat. „litera" = Buchstabe) wird in Meyers Lexikon jeder auf der Basis eines (Schrift-)Zeichensystems festgehaltene und lesbare Text verstanden. Die verschiedenen Publikationstypen können nach Publikationsform und Publikationsart unterschieden werden. Die **Publikationsform** ist charakterisiert durch den Informationsträger, auf dem sich die jeweilige Information befindet (z. B. Bücher, Zeitschriften, Internet, CD-Rom). Die **Publikationsart** ist charakterisiert durch die Art der Darstellung und durch die Inhalte (z. B. Nachschlagewerke, Lehrbücher, Monografien, wissenschaftliche Fachartikel, Editorials, Kommentare usw.).

Innerhalb der wissenschaftlichen Fachliteratur unterscheidet man aber auch noch konzeptbezogene (theoretische) Literatur und datenbezogene (Forschungs-)Literatur. Bei datenbezogener Literatur unterscheidet man wiederum primäre und sekundäre Literatur. Primärliteratur sind Forschungsarbeiten, die von den Verfasserinnen (Forscherinnen) publiziert wurden (Originalstudien). In Sekundärliteratur werden verschiedene Arbeiten zu einem Thema verarbeitet und diskutiert (dazu gehören z. B. Lehr- und Fachbücher, Reviews oder Metaanalysen bzw. Metasynthesen; siehe dazu Kap. 9.3.3–9.3.5).

Abbildung 22: Der Prozess der Literaturrecherche

modifiziert nach: LoBiondo-Wood/Haber 2005, S. 131 f.

Wahl eines Themas
↘
Grobrecherche/ Einlesen in das Thema
↘
Festlegen des Konzepts/ des Themas/der Frage
↘
Suchilfen auswählen
↘
Suchbegriffe finden
↘
Suche
↘
Ordnen der gefundenen Literatur und Literaturstellen
↘
Literaturbeschaffung
↘
Literatur kritisch lesen, Bewertung, Irrelevantes aussortieren
↘
Ordnen der gefundenen Literatur und Literaturstellen
↘
Synthese der kritisch bewerteten Zusammenfassungen

Eine **Literaturrecherche** ist mehr als eine ungezielte Suche nach Informationen im Internet, mehr als das Aufsuchen einer Fachbuchhandlung oder Bibliothek. Es handelt sich dabei vielmehr um einen Suchprozess. Der Prozess der Literaturrecherche kann grob in drei Phasen eingeteilt werden:

1. Bestimmung des Untersuchungsgegenstandes (Phase 1)
2. Recherche (Phase 2)
3. Bewertung, Lektüre und Kritik (Phase 3)

Ad 1: Bestimmung des Untersuchungsgegenstandes (Phase 1)

In der ersten Phase wird der Untersuchungs- oder Interessengegenstand bestimmt. Sie umfasst die prinzipielle Wahl des Themas, eine so genannte Grobrecherche und das erste Einlesen in das Gebiet. Zum Schluss werden Thema bzw. Fragestellung festgelegt.

Vor jeder Literaturrecherche sollte man wissen, wonach man suchen will. Je genauer man sich darüber im Klaren ist, desto erfolgreicher wird die Recherche sein. Daher muss man noch vor der eigentlichen Recherche das **Thema wählen** und die **Fragestellung festlegen**. Je nachdem, zu welchem Zweck die Literaturrecherche durchgeführt wird, hat man zu Beginn noch vage oder schon sehr präzise Vorstellungen. Ist es ein konkretes klinisches Problem, das gelöst oder erforscht werden soll, so hat man meist eine genauere Vorstellung von den Variablen oder Begriffen, nach denen man suchen muss.

Wenn man nur eine sehr grobe Vorstellung vom Thema bzw. der Forschungsfrage hat, muss das Thema präzisiert, d. h. eine konkrete Fragestellung gefunden werden, die dann in die für die Recherche notwendigen Suchbegriffe zerlegt werden kann. Zu diesem Zweck sollte man eine **grobe Literaturrecherche** durchführen. Während dieser ersten Suche nach Literatur und beim ersten Einlesen stößt man immer wieder auf Begriffe, die den Inhalt des Themas repräsentieren. Es empfiehlt sich, diese Wörter und Begriffe strukturiert zu sammeln. Sie werden später in einer systematischen Suche als Suchbegriffe gebraucht.

Ad 2: Recherche (Phase 2)

Die zweite Phase umfasst die eigentliche Recherche. Ziel dieser Phase ist es, mit geeigneten Suchhilfen und passenden Suchbegriffen zu brauchbaren Literaturzitaten zu kommen. Das Ordnen der Literaturzitate und die Beschaffung der Literatur schließen diese Phase ab.

Die Wahl der **Suchhilfe**, der erste Schritt, richtet sich nach dem Vorhaben der Suche und nach dem Thema. Unter Suchhilfen werden „Instrumente" verstanden, mit denen man zu den gewünschten Literaturangaben kommen kann. Darunter fallen u. a.:

- Freihandaufstellung einer Bibliothek
- Bibliothekskataloge (hier haben Onlinekataloge die früheren Zettelkataloge oft schon abgelöst)
- Datenbanken (Fachdatenbanken, Masterthesen- und Dissertationsdatenbanken)
- Suchmaschinen im Internet
- Informationsvermittlungsstellen

Ein Überblick über wichtige Suchhilfen findet sich im Anhang.

Weitere Möglichkeiten wie Literaturangaben in Fachpublikationen und Expertenbefragungen können zwar nicht zur gezielte Suche benutzt werden, bringen aber manchmal wichtige oder ergänzende Hinweise und sollten deshalb ebenfalls verwendet werden.

Die Nutzung mehrerer Suchhilfen ist für eine umfassende Recherche unbedingt notwendig!

In einem zweiten Schritt gilt es, die richtigen Suchbegriffe zu finden. **Suchbegriffe** sind Worte, die den gewünschten Inhalt repräsentieren und mit deren Hilfe man zu den gewünschten Literaturzitaten gelangt. Diese findet man, indem man die Frage oder das Thema in einzelne Komponenten zerlegt und ihnen Begriffe zuordnet. Für eine Suche in Datenbanken muss man meist (auch) die englische Bezeichnung dieser Begriffe verwenden. Außerdem müssen zu den Begriffen weitere Bezeichnungen, d. h. Synonyme gesucht werden, auch in den verschiede-

Eine ausführliche und praxisnahe Anleitung zur Literaturrecherche finden Sie in Kleibel/Mayer: Literaturrecherche. Informationskompetenz für Gesundheitsberufe. Facultas, Wien 2004.

nen Flexionsformen. Zum Beispiel: Bei einer Arbeit über die Wirkung von Ultraschallbehandlungen bei Patientinnen mit einen Epicondylitis lateralis kann man unter „Ultraschall“, „Ultrasound“ sowie unter „Epicondylitis“, „Tennisellbogen“ oder „tennis elbow“ in der Literatur suchen.

Die **Suche** selbst wird mittels der Suchhilfen und gewählten Suchbegriffe durchgeführt. Je nach Typ der Suchhilfe kann man sich dabei verschiedener Suchstrategien bedienen, die die Recherche erleichtern, präzisieren und umfassender gestalten können (z. B. das Benutzen verschiedener Aufgabenfelder, die Möglichkeit der Verknüpfung von Begriffen oder der Ein- und Ausschluss verschiedener Kriterien).

Je nach Erfolg wird die Recherche nun ausgeweitet oder eingegrenzt. Dieser Teil des Suchprozesses funktioniert wie ein kleiner Regelkreis: Ist man bei der ersten Recherche noch nicht erfolgreich, geht man wieder einen Schritt zurück, wählt neue Suchbegriffe oder andere Verknüpfungen und startet die Suche aufs Neue. Ein **Suchprotokoll** dient zur Dokumentation dieser Prozesse, um den Faden nicht zu verlieren und die Suche auch später noch nachvollziehen zu können.

Subito (http://www.subito-doc.de) ist ein Dokumentenlieferdienst von deutschsprachigen Bibliotheken. Hier können Kopien von Zeitschriftenaufsätzen und Teile von Büchern bestellt werden, die Entlehnung von Büchern wird unterstützt.

Die gefundenen Literaturzitate werden dann in eine **Ordnung** gebracht, um sich einen Überblick zu verschaffen und um zu überprüfen, ob es noch Lücken in der Recherche gibt. Geordnet werden kann nach inhaltlichen Kriterien, nach Autorinnen, Land, Erscheinungsjahr etc.

Schließlich muss man sich die gewünschte Literatur **beschaffen**. Auch im „Internetzeitalter“ ist nicht jede Literatur im Volltext zum Herunterladen verfügbar und muss daher über andere Wege besorgt werden. Literatur, die in keiner Bibliothek vorhanden oder im Buchhandel nicht erhältlich ist, bekommt man über so genannte Literaturdienste wie z. B. Subito.

„Querlesen“ oder „diagonales Lesen“ bedeutet, dass man einen Text nicht genau studiert, sondern versucht, durch das Erfassen der wichtigsten Wörter zuerst einmal Textstellen zu finden, die mit dem eigenen Thema in Zusammenhang stehen.

Nach einem ersten **Querlesen** wird noch einmal aussortiert. Zu guter Letzt werden die Quellen ausgewählt, die man für die eigene Arbeit oder das jeweilige Anliegen braucht.

Literatur soll aber nicht nur gelesen werden, man sollte auch jederzeit **Zugriff** auf die Informationen aus dieser Literatur haben. Es ist daher ratsam, sich ein „Gedächtnis“ zu organisieren, um die gelesenen Texte wiederzufinden, sich auf einen Blick an ihren Inhalt zu erinnern oder wichtige Stellen und Zitate rasch nachzuschlagen. Solch ein Gedächtnis kann man mithilfe von Karteikarten verfertigen. Auf ihnen hält man die wichtigsten Inhalte in Stichworten fest und ordnet sie nach Themen. Ein solches Karteikartensystem kann auch durch ein geeignetes Computerprogramm ersetzt werden.

Ad 3: Bewertung, Lektüre, Kritik (Phase 3)

Die dritte Phase beschreibt den Prozess der Bewertung der Literatur, des kritischen Lesens und der Synthese des gefundenen Wissens. Sie hat mit der Suche nicht mehr direkt zu tun, schließt jedoch den Rechercheprozess ab.

Literatur, die für den theoretischen Rahmen von Bedeutung ist, sollte jedoch nicht nur gelesen, sondern auch kurz zusammengefasst werden, damit sie beim Erstellen der Forschungsarbeit in geeigneter Form (nämlich schriftlich) vorliegt. Die Zusammenfassung von Studien sollte folgende Punkte beinhalten:

- **Ziele**, **Forschungsfragen** und **Hypothesen**
- Methoden und Vorgangsweise bei der **Datenerhebung**
- Methoden der **Datenauswertung**
- die wichtigsten **Ergebnisse**

Forschungsarbeiten sollten für die weitere Verwendung natürlich nicht nur zusammengefasst, sondern auch **kritisch bewertet** werden, damit man beurteilen kann, ob (und inwiefern) ihnen Glauben zu schenken ist (siehe Kap. 9).

Im letzten Schritt wird die gefundene Information synthetisiert. Unter „Synthese" wird der Prozess des Zusammenführens verschiedener Konzepte, Theorien, Aussagen oder Forschungsergebnisse zum Thema verstanden. Die Synthese, die „Zusammenschau" aller Zusammenfassungen, ergibt den **theoretischen Rahmen** für die Studie.

8.1.3 Konkretisieren der Forschungsfrage, Aufstellen von Hypothesen

Nach dem Literaturstudium können die Forschungsfragen zuerst konkretisiert und festgelegt werden. Dann werden die Begriffe oder Variablen, die in den Fragen vorkommen, geklärt und definiert. (Werden z. B. in der Forschungsfrage die Begriffe „Angehöriger", „Selbstbestimmung", „therapeutische Maßnahme" oder auch „Verbesserung", „Linderung" usw. verwendet, so muss man erklären, was man darunter versteht, d. h. man muss die theoretische Bedeutung des Begriffs oder der Variablen beschreiben.) Man spricht dabei von konzeptueller Definition. Dann erst erfolgt die operationale Definition, d. h. man bestimmt – ausgehend von der konzeptuellen Definition – die Verfahrensweisen oder Handlungen, mit der man die Variable erfassen kann. Bei quantitativen Untersuchungen, die dem deduktiven Ansatz folgen, ist dies der Zeitpunkt, um Hypothesen aufzustellen.

Konzeptuelle Definition = theoretische Bedeutung der Variablen.
Operationale Definition = eine Reihe von Verfahrensweisen oder Handlungen, mit der die Variable erfasst werden kann.

Hypothesen sind wissenschaftliche Vermutungen. Sie leiten sich aus dem Forschungsproblem und dem theoretischen Bezugsrahmen ab.

Eine Hypothese ist eine theoretisch begründete Aussage über die Beziehung zwischen zwei oder mehreren Faktoren (Variablen). Das Zutreffen ihrer Aussage soll durch eine Forschungsarbeit geprüft werden.

Eine Hypothese wandelt ein Forschungsproblem oder eine Forschungsfrage in eine Feststellung um, die das erwartete Ergebnis voraussagt.

Beispiel: *Forschungsproblem:* Die Behandlung von Patientinnen mit chronischen Lendenwirbelsäulenschmerzen ist wenig erfolgreich. Diese Patientengruppe konsumiert 80 % der Versorgungsmaßnahmen für alle Lendenwirbelsäulenleiden (vgl. Waddel 1998, in: Fereira et al. 2002).

Forschungsfrage: Kann manuelle Therapie chronische Lendenwirbelsäulenschmerzen lindern?

Hypothese: Patientinnen mit chronischen Lendenwirbelsäulenschmerzen zeigen nach Behandlung mit manualtherapeutischen Techniken eine signifikant größere Schmerzlinderung als Patientinnen nach Behandlungen ohne manualtherapeutische Techniken.

Eine Hypothese ist durch folgende Merkmale gekennzeichnet:
1. Darstellung der **Beziehung zwischen den Variablen**
2. **Überprüfbarkeit**
3. **theoretische Fundierung**

Ad 1: Darstellung der Beziehung zwischen den Variablen

Eine Hypothese beschreibt immer die Beziehung zwischen mindestens zwei Merkmalen (Variablen), die untersucht werden sollen. Es handelt sich dabei um die Beziehung der unabhängigen zur abhängigen Variablen (siehe Kap. 4.1.1). Wenn ausgesagt wird, dass eine Beziehung besteht („… es besteht ein Unterschied zwischen …“), dann spricht man von einer ungerichteten Hypothese. Ist auch die Richtung der prognostischen Beziehung in dieser Aussage enthalten, spricht man von einer gerichteten Hypothese. Die Richtung kann mit den Worten „kleiner als“, „größer als“, „mehr“, „weniger“ etc. ausgedrückt werden.

Ad 2: Überprüfbarkeit

Weiters muss jede Hypothese so formuliert sein, dass sie im Rahmen der angestrebten Forschungsarbeit überprüfbar ist. Überprüfbarkeit heißt, dass die Faktoren, die man untersuchen muss, durch Beobachtung, Bewertung, Messung etc. auch tatsächlich festgestellt werden können. Dazu gehört auch, dass die Variablen, die man untersuchen will, isolierbar sind, d. h. dass man nur diese Variablen (gesondert von anderen Einflussfaktoren) messen oder manipulieren kann.

Ad 3: Theoretische Fundierung

Die Beziehung zwischen unabhängigen und abhängigen Variablen muss daher auf einer logischen und theoretisch fundierten (begründeten) Basis beruhen. Diese wissenschaftliche Basis wird im theoretischen Bezugsrahmen aufgearbeitet.

Eine gute, wissenschaftlich korrekte Hypothese enthält immer folgende Elemente:

- Variablen (Welche Variablen werden untersucht?)
- das vorausgesagte Ergebnis (Was sollen die Variablen bewirken?)
- Population (Für welche Gruppe ist das Ergebnis prognostiziert?)

Beispiel: Patientinnen nach abdominalen chirurgischen Eingriffen, die eine patientenkontrollierte Schmerzpumpe haben, berichten weniger über Schmerzen und haben einen geringeren Schmerzmittelverbrauch als solche, die auf eigenes Verlangen vom Pflegepersonal Schmerzmittel bekommen.

Diese Hypothese beschreibt die unabhängige Variable (patientenkontrollierte Schmerzpumpe), die abhängigen Variablen (Schmerzen, Schmerzmittelverbrauch), die Population, für die diese Behauptung zutreffen soll (Patientinnen nach abdominalen chirurgischen Eingriffen) und die Richtung der Beziehung der Variable, also in welche Richtung die Veränderung gehen soll.

Hypothesen werden im Deutschen in der Gegenwartsform formuliert, im Englischen mit „… it will be …“.

Hypothesen können als „Wenn-dann-“ oder auch als „Je-desto-Aussagen“ formuliert werden.

In der Literatur wird zwischen so genannten „wissenschaftlichen“ Hypothesen (Forschungshypothesen) und „statistischen“ Hypothesen (Nullhypothesen) unterschieden. Eine **Forschungshypothese** geht davon aus, dass eine Beziehung zwischen den Variablen besteht. Werden dafür statistisch signifikante Beweise in der Studie gefunden, so gilt die Hypothese als gestützt oder verifiziert. Eine **statistische Hypothese (Nullhypothese)** geht immer davon aus, dass es keine Beziehung zwischen der abhängigen und der unabhängigen Variablen gibt. Werden durch die Studie signifikante Beweise für eine solche Beziehung gefunden, wird die Nullhypothese verworfen; findet man keine Beziehung, so gilt sie als zutreffend.

Über den Sinn einer statistischen Hypothese wird viel diskutiert. Befürworterinnen meinen, dass man auf diese Weise vorsichtiger mit dem

„Beweisen" von Theorien ist. In der Forschungspraxis findet man aber meist die Forschungshypothese, da sie die Ausgangslage widerspiegelt, die die Forscherin zu der Untersuchung veranlasst hat.

Das Erstellen von Hypothesen zu Beginn des Forschungsprozesses ist kennzeichnend für das deduktive Vorgehen. Daher werden nur in quantitativen und nicht in qualitativen Untersuchungen zu Beginn Hypothesen erstellt und überprüft. Das Überprüfen von Hypothesen ist außerdem kennzeichnend für experimentelle Methoden, bei denen es um die Untersuchung von Ursache-Wirkungs-Zusammenhängen geht, d. h. wo eine Beziehung zwischen den abhängigen und den unabhängigen Variablen untersucht wird. Bei deskriptiven quantitativen Studien hingegen begnügt man sich häufig nur mit einer Forschungsfrage.

Bei qualitativen Studien (induktives Vorgehen!) werden vorab keine Hypothesen formuliert.

8.2 Erstellen eines Untersuchungsplans

Das Festlegen der Vorgangsweise, also das Erstellen eines Untersuchungsplans, ist ein wichtiger Schritt, ehe die Datenerhebung vorbereitet wird. Hier müssen wichtige Einzelheiten, die das weitere Vorgehen bestimmen, überlegt und geplant werden. Ein Untersuchungsplan berücksichtigt folgende Punkte:

1. **Untersuchungsdesign/Wahl der Methode**
2. Bestimmung der **Stichprobe**
3. **ethische Aspekte**
4. finanzielle und personelle **Ressourcen**
5. Erlangen von **Erlaubnissen**

8.2.1 Untersuchungsdesign

Unter Untersuchungs- oder Forschungsdesign im engeren Sinne versteht man die Untersuchungsanordnung, also den Aufbau der Untersuchung.

Hier legt man fest, ob z. B. nur eine einmalige Datenerhebung stattfinden soll (Querschnittstudie) oder mehrere aufeinander folgende Erhebungen (Längsschnittstudie), ob es sich um ein experimentelles Vorgehen handelt u. Ä. (siehe Kap. 4).

Weiters werden die Methode der Datenerhebung und das Vorgehen dabei bestimmt. Das Untersuchungsdesign und die Wahl der Methode sind in erster Linie von der (den) Forschungsfrage(n) abhängig.

8.2.2 Stichprobe

Ein weiterer Schritt beim Festlegen der Vorgangsweise ist die Überlegung, wer untersucht werden soll, d. h. die Bestimmung der Stichprobe. Dabei muss zwischen quantitativen und qualitativen Studien deutlich unterschieden werden.

Stichprobenbildung in der quantitativen Forschung

Setzt man sich mit der Frage der Stichprobengewinnung innerhalb quantitativer Untersuchungen auseinander, so sind die Begriffe **Population**, **Stichprobe** und **Repräsentativität** von Bedeutung.

Mit Population oder Grundgesamtheit wird die Gesamtheit aller Personen (oder Dinge) bezeichnet, die ein bestimmtes Merkmal aufweisen (z. B. „alle diplomierten Physiotherapeutinnen Österreichs" oder „alle an Diabetes erkrankten Personen in Deutschland").

In der Praxis kann man nicht jedes Element (z. B. jede Physiotherapeutin oder jede Diabetikerin) einer Population untersuchen. Daher untersucht man nur einen Teil davon, die so genannte **Stichprobe**.

Eine Stichprobe ist ein Teil der Population. Sie besteht nur aus einigen ihrer Elemente.

Ergebnisse, die man bei der Untersuchung einer Stichprobe erhalten hat, können nur dann auf die gesamte Population übertragen werden, wenn die Stichprobe für die Population repräsentativ war. **Repräsentativität** bedeutet, dass die Stichprobe die Population widerspiegelt, dass sie ihr entspricht. Eine repräsentative Stichprobe hat die gleichen Merkmale wie die dazugehörige Population, und sie hat diese Merkmale auch in der gleichen Zusammensetzung (z. B. Alter, Geschlecht, sozialer Stand etc.). Die Merkmale müssen sowohl in der Population als auch in der Stichprobe in einem annähernd gleichen Verhältnis vorhanden sein.

Der Begriff „Repräsentativität" ist eher eine Metapher für „Zufallsstichprobe", denn eine Stichprobe kann niemals alle Merkmalsverteilungen der Population widerspiegeln.

Repräsentativ im strengen Sinn sind nur Stichproben, die nach dem Zufallsprinzip gebildet wurden.

Man kann nun verschiedene Verfahren einsetzen, um Stichproben zu gewinnen. Unterschieden werden Wahrscheinlichkeitserhebungen (= Zufallserhebungen) und gesteuerte Erhebungen.

Das Hauptmerkmal von **Wahrscheinlichkeitserhebungen** ist die Auswahl nach dem Zufallsprinzip. Es gibt:

- **einfache Zufallserhebungen** (die nach dem Prinzip des Lottos funktionieren – man wählt aus der Population mittels einer Tabelle mit Zufallszahlen oder mithilfe des PCs Personen aus)
- **geschichtete Zufallserhebungen** (die Gesamtpopulation wird zuerst geschichtet – z. B. nach der prozentuellen Verteilung von Männern und Frauen –, dann wird aus jeder Schichtung eine Zufallsstichprobe gezogen)
- **systematisch gebildete Stichproben** (dabei handelt es sich um eine Auswahl der Teilnehmerinnen nach ganz bestimmten Regeln, z. B. jede zehnte registrierte Physiotherapeutin).

Bei der so genannten **gesteuerten Erhebung** sind die Regeln weniger streng als bei der Wahrscheinlichkeitserhebung. Deshalb ist die gesteuerte Erhebung auch weniger genau und weniger repräsentativ. Sie ist jedoch leichter durchzuführen und in der Praxis das häufigste Verfahren. Unter den gesteuerten Erhebungen gibt es:

- **Gelegenheitserhebungen** oder Gelegenheitsstichproben: Hier wählt man diejenigen Personen aus, die für diese Studie am leichtesten zugänglich sind (z. B. die nächsten 100 Patientinnen, die nach einer Unterschenkelamputation zur ambulanten physiotherapeutischen Behandlung kommen).
- Bei der **gezielten Erhebung** werden Versuchspersonen ausgewählt, die typisch für eine bestimmte Population sind oder eine ungewöhnliche Gruppe repräsentieren (z. B. Patientinnen nach einer Unterschenkeloperation, die Schi fahren, oder Patientinnen, die auf Grund einer physiotherapeutischen Behandlung einen körperlichen Schaden erlitten haben) (vgl. Haber 2005; Domholdt 2000).

Für die Größe einer Stichprobe gibt es keine fixen Regeln. Die Frage, wie groß eine Stichprobe sein muss, um aussagekräftig zu sein, ist nicht einfach zu beantworten, denn dies ist von vielen Faktoren abhängig. Die wichtigsten sind:

1. der Typ der Studie;
2. die Anzahl der Variablen;
3. die Genauigkeit/Sensitivität (Empfindlichkeit) des Messinstruments;
4. die Sensitivität (Empfindlichkeit) der statistischen Tests;
5. die Effektgröße;
6. die Kosten.

Ad 1: Der Typ der Studie

Die Frage nach der „richtigen" Größe der Stichprobe stellt sich hauptsächlich dort, wo es um Effektivitätsmessungen und Gruppenvergleiche geht, d. h. v. a. bei experimentellen und Hypothesen prüfenden Studien. Bei rein deskriptiven Studien stellt sich die Frage nicht in diesem Ausmaß.

Sensitivität = Empfindlichkeit oder Trefferquote eines statistischen Tests. Die Sensitivität zeigt an, wie wahrscheinlich es ist, dass ein positives Ergebnis erkannt wird, wenn es vorliegt.

Ad 2: Die Anzahl der Variablen

Je mehr Variablen erhoben und dann einander gegenüberstellt werden sollen, desto größer muss der Stichprobenumfang sein.

Ad 3: Die Genauigkeit/Sensitivität (Empfindlichkeit) der Messinstrumente

Spezifität = kennzeichnende Eigenschaft eines statistischen Tests. Die Spezifität zeigt an, wie wahrscheinlich es ist, dass ein negatives Ergebnis erkannt wird, wenn es vorliegt.

Je genauer das Messinstrument ist, desto kleiner kann die Stichprobe sein (Unterschiede treten bei einer Messung mit einem sehr genauen Instrument, wie z. B. einem Thermometer, schneller zu Tage als mit einem Fragebogen).

Ad 4: Die Sensitivität des statistischen Tests

Statistische Tests mit geringer Sensitivität brauchen größere Stichproben, um statistisch signifikante Ergebnisse zu zeigen, d. h. um sichtbar zu machen, dass Unterschiede oder Zusammenhänge zwischen Merkmalen vorhanden sind.

Ad 5: Die Effektgröße

Je größer der Effekt ist, desto deutlicher zeigt er sich bereits bei kleinen Stichproben.

vgl. Burns/Grove 2005, S. 291 ff.; Haber 2005, S. 403 ff.

Prinzipiell kann man sagen: je größer die Stichprobe ist, desto höher ist die Wahrscheinlichkeit, dass sie ein Abbild der Gesamtpopulation darstellt; deshalb sollte man sich bemühen, die größtmögliche Stichprobe zu bekommen (vgl. Polit et al. 2004, S. 242 f.; Haber 2005, S. 404).

Diese an sich logische Überlegung ist zwar für die Praxis ein sehr guter Leitgedanke, rein statistisch betrachtet ist sie aber nicht ganz haltbar. Sofern die Grundgesamtheit nicht sehr klein ist, spielt sie bei der Bestimmung der Stichprobengröße keine so bedeutende Rolle, wie man auf den ersten Blick denken könnte. Die Größe der Stichprobe, die notwendig ist, um für eine bestimmte Population aussagekräftige Ergebnisse zu erzielen, steigt nämlich nicht linear zur Größe der Grundgesamtheit) (vgl. Atteslander 2000). Domholdt stellt fest, dass für experimentelle Forschung eine Gruppengröße von mindestens 30 Probandinnen als Minimum notwendig ist, um valide Aussagen über eine größere Population zu machen und um den Anforderungen diverser statistischer Tests zu genügen (vgl. Domholdt 2000, S. 109).

Die Tatsache, dass eine Wirkung nicht erkannt wird (z. B. weil die Stichprobe zu klein war), obwohl sie vorhanden ist, wird als Beta-Fehler oder Typ-II-Fehler oder Fehler zweiter Ordnung bezeichnet (siehe auch Kapitel 7.1.3).

Für Experimente bzw. Effektivitätsnachweise setzt sich immer mehr die Methode der **Power-Analyse** zur Bestimmung oder Kontrolle der Stichprobengröße durch. Man geht dabei von dem Grundsatz aus, dass die Studie so umfangreich sein sollte, dass eine große Wahrscheinlichkeit besteht, statistisch signifikante Wirkungen zu erkennen, wenn es sie gibt. Man möchte sich dadurch versichern, dass es keinen Nutzen der überprüften Interventionen gibt, den die Studie – z. B. durch eine zu kleine Stichprobe – nicht aufdeckt (vgl. Greenhalgh 2000, S. 86).

Die so genannte „statistische Power" ist die Wahrscheinlichkeit, dass eine Wirkung erkannt wird, wenn sie tatsächlich vorhanden ist. Sie sollte zwischen 80 % und 90 % liegen.

Die vier wichtigen Parameter bei der Bestimmung der statistischen Macht („Power") einer Stichprobe, die überdies miteinander in Beziehung stehen, sind: Stichprobengröße, Effektgröße, Signifikanzniveau und statistische Power.

Die **Effektgröße** ist das Ausmaß, in dem die unabhängige Variable (z. B. ein Programm zur Verhinderung von Stürzen im Spital) die abhängige Variable (z. B. die Sturzrate) beeinflusst. Da sie im Vorhinein nicht bekannt ist, müsste sie anhand der Daten aus der Literatur oder anhand einer Pilotstudie geschätzt werden. Oft ziehen Forscherinnen für diese komplexe Berechnung die Expertise von biometrischen oder biostatistischen Instituten hinzu.

Das **Signifikanzniveau** sollte bei mindestens 5 %, liegen (d. h. einen Alphawert von 0,05 aufweisen). Die statistische **Power** sollte zwischen 80 % und 90 % betragen – dies ist die allgemeine, wissenschaftlich akzeptierte Macht einer Stichprobe (d. h. man akzeptiert einen Beta-Fehler von 20 %). Die folgenden Beispiele können die Überlegungen dazu veranschaulichen (es handelt sich hier um Auszüge aus Forschungsberichten, die die Größe der Stichprobe erklären, die für eine bestimmte Forschungsarbeit notwendig ist).

Beispiel: „Gemäß Rücksprache mit dem Biostatischen Institut der Universität Zürich ist für den Wirkungsnachweis der Hypothese, die Sturzrate um 30 % zu reduzieren, eine Stichprobengröße von 101 Patienten pro Gruppe bei 80 % Macht [= Power, H. M.] und 5 % Signifikanzniveau nötig".

Schwendimann 1999, S. 11

Doch egal welchen Weg man zur Gewinnung der Stichprobe wählt und wie groß diese letztendlich ist – wichtig ist, dass in der Forschungsarbeit die Stichprobe selbst (der Weg ihrer Gewinnung, die Größe, eventuelle Berechnungen dazu, die Zusammensetzung etc.) genau beschrieben wird. Nur dann können die Leserinnen einschätzen, ob die Ergebnisse verallgemeinert werden können bzw. ob man sie auf das eigene Umfeld umlegen kann. Denn: Verallgemeinerbarkeit hat nicht nur mit der Repräsentativität der Stichprobe zu tun.

Stichprobenbildung in der qualitativen Forschung

In qualitativen Untersuchungen geht es um die Erforschung der persönlichen (subjektiven) Wirklichkeit der Befragten, also um einen induktiven Vorgang, der zum Ziel hat, Theorien aufzustellen. Daher sind hier Begriffe wie Verallgemeinerbarkeit oder gar Repräsentativität fehl am Platz. Ziel der qualitativen Forschung ist es nicht, die Häufigkeit bestimmter Handlungen zu bestimmen, sondern in einer bestimmten Situation einige typische Handlungen herauszufiltern. Die Forscherin sucht dabei nach ihrem Wissensstand und ihren Erkenntnissen einzelne Fälle (typische Fälle) für die Befragung aus.

Von theoretischer Stichprobenauswahl oder Theoretical Sampling spricht man, wenn die Auswahl der Probandinnen (oder die Auswahl der Datenquellen, Ereignisse etc.) auf der Basis der Ergebnisse beruht, die man aus den ersten Interviews (Beobachtungen etc.) gewonnen hat. Dies ist u. a. typisch für die Grounded Theory (siehe Kapitel 3.2.2).

Die Auswahl der Probandinnen in der qualitativen Forschung muss sowohl nützlich als auch angemessen sein (Morse/Field 1998). Der Begriff **Nützlichkeit** bedeutet, dass man es sich wegen der geringen Größe der Stichproben nicht erlauben kann, alles dem Zufall zu überlassen. Man muss sich daher vorher überlegen, welche Teilnehmerinnen die gewünschten Informationen liefern können. **Angemessenheit** bedeutet, dass die gesammelten Informationen so umfangreich sein sollen, dass man das Phänomen, das man erforschen will, umfassend und detailliert beschreiben kann (vgl. Morse/Field 1998).

Die Stichprobenbildung in der qualitativen Forschung ist **zweckgebunden**, d. h. die Auswahl der Teilnehmerinnen ist von bestimmten Kriterien abhängig: Personen, die ein ähnliches Erlebnis hatten (z. B. Frauen nach einer Brustoperation), aus einem bestimmten Umfeld stammen (z. B. Therapeutinnen eines Rehabilitationszentrums für querschnittgelähmte Jugendliche) oder einer gemeinsamen Kultur angehören (z. B. bolivianische Migrantinnen) u. Ä. Diese Art der Stichprobengewinnung ist am ehesten mit der gezielten Erhebung zu vergleichen. Sie wird auch **kriterienbezogen** genannt.

Was die Größe der Stichprobe betrifft, so kann man sagen, dass die qualitative Forschung im Allgemeinen mit kleinen Stichproben arbeitet, die eingehend studiert werden. Es gibt keine Richtlinien für die Größe einer Stichprobe. Manche Studien beschäftigen sich mit sechs Probandinnen, manche mit 20 oder 40, manche – im Falle der Einzelfallstudie – nur mit einer einzigen.

Die Stichprobe kann dann als groß genug betrachtet werden, wenn eine so genannte Datensättigung (theoretische Sättigung) eintritt, d. h. wenn durch weitere Daten (z. B. neue Interviews) keine zusätzlichen Einsichten mehr gewonnen werden können.

8.2.3 Berücksichtigung ethischer Belange

Spätestens an diesem Punkt des Forschungsprozesses wird es notwendig, sich mit den ethischen Fragestellungen der geplanten Untersuchung auseinander zu setzen. Dabei sind drei Fragen zentral, die sich an den grundlegenden Elementen des **Persönlichkeitsschutzes** orientieren (siehe Kap. 2.2.4):

- Ist es möglich, eine **aufgeklärte** (d. h., dass die Teilnehmerinnen ausreichend informiert wurden) und **freiwillige Zustimmung** von den Untersuchungsteilnehmerinnen zu bekommen? Wann, wie und worüber genau werden die Teilnehmerinnen informiert?
- Wie kann die **Anonymität** gewährleistet werden?
- Welche **Risiken** bestehen für die Teilnehmerinnen, körperlichen oder emotionalen Schaden zu erleiden? Wie hoch sind die Risiken und wie könnten sie ausgeschaltet werden? Wie groß ist der Nutzen der Studie im Vergleich zum Risiko?

In manchen Fällen (z. B. bei Experimenten oder wenn die Patientinnen nicht in der Lage sind, ihre Zustimmung zu geben) muss hier die Ethikkommission eingeschaltet werden.

Erst wenn die Untersuchung als ethisch unbedenklich eingestuft werden kann, kann man die endgültige Entscheidung über ihre Durchführung treffen.

8.2.4 Ressourcen und Erlaubnisse

Jede Forschungsarbeit kostet Zeit und Geld. Daher ist es bereits im Stadium der Planung wichtig, sich Gedanken über mögliche **Kosten** und den **zeitlichen und personellen Aufwand** zu machen. Kosten können durch Material (z.B. Papier, Kopien, Briefmarken, Anschaffung von Geräten oder Computerprogrammen etc.) oder Personal (eigene Arbeitsstunden, Beratung durch Expertinnen, Arbeitsstunden von Hilfskräften, z. B. für Schreibarbeiten oder Administratives etc.) entstehen. Der personelle Aufwand hängt davon ab, wer an dem Forschungsprojekt mitarbeitet bzw. in irgendeiner Form beteiligt ist und wie viel Zeit diese Personen investieren müssen. Dabei kann es sich um aktive Mitarbeit bei der ganzen Untersuchung handeln oder auch nur um teilweise Mithilfe – z. B. bei der Datensammlung, beim Austeilen von Fragebögen, beim Führen von Aufzeichnungen oder Protokollen sowie beim Durchführen bestimmter physiotherapeutischer Interventionen, die Teil der Forschungsarbeit sein können.

Das Erstellen eines groben Zeitplans ist wichtig, um
1. das **Ausmaß** der Forschungsarbeit ungefähr abschätzen zu können;
2. sich selbst **Grenzen** zu stecken und sich nicht im Forschungsprozess zu verlieren.

Beispiel für einen Zeitplan

Projektteil	Zeitplan								
	Juli, August 07	Sept. 07	Okt. 07	Nov. 07	Dez. 07	Jänner 08	Feb. 08	März 08	April 08
Konzept/Feinplanung									
Eingangsbefragung									
Fragebogenerstellung									
Durchführung									
Auswertung									
Gruppendiskussionen									
Planung									
Durchführung									
Auswertung									
Gesamtbericht									

Bevor man ein Forschungsprojekt in der Praxis starten darf, muss man von den offiziell zuständigen Stellen im Krankenhaus oder auf der Gesundheitsbehörde eine Erlaubnis einholen. Diese Erlaubnis sollte in schriftlicher Form vorliegen. Um sie von den offiziellen Stellen zu bekommen, muss man in den meisten Fällen einen Forschungsantrag einreichen. Manchmal ist auch das Gutachten einer Ethikkommission notwendig, um die Erlaubnis zur Durchführung einer Studie zu erhalten.

8.2.5 Forschungsantrag

Will man finanzielle Unterstützung oder braucht man von höherer Stelle die Erlaubnis zur Durchführung der Studie, so muss man einen Forschungsantrag verfassen.

Ein Forschungsantrag sollte so formuliert sein, dass die potenzielle Auftraggeberin schon beim Lesen von der Notwendigkeit dieser Studie überzeugt ist.

Die Länge eines solchen Antrags beträgt eine bis fünf Seiten. Der Antrag sollte einerseits nicht zu lang sein, damit er ohne viel Aufwand gelesen werden kann, andererseits aber das Wichtigste über die geplante Untersuchung enthalten, damit diejenige, die über die Durchführung oder finanzielle Unterstützung entscheidet, sich ein Bild machen kann und über eine gute Entscheidungsgrundlage verfügt. Ein Forschungsantrag enthält folgende Punkte:

- Titel der Studie

- Name und Titel der Forscherinnen
- Vorgesetzte der Antragstellerinnen/Arbeitsstelle
- Gründe für die Durchführung der Studie
- Darstellung des Problems/der Ausgangslage
- Absicht und Ziele der Studie – Forschungsfragen
- kurze Übersicht über die einschlägige Literatur
- Vorgangsweise bei der Datenerhebung, Stichprobe
- Methoden der Datenanalyse
- ethische Überlegungen
- Veröffentlichung (Bei wem liegen die Rechte?)
- geschätzte Kosten
- Zeitplan
- evtl. Lebenslauf der Forscherinnen

Wichtig bei der Erstellung eines Antrags ist: Er soll so formuliert sein, dass das beurteilende Gremium überzeugt wird, dass die Studie

- etwas Neues bringt,
- etwas Interessantes, Spannendes behandelt,
- notwendig ist und
- mit den dafür vorgesehen Methoden bearbeitet werden kann.

8.3 Datengewinnung

Die Datengewinnung ist der nächste Schritt im Forschungsprozess. Sie besteht aus dem Ausarbeiten der Instrumente zur Datenerhebung (Fragebögen, Interviewleitfäden, Beobachtungsleitfäden, Mess-Skalen etc.; siehe Kap. 6), dem Vortest und der Datengewinnung selbst.

Ein Prätest darf nicht mit einer Pilotstudie verwechselt werden. Unter einer Pilotstudie versteht man die Durchführung der ganzen Studie anhand einer kleinen Stichprobe.

Wurde das Erhebungsinstrument erarbeitet, sollte ein **Vortest (Prätest/Pretest)** durchgeführt werden. Er dient zur inhaltlichen und formalen Überprüfung des Forschungsinstruments. Aber auch der Umgang mit dem Instrument kann zu diesem Zeitpunkt bereits geübt und seine Handhabbarkeit überprüft werden. Bei einem Fragebogen z. B. ist es wichtig, zu testen, ob die Fragen von den Probandinnen verstanden werden (sind sie unmissverständlich, können sie beantwortet werden etc.), ob der Fragebogen leicht auszufüllen ist (sind die Anweisungen verständlich, ist die Zeit, die man zum Ausfüllen braucht, nicht zu lang etc.) und ob er valide ist (siehe Kap. 3.4 und 6.6). Auch bei Interviews kann sich ein Probelauf als sinnvoll herausstellen. In erster Linie geht es darum, ob die Interviewerin fähig ist, das Interview in entsprechender Weise zu führen, und ob die Fragen, so wie sie gestellt werden, die Inhalte hervorbringen, die berührt werden sollen. Bei Beobachtungen kann man mithilfe eines Vortests überprüfen, ob der Beobachtungsleitfaden tauglich und leicht zu handhaben, ob das Kategoriensystem erschöpfend und ob die ausgewählte Beobachtungssituation geeignet ist, um die Forschungsfrage zu beantworten. Auf Grund der Erfahrung im Vortest kann das Erhebungsinstrument verändert oder der Versuchsplan verbessert werden. Normalerweise werden Daten, die im Vortest erhoben werden, nicht in das Ergebnis mit einbezogen.

Wenn der Vortest abgeschlossen ist, werden die Daten mit der jeweiligen Methode und dem gewählten Instrument erhoben.

8.4 Datenanalyse, Interpretation und Darstellung

Einer der letzten Schritte des Forschungsprozesses ist die **Analyse der Ergebnisse**. Dazu ist sowohl in der quantitativen als auch in der qualitativen Forschung ein hohes Maß an kritischem Denken und Kreativität nötig. Hier sollen Zusammenhänge zwischen den nummerischen Ergebnissen oder den qualitativen Kategorien und dem theoretischen Rahmen, der Literatur, der Methodik, den Hypothesen und der Problemdarstellung hergestellt werden (ein Überblick über die Methoden der Datenauswertung wurde bereits in Kapitel 7 gegeben).

Ergebnisse, Interpretationen, Schlussfolgerungen und Empfehlungen für die Praxis und für zukünftige Forschungsarbeiten werden in einer Studie als **Befunde** bezeichnet. Diese werden meist in zwei größeren Abschnitten dargestellt: in der Ergebnisdarstellung und der Ergebnisdiskussion. Die **Ergebnisdarstellung** beschäftigt sich mit den Ergebnissen der Studie (statistische oder qualitative Auswertung), die **Ergebnisdiskussion** berücksichtigt alle anderen Punkte.

Eine gute Ergebnisdarstellung ist systematisch, logisch, nicht länger als nötig und geht auf alle analysierten Daten ein. Ihr gesamter Inhalt soll darauf ausgerichtet sein, anhand der Daten die Überprüfung der Problemstellung nachzuweisen.

8.4.1 Darstellung quantitativer Ergebnisse

Die Darstellung von quantitativen Ergebnissen besteht aus Daten oder Zahlen, die mithilfe deskriptiver oder analytischer Statistik gewonnen wurden. Bei der Darstellung quantitativer Daten muss man um höchste Objektivität bemüht sein. Interpretationen sind deutlich von der Darstellung der Ergebnisse zu trennen.

Oft wird zuerst die Grundauszählung (Häufigkeitsverteilungen, Mittelwerte, Streuungsmaße) dargestellt. Daran anschließend werden Zusammenhänge zwischen verschiedenen Faktoren oder Unterschiede zwischen verschiedenen Gruppen (z. B. zwischen Männern und Frauen oder verschiedenen Altersgruppen) beschrieben. Es gibt dafür jedoch keine einheitliche Regel. Wichtig ist, dass man bei der Darstellung **logisch vorgeht** und dass diese Logik für die Leserin **verständlich** ist. Man muss in der Ergebnisdarstellung auch auf die Forschungsfragen und die Hypothesen Bezug nehmen, die zu Beginn einer Untersuchung aufgestellt wurden. Hypothesen werden dann anhand der Ergebnisse entweder verifiziert (bestätigt) oder falsifiziert (nicht bestätigt).

Quantitative Daten können verbal beschrieben werden, wie im folgenden Beispiel dargestellt. Hier geht es um eine Untersuchung des Gesundheitsbewusstseins und -verhaltens von Krankenhauspatientinnen:

> » Das Hauptmotiv zur Gewichtsreduktion ist „um ein besseres Aussehen zu erlangen“ (60 Personen von 278). Das Motiv „um meiner Gesundheit willen“ wird hingegen nur von 36 Personen als Grund zur Gewichtsreduktion angegeben und steht bei den Motiven an letzter Stelle. Frauen haben signifikant öfter als Männer angegeben, eine Abmagerungsdiät gemacht zu haben, um ein besseres Aussehen zu erlangen (sig. 1 %). «
>
> *vgl. Mayer/Walter 1997*

Wenn quantitative Ergebnisse ausschließlich verbal beschrieben werden, verliert man beim Lesen umfangreicher Studien leicht den Überblick. Daher werden Ergebnisse quantitativer Studien häufig in Tabellen und Diagrammen dargestellt, um einen besseren Überblick über die Zahlen zu bekommen.

Eine **Tabelle** ist eine kurze, übersichtliche Darstellung und Ergänzung zum Text. Titel und Überschriften müssen dabei präzise formuliert und alle dargestellten Werte dementsprechend gekennzeichnet sein. Leaf et al. (2003) verglichen Verletzungen bei der Sportart Calisthenics bei Elite- und Nicht-Elite-Teilnehmerinnen. Sie stellten die Anzahl und Prozente der Verletzungen pro anatomischer Region bei beiden Gruppen und insgesamt in einer Tabelle dar.

Quelle: Leaf et al. 2003, S. 209

Tabelle 8: Anatomische Regionen der Verletzungen bei den Gesamt-, Elite- und Nicht-Elite-Teilnehmerinnen

	Number of injuries					
Location of injury*	**Total sample (N = 185)**		**Elite (n = 122)**		**Non-elite (n = 63)**	
	N	%	n	%	n	%
Lower back	60	32.4	40	32.8	20	31.7
Thigh, groin, hip	47	25.4	32	26.2	15	23.8
Knee	27	14.6	16	13.1	11	17.5
Ankle, foot, lower leg	26	14.1	18	14.8	8	12.7
Upper limb	16	8.6	10	8.2	6	9.5
Other (eg neck, abdomen)	9	4.9	6	4.9	3	4.8

** five participants failed to give details of the anatomical region of injury*

Grafiken oder **Diagramme** können ebenfalls als Unterstützung in den Text eingefügt werden, um Zahlen anschaulicher darzustellen. Hier gilt im Großen und Ganzen dasselbe wie für eine Tabelle: Eine Grafik soll dazu beitragen, große Zahlenmengen übersichtlich darzustellen und das Erfassen und Lesen zu erleichtern. Grafiken und Diagramme werden im fortlaufenden Text beschrieben oder kommentiert. Die drei einfachsten Diagrammarten sind:

- Balken- oder Säulendiagramm
- Kreis- oder Sektorendiagramm
- Kurvendiagramm

Das **Balken**- oder **Säulendiagramm** ist am besten dazu geeignet, Ergebnisse mit einer Rangfolge darzustellen (z. B. sehr zufrieden, eher zufrieden, eher nicht zufrieden, nicht zufrieden) oder Gruppen zu vergleichen (z. B. die verschiedenen Arten der schulischen Vorbildung), da die Unterschiede in den Anteilen sehr gut und deutlich betont werden. Coppieters et al. (1999) stellten in ihrer Studie das Ergebnis als Balkendiagramm dar.

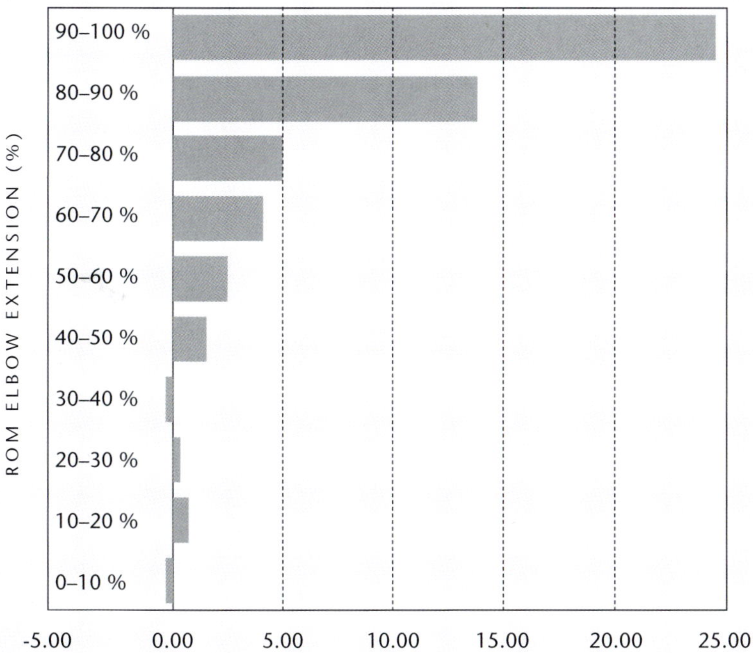

Abbildung 23: Balkendiagramm. Darstellung der Beziehung zwischen der Kraft der Elevation des Schultergürtels und dem Ausmaß der Ellbogenextension mit dem „Upper-Limb-Test 1" (ULT 1)

Quelle: Coppieters et al. 1999, S. 37

Krawiec et al. stellten in ihrer Studie zur Untersuchung der Beziehung zwischen einer statischen Beckenrotationsasymmetrie und einer Beinlängendifferenz das Verhältnis zwischen dem Prozentsatz der Probandinnen mit einer Beckenrotationsasymmetrie und den Kategorien bezüglich des Ausmaßes der Beckenrotation in einem Säulendiagramm dar.

Abbildung 24: Säulendiagramm
Quelle: Krawiec et al. 2003, S. 209

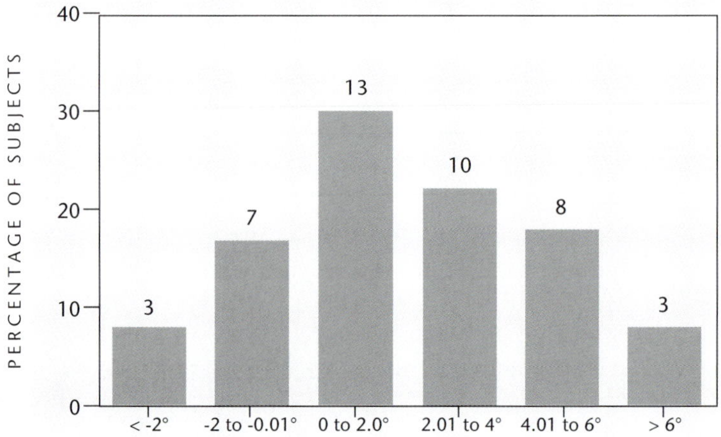

Kreis- oder **Sektorendiagramme** sind besonders geeignet für schnelle Informationen, die sofort Aufmerksamkeit erregen sollen. Sie eignen sich gut für Prozentdarstellungen ohne Rangordnung, aber mit nur wenigen Ausprägungen (zu viele Sektoren lassen schnell die Übersicht verlieren). Aus dem tabellarischen Vergleich der vorher dargestellten Verletzungen bei Calisthenics könnte man auch – wenn man z. B. nur einen raschen Überblick über die Lokalisation der Verletzung bei Elite-Teilnehmerinnen haben möchte – ein einfaches Kreisdiagramm machen.

Abbildung 25: Kreisdiagramm
Quelle: Leaf et al. 2003, S. 209

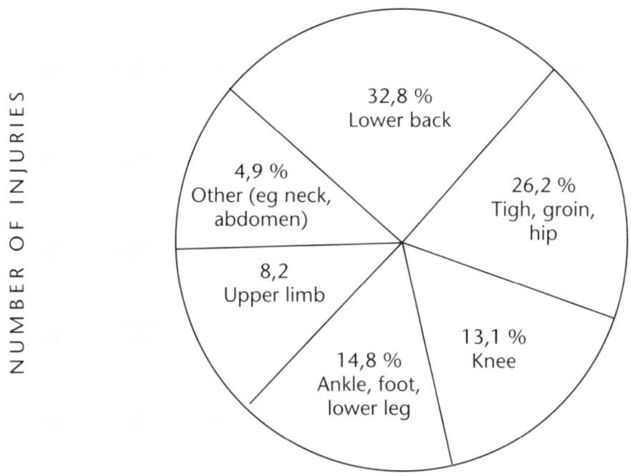

Kurvendiagramme eignen sich für die Zusammenfassung von Durchschnittswerten und für die Darstellung von Verläufen und Trends. Auch ein Vergleich mehrerer Gruppen lässt sich mit ihrer Hilfe gut darstellen. Osterbrink und Evers zeigen mittels eines Kurvendiagramms die unterschiedliche Intensität des postoperativen Inzisionsschmerzes bei Patientinnen, die die Technik der tiefen Atementspannung regelmäßig

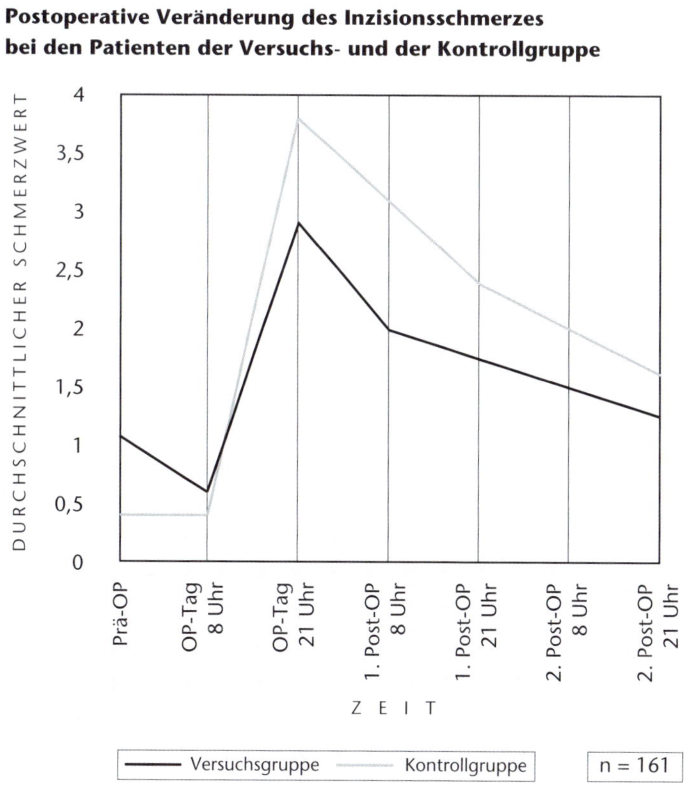

Abbildung 26: Kurvendiagramm

Quelle: Osterbrink/Evers 2000, S. 309

angewendet haben (Versuchsgruppe), und bei den Patientinnen der Kontrollgruppe (siehe Abb. 24).

Tabellen und Grafiken dienen aber nicht nur der Auflockerung und besseren Übersichtlichkeit des Textes. Sie bieten v. a. die Möglichkeit, eine Fülle von Daten in komprimierter Form darzustellen, während im Text (aus Platzgründen) oft nicht alle Daten beschrieben, sondern nur wichtige Ergebnisse herausgegriffen werden können.

8.4.2 Darstellung qualitativer Ergebnisse

Die Präsentation qualitativer Daten unterscheidet sich erheblich von der Präsentation quantitativer Daten. Zum einen sind qualitative Daten oft auf sehr vielfältigen (von Projekt zu Projekt unterschiedlichen) Wegen entstanden, und zum anderen liegen sie in einer gänzlich anderen Form vor. Man hat in der Regel völlig anderes Material: keine Zahlen, sondern verbale Daten – Kategorien, Beschreibungen, Falldarstellungen, Zitate etc. Die Entscheidung darüber, wie die Ergebnisse qualitativer Forschung präsentiert werden, hängt vom Erkenntnisinteresse der Forscherin, von der Art des Materials und von der Art der Auswertung ab.

Zur Verdeutlichung einer Aussage, zur Veranschaulichung einer Kategorie oder einfach nur zur Auflockerung werden oft **Originalzitate** aus Interviews oder aus Beobachtungsprotokollen in den Text eingebaut. Bei der Verwendung von Originalzitaten ist es wichtig, darauf zu achten, dass die Anonymität der Probandinnen (oder der Personen, die in den Zitaten vorkommen) gewahrt bleibt. Wenn es verschiedene Personen gibt und man kennzeichnen möchte, wer was gesagt hat, kann man Pseudonyme verwenden. Dazu ordnet man z. B. den Interviewpartnerinnen fiktive (erfundene) Namen oder Initialen zu und kennzeichnet die Zitate damit.

Beispiel für die Beschreibung qualitativer Daten:

„… Möglichst selbständig und unabhängig sein können beschreiben die PatientInnen als wesentliches Merkmal von Lebensqualität. Es bedeutet für sie Freiheit und Selbstbestimmung. Eine Patientin erklärt dies so: ‚… eben weil ich ja mein Leben lang unabhängig gewesen bin und immer jene gewesen bin, die gerannt ist und gemacht hat, darum ist das für mich jetzt speziell wichtig, dass ich nicht alles aus der Hand geben muss'".

Bieli-Brunner 2000, S. 62

8.4.3 Interpretation/Diskussion der Ergebnisse

Die Daten (Resultate), die in Form von Zahlen, Beschreibungen oder Kategorien vorliegen, werden bei der Interpretation und Diskussion erst „zum Leben erweckt". Interpretation und Diskussion fließen oft ineinander über; manchmal werden diese Begriffe auch synonym verwendet.

Bei der Interpretation der Ergebnisse beschäftigt man sich mit der Bedeutung, die die Resultate haben. Im Falle von quantitativen Studien wird daher den Zahlen, bei qualitativen Studien den Konzepten oder Kategorien Bedeutung zugeordnet. Zur Diskussion der Ergebnisse greift man auf die Problemstellung, die Forschungsfrage und den theoretischen Rahmen zurück. Dadurch schafft man Verbindungen zu allen anderen Teilen der Studie und bindet die neuen Erkenntnisse in das bestehende Wissen ein.

Wenn man die Resultate interpretiert, fragt man: „Was heißt das?" Man setzte sich also mit den gewonnenen Daten auseinander, indem man sie wieder in Zusammenhang mit der Fragestellung bringt.

Beispiel: Wenn man in einer qualitativen Forschungsarbeit 18 verschiedene Kategorien von Bedürfnissen identifiziert hat, kann man sich bei der Interpretation und Diskussion z. B. folgende Frage stellen:

- Wieso sind es gerade 18 Kategorien und nicht mehr oder weniger?

- Wie viele Kategorien haben andere Wissenschaftlerinnen gefunden?
- Worin unterscheiden sich diese von meinen?
- Weshalb werden ähnliche Inhalte bei anderen Autorinnen „Aktivitäten" und nicht „Bedürfnisse" genannt?
- Weshalb wurden gerade diese 18 Kategorien gefunden und nicht andere?
- Weshalb zeigen sich gerade diese Kategorien? etc.

vgl. Käppeli 1985

Bei der Darstellung quantitativer Ergebnisse muss man Ergebnisdarstellung und Interpretation streng voneinander trennen. Bei der Darstellung qualitativer Ergebnisse ist dies oft nicht deutlich möglich oder sinnvoll, da der Interpretationsprozess bereits bei der Auswertung der Daten begonnen hat. Man musste ja schon die wichtigen Stellen von den weniger wichtigen trennen und sie verschiedenen Kategorien zuordnen, d. h. man musste bereits interpretieren. Trotzdem versucht man in qualitativen Forschungsberichten die Ergebnisse auf zwei Ebenen zu präsentieren: Erstens auf der Ebene der Darstellung der gefundenen Kategorien, Konzepte, Typisierungen, Verläufe etc. und zweitens auf der Ebene der Diskussion dieses aus den Daten entwickelten Materials.

Als Beispiel für die Diskussion qualitativer Ergebnisse wird hier ein Ausschnitt aus einer Studie von Potter et al. dargestellt. Die Studie beschäftigt sich mit „schwierigen Patienten in der privaten physiotherapeutischen Praxis".

Beispiel: „Diese Studie identifizierte das Verhalten der Patienten als Hauptthema, mit dem Physiotherapeuten Probleme hatten umzugehen. Das Ergebnis wird durch Forschung in anderen Gesundheitsberufen gestützt. Lorber (1981) fand in einer krankenhausbasierten Studie mit Ärzten und Pflegepersonen, dass Patienten mit Verhaltensproblemen, die ihren medizinischen Zustand überlagern, problematisch sind und beschreibt diese Patienten als „absichtlich abweichend". Ähnlich berichteten Steinmetz und Tabenkin (2001), die Hausärzte interviewten, dass Patienten mit Verhaltensproblemen schwieriger waren als Patienten mit komplizierten medizinischen Problemen ...".

Potter et al. 2003, S. 53; Übers. d. Verf.

Es ist durchaus auch sinnvoll, am Ende einer Studie die gewählten Methoden zu diskutieren. Man stellt sich selbst dabei die kritische Frage, inwieweit den Gütekriterien Rechnung getragen werden konnte. Zum Beispiel: War das Instrument reliabel (siehe Kap. 6.6)? War das Vorgehen insgesamt geeignet, die Fragen zu beantworten? Man zeigt also auf, wo die Schwächen einer Studie liegen.

» Es macht nichts, wenn eine Studie misslingt, solange man das Misslingen bemerkt und diskutiert. Misserfolge sind ein Teil der Wissenschaft, aber man muss auch mit Misserfolgen wissenschaftlich, d. h. sachlich umgehen. «

Käppeli 1985, S. 3

Diese Kritik an den Methoden oder an der Studie selbst wird oft in einem eigenen Kapitel „Kritik an der Studie" oder „Kritische Auseinandersetzung" oder einfach nur „Kritik" dargestellt.

8.5 Schlussfolgerungen

Am Ende des Forschungsprozesses steht der Auftrag, die aus der Untersuchung gewonnenen Erkenntnisse einer **sinnvollen Verwertung** zugänglich zu machen. Dabei steht die Überlegung im Mittelpunkt, was die Ergebnisse für die Praxis bedeuten können, welche Empfehlungen für die Praxis gegeben werden und wie das gewonnene Wissen am besten in der Praxis umzusetzen oder zu integrieren ist. Die Empfehlungen können unterschiedlich aussehen, können konkret oder abstrakter sein, je nachdem, ob die Studie quantitativ oder qualitativ war.

Die Art der Empfehlungen und die Möglichkeit, überhaupt Empfehlungen zu geben, variiert auch je nach Thema. Die nachfolgenden Beispiele (zuerst Schlussfolgerungen aus einer quantitativen, dann aus einer qualitativen Studie) sollen dies verdeutlichen.

Beispiel: Diese Studie zeigte, dass passive Mobilisierung – angewandt bei Patientinnen, die Frakturen unter Beteiligung des distalen Radius erlitten hatten und mit Stiften und/oder Gips behandelt wurden – die Wirksamkeit von Beratungsprogrammen und Übungen nicht steigerte. Auf Grund dieser Resultate sollten Physiotherapeutinnen fortfahren, für diese Patientinnen komplette Beratungs- und Übungsprogramme zur Verfügung zu stellen; die Routineeinbeziehung der passiven Mobilisierung wird jedoch nicht wissenschaftlich gestützt. Es ist wichtig, die Resultate dieser Studie durch weitere Studien zu überprüfen und nicht auf andere Verhältnisse zu übertragen, in denen passive Mobilisierung verwendet wird.

Kay et al. 2000, S. 100; Übers. d. Verf.

Beispiel: Die Entdeckungen dieser Forschungsarbeit präsentieren eine Typologie der schwierigen Patientin in der privaten physiotherapeutischen Praxis und identifiziert Strategien, die Physiotherapeutinnen in der Arbeit mit diesen Patientinnen benutzen und über die sie gerne mehr wüssten. Auf diese Weise steuern die Resultate dieser Studie wichtige Informationen zu der wachsenden Menge an Literatur bei, die sich mit den Interaktionen zwischen Physiotherapeutin und Patientin beschäftigt, und sollen Selbstreflexion und Selbstbewusstsein derjenigen Physiotherapeutinnen fördern, die im privaten Sektor arbeiten. Darüber hinaus unterstreichen die Ergebnisse die Notwendigkeit, dass Physiotherapeutinnen Fertigkeiten aus dem affektiven Bereich trainieren.

Potter et al. 2003, S. 60; Übers. d. Verf.

Welche Schlussfolgerungen gezogen werden können, ist u. a. auch von der Art der Studie abhängig. Schlussfolgerungen quantitativer Studien sind meist konkreter, qualitative Ergebnisse haben eine andere Art der Verwertbarkeit. Hier geht es weniger um konkrete Handlungsanweisungen, sondern um Anregungen zur Integration des erweiterten physiotherapeutischen Wissens in die Praxis oder um Anstöße zur Konzept- oder Theorieentwicklung. Vergegenwärtigt man sich noch einmal die unterschiedlichen Ziele, die die beiden Forschungsansätze verfolgen (siehe Kap. 3), so ist es auch einsichtig, ja logisch, dass die Schlussfolgerungen ganz unterschiedlicher Art sein müssen.

In manchen Studien werden auch **Empfehlungen für weitere Forschungsarbeiten** gegeben, denn eine Studie wirft erfahrungsgemäß mehr Fragen auf, als sie beantwortet. Zegelin gibt am Ende ihrer Arbeit, die sich mit dem Prozess des Bettlägerigwerdens beschäftigt, folgende Empfehlungen ab:

Man kann an dieser Stelle auch die Erfahrungen, die man bei der eigenen Studie gemacht hat, weitergeben, damit andere Forscherinnen daraus lernen können.

> „In der wissenschaftlichen Bearbeitung sind zahlreiche Folgestudien denkbar, zunächst sind Replikationen wünschenswert. Ergebnisse können für einzelne PatientInnengruppen, z.B. Schlaganfallkranke, spezifiziert werden; außerdem könnte die Sichtweise aller Beteiligten (...) erhoben werden. Durch Längsschnittstudien lassen sich die Verläufe zeitnah aufzeichnen. Die Transfersituationen sollten näher untersucht werden. (...) Schließlich sollte ein differenziertes Einschätzungs- und Interventionsverfahren entwickelt werden, um der drohenden Ortsfixierung vorzubeugen.“
>
> *Zegelin 2005, S. 288*

Schlussfolgerungen für die Physiotherapie sind ein wichtiger Brückenschlag zur Praxis. Sie bilden den ersten Schritt zur Umsetzung der Ergebnisse und zur Erweiterung des praktischen Wissens.

Hält man sich an Hockeys Definition, dass Forschung dazu beitragen soll, die Praxis nutzbringend zu gestalten (vgl. Kap. 2.2), so darf dieser Schritt nicht fehlen – denn er erleichtert den Physiotherapeutinnen die Anwendung des neuen Wissens.

8.6 Rückführung der Ergebnisse in die Praxis

Forschung und Forschungsergebnisse sollten auch eine Wirkung nach außen haben, d.h. sie sollten Anwendung in der Praxis finden und zur Lösung eines Problems beitragen. Es ist daher notwendig, die Forschungsarbeit zu veröffentlichen, d.h. anderen Personen zugänglich zu machen, die die Erkenntnisse nutzen können. Die Veröffentlichung kann mündlich in Form einer Präsentation und/oder schriftlich stattfinden. Die schriftliche Veröffentlichung ist jedoch der Weg, der das

Wissen großflächiger verbreiten kann und als bestehendes Gut ständig abrufbar hält.

8.6.1 Mündliche Präsentationen von Forschungsarbeiten

Die Personen, denen die Forschungsarbeit als erstes zugänglich gemacht werden soll, sind jene, die an der Untersuchung beteiligt waren, z. B. die Kolleginnen, die bei der Datensammlung mitgeholfen haben oder all jene, bei denen die Datenerhebung durchgeführt wurde und die selbst Informantinnen waren. Die erste Präsentation der Ergebnisse und somit auch die erste Möglichkeit der Praktikerinnen, sich damit auseinander zu setzen, erfolgt am besten in Form einer **mündlichen Präsentation** vor Ort. Denn es vergeht oft viel Zeit, bis ein schriftlicher Bericht aufliegt bzw. bis dieser in einer Fachzeitschrift publiziert wird.

Eine sehr effektive Möglichkeit, Forschungsergebnisse einer breiten Allgemeinheit zugänglich zu machen, ist die Präsentation von Forschungsarbeiten bei **Kongressen für Physiotherapie**. Bei mündlichen Präsentationen liegt die Schwierigkeit darin, eine Fülle von Inhalten in kurzer Zeit unterzubringen. Je nach Publikum muss man überlegen, welche Schwerpunkte man setzt (Durchführung der Arbeit, Ergebnisse, Schlussfolgerungen, Theorien etc.). Ein Überblick über die Gesamtarbeit muss in jedem Fall gebracht werden. Praktikerinnen sind in der Regel am meisten an den Ergebnissen und an möglichen Konsequenzen für die Praxis interessiert.

Der Besuch von Forschungskongressen im In- und Ausland ist nicht nur für Wissenschaftlerinnen, sondern gerade für Praktikerinnen von enormer Wichtigkeit. Es wird hier meist eine Fülle an aktuellen Ergebnissen geboten, die in die Praxis umgesetzt werden könnten oder anhand derer man zumindest über die eigene Praxis nachdenken sollte.

8.6.2 Schriftliche Publikationen

Wichtige internationale wissenschaftliche Fachzeitschriften für die Physiotherapie sind z. B.: „American Journal of Physical Medicine and Rehabilitation", „The Archives of Physical Medicine and Rehabilitation", „Journal of Orthopaedic & Sports Physical Therapy" oder „Journal of the American Physical Therapy Association". Eine weitere Auflistung von Zeitschriften siehe Domholdt 2000, S. 385–387.

Die meisten Forschungsarbeiten werden am Ende in Form eines Forschungsberichts verschriftlicht. Bei Auftragsarbeiten ist der schriftliche Bericht in fast allen Fällen Bestandteil des Auftrags. Er wird jedoch nicht immer veröffentlicht und ist daher nur einer kleinen Personengruppe zugänglich. **Fachzeitschriften** sind ein gutes Publikationsmedium für Forschungsarbeiten, da sie eine große Leserschaft erreichen und die Veröffentlichung rascher vor sich geht als bei Büchern. Die meisten Fachzeitschriften haben eigene Regeln für die Veröffentlichung von Forschungsarbeiten, die je nach Anspruch der Zeitschrift strenger oder offener sind. Wissenschaftliche Zeitschriften (so genannte Referee Journals) verfügen über ein Gremium wissenschaftlicher Expertinnen (Board of Consultants). Jeder Artikel, der zur Veröffentlichung in einem solchen Journal eingereicht wurde, wird von ein bis zwei Expertinnen nach festgelegten Richtlinien auf seinen wissenschaftlichen Anspruch geprüft und nur dann publiziert, wenn er dieser Prüfung standhält.

Das Problem bei der Publikation eines Artikels in einer Fachzeitschrift liegt darin, dass der Forschungsbericht auf wenige Seiten gekürzt und zusammengefasst werden muss – und zwar so, dass die Leserinnen genügend Informationen über die Ergebnisse, aber auch über den Hintergrund der Arbeit erhalten. Bei Veröffentlichungen von Forschungsarbeiten in Fachzeitschriften ist auch immer zu bedenken, wer die Zeitschrift liest, also welches Zielpublikum angesprochen werden soll. Die inhaltlichen Schwerpunkte, aber auch der sprachliche Stil sollten sich danach richten.

Eine **Buchveröffentlichung** ist die ausführlichste Form der Publikation einer Forschungsarbeit. Kleinere Projekte, Artikel oder Studien werden oft in einem Sammelband veröffentlicht. Beiträge in Sammelbänden sind eine geeignete Möglichkeit, Forschungsarbeiten in Buchform zu verbreiten, ohne gleich ein eigenes Buch verfassen zu müssen. Auch für die Leserinnen sind solche Sammelbände sehr wertvoll, da sie mehrere Forschungsarbeiten zu einem Thema enthalten (z. B.: Gifford 1998). Oft werden auch Referate oder Kongressbeiträge als Sammelbände herausgegeben.

8.6.3 Verfassen von Forschungsberichten

Ein Forschungsbericht ist eine wissenschaftliche Publikation. Daher muss sie sowohl den formalen als auch den inhaltlichen Ansprüchen, die an eine wissenschaftliche Arbeit gestellt werden, genügen. Nach Eco ist eine wissenschaftliche Arbeit folgendermaßen gekennzeichnet:

- Die Arbeit behandelt einen erkennbaren Gegenstand, der so genau umrissen ist, dass auch Dritte ihn erkennen.
- Die Arbeit/Untersuchung muss über den Gegenstand Dinge sagen, die noch nicht gesagt wurden (d. h. es muss neues Wissen entstehen).
- Die Arbeit muss auch für andere von Nutzen sein.
- Die Arbeit muss jene Angaben enthalten, die es der Öffentlichkeit möglich machen, die Ergebnisse oder aufgestellten Thesen zu überprüfen (vgl. Eco 1998).

Ziel des Forschungsberichtes ist es, die neuen Erkenntnisse der **Öffentlichkeit** zugänglich und die Wege des Erkenntnisgewinns nachvollziehbar zu machen.

Forschungsberichte können zu unterschiedlichen Zwecken verfasst werden:

- Als Einzelarbeit zur Erlangung eines Ausbildungsabschlusses oder eines akademischen Grades;
- als Forschungsbericht zum Abschluss einer Auftragsarbeit;

- als Artikel zur Publikation der Arbeit in einer Fachzeitschrift oder in einem Sammelband;
- für eine mündliche Präsentation der Arbeit.

Je nach Verwendungszweck unterscheiden sich die Berichte in ihrer Ausführlichkeit und ihrem Stil voneinander. Der Aufbau bleibt aber im Grunde genommen immer derselbe.

In einem Forschungsbericht wird die eigene Studie anhand der Schritte des Forschungsprozesses dargestellt. Formal besteht ein Forschungsbericht aus drei Teilen: Einleitung, theoretischer Teil und empirischer Teil.

Die Gliederung sieht im Wesentlichen folgendermaßen aus:

1. Titel
2. Zusammenfassung
3. Inhaltsverzeichnis
4. Einleitung
   - Hintergrund, Ausgangslage, Begründung der Studie
   - Problemdarstellung
   - Ziel(e) der Studie
   - Forschungsfragen (Hypothesen)
5. Theoretischer Teil
6. Empirischer Teil
   - Methodisches Vorgehen
   - evtl. wissenschaftstheoretischer Ansatz
   - Methode der Datenerhebung
   - Vorgangsweise der Datenerhebung
   - Methode der Datenauswertung (Datenanalyse)
   - ethische Überlegungen
   - Ergebnisse
   - Ergebnisdarstellung und Diskussion
   - Schlussfolgerungen/Empfehlungen
   - evtl. Kritik und Grenzen der Untersuchung
7. Literaturverzeichnis
8. Anhang

Ad 1: Titel

Der Titel stellt den ersten unmittelbaren Kontakt zwischen Leserin und Studie her und ist daher sehr wichtig. Ein guter Titel ist knapp und aussagekräftig und erfüllt folgende Funktionen:

- Er spiegelt den Inhalt der Arbeit wider;
- der Inhalt der Arbeit ist auf ersten Blick erfassbar;

- er macht neugierig auf die Arbeit.

Der Titel kann aus einem Haupttitel und einem Untertitel bestehen. Auf die Methodologie muss im Titel noch nicht unbedingt Bezug genommen werden (z. B.: „Kopfschmerzen – ein physiotherapeutisches Problem?").

Bei qualitativen Studien wird gern ein kurzes Interviewzitat als Titel genommen. Dies sollte aber nur dann geschehen, wenn es ein wirklich gutes, kurzes Zitat gibt, das ein Bild vom Inhalt der Studie vermittelt. Ein sachlicher Untertitel zur Erklärung, worum es überhaupt geht, ist dann jedoch unbedingt notwendig (z. B. „Hoffnung ist ein bißchen Licht ins Finstere" – Untersuchung zur Bedeutung der Hoffung für Betagte im Akutspital).

Ad 2: Zusammenfassung

Eine kurze Zusammenfassung kann (muss aber nicht immer) dem gesamten Bericht vorangestellt werden. Sie sollte nicht länger als eine halbe DIN-A4-Seite sein und ein kurzes Bild von den Zielen, den Methoden und den Hauptaussagen liefern.

Ad 3: Inhaltsverzeichnis

Das Inhaltsverzeichnis besteht aus einer Auflistung aller Kapitelüberschriften und der Angabe der entsprechenden Seitenzahlen im Bericht. Eine übersichtliche Gliederung enthält nicht mehr als drei Ebenen von Überschriften (z. B.: 4.2.3).

Ad 4: Einleitung

In der Einleitung wird der Leser über die Hintergründe, den Kontext und die Beweggründe der Forschungsarbeit aufgeklärt. Einer kurzen Erklärung des persönlichen Zugangs zum Thema folgt die Beschreibung der Ausgangslage bzw. die Problemanalyse. Danach werden die Ziele der Arbeit und die Forschungsfragen, gegebenenfalls auch die Hypothesen beschrieben. (Manche Autorinnen bevorzugen es, die Forschungsfragen und/oder Hypothesen erst am Beginn des empirischen Abschnitts vorzustellen – auch dies ist eine Möglichkeit.) Eine gute Einleitung ist so aufgebaut, dass die Ziele der Untersuchung und die daraus abgeleitete Forschungsarbeit die logische Konsequenz der Problemdarstellung bilden.

Ad 5: Theoretischer Teil

Der theoretische Teil stimmt den Leser auf die Thematik der Studie ein. Hier wird der theoretische Rahmen beschrieben, auf dem die Studie aufbaut, und hier werden die Forschungsergebnisse, die aus anderen Studien zu diesem Thema vorliegen, dargestellt. Dabei sollten – neben den Autorinnen und dem Jahr – die Art der Studie und die wichtigsten Er-

Eine weitere häufige Variante der Gliederung eines Forschungsberichts ist folgende:

- Einleitung
- Theoretischer Teil/Literaturüberblick
- Methoden
- Ergebnisse
- Diskussion und Zusammenfassung

Eine andere Möglichkeit stellt die **Integration des theoretischen Teils in die Einleitung** dar. Man kann dabei z. B. wichtige Begriffsdefinitionen und den aktuellen Stand der Forschung (d. h. eine kurze Zusammenfassung der Forschungsergebnisse zu dem entsprechenden Thema) abhandeln. Der theoretische Teil bekommt dadurch gegenüber der eigentlichen Forschungsarbeit etwas weniger Gewicht. Sehr zu empfehlen ist diese Vorgangsweise bei Berichten, die kurz sein sollen, bzw. bei Publikationen in Fachzeitschriften.

Grundsätzlich ist beim Verfassen eines Forschungsberichtes Folgendes zu beachten:

- **Sich kurz fassen!**
  - Ein Forschungsbericht ist kein literarisches Wunderwerk.
  - V. a. in der Einleitung und bei der Beschreibung der Methoden gilt: so viel Information wie nötig geben und sich dabei so kurz wie möglich halten.
- **Eine einfache und klare Sprache sprechen!**
  - Wissenschaftlichkeit zeichnet sich nicht durch möglichst lange Sätze und den Gebrauch vieler Fremdwörter und unverständlicher Phrasen aus.
  - Einfache und klare Sätze sind Merkmale eines guten Forschungsberichts.
- **Vermeiden von subjektiven Statements!**
  - Ein wissenschaftlicher Bericht ist kein Erlebnisaufsatz.
  - In erster Linie gilt es, Fakten aufzuzählen und zu beschreiben. Subjektive Kommentare sind in einem Forschungsbericht nach Möglichkeit zu vermeiden. Ausnahmen bilden die Schilderung des persönlichen Zugangs zum Thema am Beginn und ein Kommentar zu der Arbeit am Ende des Forschungsberichts.
- **Achtung vor Langeweile!**
  - Wissenschaftlichkeit steht nicht im Widerspruch zu einem Schreibstil, der prägnant und interessant ist.
- **Korrekter Umgang mit den Gedanken anderer!**
  - Einwandfreies Zitieren (direkt oder indirekt) ist auch bei einem Forschungsbericht ein „Muss".

Eine kritische Stellungnahme zur eigenen Untersuchung bedeutet nicht, dass diese schlecht gewesen ist (denn: keine Forschungsarbeit ist perfekt). Es zeigt nur, dass die Forscherin fähig ist, sich reflektiert mit einer durchgeführten Arbeit auseinander zu setzen.

Zusammenfassung

Eine Forschungsarbeit folgt einem strukturierten Ablauf, den man als Forschungsprozess bezeichnet. Am Beginn steht immer ein inhaltliches Erkenntnisinteresse, das präzisiert werden muss. Um dies zu erreichen, müssen Forschungsziel und Forschungsfrage(n) formuliert werden. Eine Forschungsfrage ist die ausdrückliche Frage nach einem Problem, das untersucht werden soll. Forschungsfragen müssen relevant, erforschbar und operationalisierbar sein. Zur Ideenfindung und Präzisierung der Forschungsfrage(n), aber auch zur Festlegung des theoretischen Rahmens dient das Literaturstudium.

Bei quantitativen Untersuchungen, die dem deduktiven Ansatz folgen, werden Hypothesen aufgestellt. Hypothesen sind theoretisch begründete Vermutungen, die sich aus dem Forschungsproblem und dem theoretischen Rahmen ableiten. Sie sollen durch die Forschungsarbeit überprüft werden.

Das Festlegen der Vorgangsweise ist ein wichtiger Schritt im Forschungsprozess, ehe man die Datenerhebung vorbereitet. Das Festlegen des Untersuchungsdesigns und die Wahl der Methode, die am besten zur Beantwortung der Forschungsfrage geeignet ist, sind die ersten Schritte. Die nächste wichtige Überlegung ist die Frage, wer „beforscht" wird, also die Bestimmung der Stichprobe.

In der quantitativen Forschung werden Zufallsstichproben von so genannten „gesteuerten" Stichproben unterschieden, während in der qualitativen Forschung die Auswahl der Untersuchungsteilnehmerinnen immer gezielt, nach theoretischen Überlegungen erfolgt.

Weitere Schritte, die beachtet werden müssen, sind die Überprüfung, ob die ethischen Grundprinzipien eingehalten werden können, die Überlegung, wie viel Geld man für diese Arbeit benötigt und wie groß der Personaleinsatz sein wird sowie schlussendlich die Erlangung der Erlaubnis, die Arbeit durchzuführen. Zur Erlangung von Erlaubnissen oder zur Beantragung finanzieller Unterstützung muss man einen schriftlichen Forschungsantrag stellen.

Bevor die Daten erhoben werden, sollten die Instrumente und das Vorgehen mithilfe eines Vortests überprüft werden. Nach der Erhebung der Daten und ihrer Analyse geht es um die Darstellung der Ergebnisse und um ihre Diskussion. Ergebnisse quantitativer Forschung werden verbal und mithilfe von Tabellen und Grafiken dargestellt. Ergebnisse qualitativer Forschung formuliert man ausschließlich verbal, jedoch können zum besseren Überblick Übersichten über die gebildeten Kategorien (in Tabellenform oder als Schaubild) vorangestellt werden. In der Ergebnisdiskussion geht man der Frage nach der Bedeutung der gewonnenen Daten nach.

Am Ende des Forschungsprozesses steht immer die Überlegung, welche Bedeutung das neu gewonnene Wissen hat und welche Schlussfolgerungen sich daraus für die Praxis ableiten lassen.

Um die Forschungsergebnisse Praktikerinnen zugänglich zu machen, müssen sie veröffentlicht werden. Das kann mündlich in Form von (innerbetrieblichen) Fortbildungen oder in Form von Vorträgen bei Kongressen geschehen, aber v. a. schriftlich als Buch, als Buchbeitrag oder Artikel in einer Fachzeitschrift.

Ein Forschungsbericht, der eine wissenschaftliche Publikation darstellt, folgt einem logischen Aufbau, der sich am Forschungsprozess orientiert. Der Bericht sollte so gestaltet sein, dass der Weg des Erkenntnisgewinns für die Leserinnen lückenlos und verständlich nachvollziehbar ist.

Vertiefung des Lernstoffs

1. *Denken Sie an eine Situation, die Sie in der Praxis erlebt haben und die für Sie unbefriedigend war. Versuchen Sie nun, das Problem zu analysieren und leiten Sie daraus mögliche Forschungsfragen ab. Diskutieren Sie dann mit einer Studienkollegin darüber und überlegen Sie gemeinsam, ob diese Fragen erforschbar wären.*
2. *Operationalisieren Sie folgende Konzepte, so dass sie in einer möglichen Forschungsarbeit verwendet werden könnten (d. h. versuchen Sie, Indikatoren zu finden, die diese Begriffe messbar machen):*
   - *physiotherapeutische Fachkompetenz*
   - *Behandlungsqualität*
   - *Verbesserung der postoperativen Phase*

   Nehmen Sie dazu einschlägige Literatur zu Hilfe und diskutieren Sie dies in einer Kleingruppe.

3. *Entwerfen Sie den Plan zu einer fiktiven Studie. Schreiben Sie einen Forschungsantrag (wiederholen Sie dazu Kapitel 8.2.5) und legen Sie ihn einer Studienkollegin vor. Diese soll dann prüfen, ob der Antrag alle wichtigen Informationen enthält, ob die Studie aus ihrer Sicht durchgeführt werden könnte und welche Bedenken es aus der Sicht z. B. der ärztlichen Leitung, die diese Studie genehmigen müsste, geben könnte. Diskutieren Sie dann gemeinsam darüber.*

Vertiefende Literatur zum Thema Präsentation/ Publikation von Forschungsarbeiten

Hall George M. (Hrsg.): Publish or Perish. Wie man einen wissenschaftlichen Beitrag schreibt, ohne die Leser zu langweilen oder die Daten zu verfälschen. Huber, Bern 1998 (167 Seiten)

Nach einem einführenden Kapitel in den grundsätzlichen Aufbau einer wissenschaftlicher Publikation werden in den folgenden Kapiteln ihre einzelnen Abschnitte genauer behandelt. Weitere Kapitel über Überschriften, Literaturangaben, Stil und bestimmte Sonderformen der Publikation (wie z. B. das Schreiben eines Abstracts, eines Übersichtsartikels oder eines Leserbriefes) bieten viel Informatives in gut verständlicher und übersichtlicher Form. Die Zielgruppe dieses Werkes sind zwar „wissenschaftlich arbeitende Mediziner und Naturwissenschaftler"; der Band ist aber auch für Physiotherapiewissenschaftlerinnen durchaus nützlich.

Karmasin Matthias, Ribing Rainer: Die Gestaltung wissenschaftlicher Arbeiten. UTB, Stuttgart 2006 (40 Seiten)

Eine sehr gute, verständlich geschriebene Einführung in das Verfassen wissenschaftlicher Arbeiten. Besonders formale Aspekte, v. a. aber der Umgang mit Quellen (Zitation) werden hier ausführlich beschrieben.

9 Anwendung von Forschungsergebnissen

Im vorangegangenen Kapitel wurde der Prozess beschrieben, der bei der Durchführung einer Forschungsarbeit durchlaufen wird. Dieses Kapitel schließt daran an, indem es die Frage in den Mittelpunkt stellt, wie die Erkenntnisse, die mittels Forschung gewonnen werden, nutzbar gemacht werden können. Eine Anleitung zum kritischen Bewerten von Forschungsarbeiten ist der Auseinandersetzung mit dem Anwendungsprozess vorangestellt.

In diesem Kapitel wird der Schwerpunkt bewusst auf Forschungsanwendung gelegt und nicht auf EBP, da Forschungsanwendung klarer zu definieren und zu beschreiben ist. Außerdem bildet Forschungsanwendung die Grundlage für das Konzept von EBP (Evidence Based Practice). In Kapitel 9.4 wird das Spezifische an EBP aufgezeigt.

9.1 Forschungsanwendung als Grundlage einer forschungsbasierten Praxis

Wenn Forschung dazu beitragen soll, dass die Praxis weiterentwickelt und die Qualität des physiotherapeutischen Handelns verbessert wird, dann kann das nur geschehen, wenn die Ergebnisse von Forschungsarbeiten Einzug in die Praxis halten. Dies ist aber der Punkt, an dem nicht mehr in erster Linie die „Produzentinnen" der Forschungsergebnisse, nämlich die Forscherinnen, sondern die „Konsumentinnen" – die Praktikerinnen – aktiv werden müssen. Seitens der Forscherinnen besteht die Verpflichtung, den Praktikerinnen ihre Forschungsergebnisse zugänglich zu machen, d. h. sie zu publizieren – und zwar in einer Art und Weise, die es auch Nicht-Wissenschaftlerinnen ermöglicht, die Ergebnisse zu verstehen. Die Praktikerinnen haben nun die Aufgabe, dieses Wissen in ihre tägliche Arbeit zu integrieren. Man kann in diesem Zusammenhang sogar von einer Verpflichtung gegenüber den Konsumentinnen (das sind in diesem Fall die Patientinnen) sprechen, Tun und therapeutische Entscheidungen der Praktikerinnen auf wissenschaftliche Erkenntnisse aufzubauen.

Forschungsanwendung heißt, eine wissenschaftlich fundierte, durch Forschungsergebnisse gestützte Erkenntnis systematisch in die Praxis zu integrieren. Ziel dabei ist eine Praxis, die sich an Forschung orientiert.

Es ist aber durchaus eine Fehlannahme, zu glauben, allein weil Forschungsarbeiten durchgeführt werden und Ergebnisse vorliegen, würden sie in die Praxis integriert und umgesetzt.

Ob Forschungsergebnisse in die Praxis Eingang finden, darf nicht dem Zufall oder dem Engagement von Einzelpersonen überlassen werden. Vielmehr braucht man dazu eine systematische Planung sowie Strategien.

9.2 Forschungsanwendung als Prozess

Burns und Grove bezeichnen Forschungsanwendung als denjenigen Prozess, der das von der Forschung erzeugte Wissen kommuniziert und nutzt, um eine Neuerung oder Veränderung in der Praxis zu bewirken (vgl. Burns/Grove 2005, S. 506). Dieser Prozess beinhaltet, vereinfacht gesehen, drei Schwerpunkte, nämlich das **Lesen**, das **kritische Bewerten** des Gelesenen und das **Umsetzen** des neuen Wissens in die physiotherapeutische Praxis (siehe Abb. 27).

Abbildung 27: Schwerpunkte der Forschungsanwendungsprozesse

Quelle: Hamer 1999, S. 6; Übers. d. Verf.

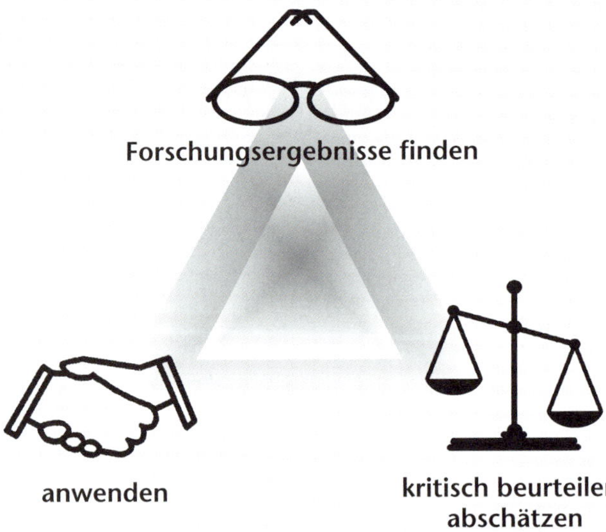

In der Praxis gestaltet sich dieser Prozess aber weitaus komplizierter. In Anlehnung an das Modell von Stetler (vgl. Stetler, zit. n. Polit et al. 2004, S. 415) wird der Prozess der Forschungsanwendung in der Folge in fünf Phasen dargestellt (siehe Abb. 28).

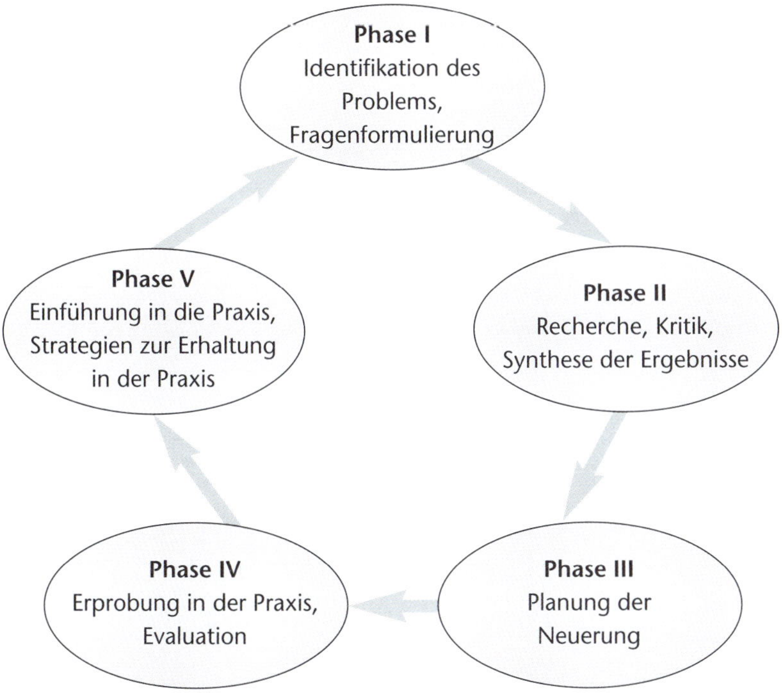

Abbildung 28: Der Prozess der Forschungsanwendung

Ausgangspunkt **(Phase 1)** ist immer ein **Problem**, das sich in der Praxis stellt und für das man eine Lösung sucht. Um bei der Suche nach geeigneten Forschungsarbeiten gezielt vorgehen zu können – bzw. um sich klar zu werden, was genau das Problem ist und was man wissen möchte –, muss man hier, genau wie beim Forschungsprozess, eine **Frage** formulieren. Manche Autorinnen bezeichnen diese Frage ebenfalls als „Forschungsfrage".

In **Phase 2** erfolgt die **Recherche** der zu diesem Problem oder dieser Frage vorliegenden Forschungsarbeiten (siehe Kap. 8.1.2). Diese müssen, ehe ihre Ergebnisse in die Praxis umgesetzt werden, einer kritischen Analyse unterzogen werden. Findet man mehrere Forschungsarbeiten zu dem Thema, so müssen die Ergebnisse zusammengefasst (synthetisiert) werden.

Phase 3 ist die **Planungsphase**. Hier entwickelt man auf Grund der vorliegenden Ergebnisse die Neuerung für die Praxis. Dabei sind strukturelle Voraussetzungen, personelle und finanzielle Ressourcen sowie die spezifischen Gegebenheiten im jeweiligen Praxisfeld zu berücksichtigen. Geplant wird

1. die Neuerung und
2. das Vorgehen bei ihrer Einführung.

Daran schließt sich **Phase 4**, die Phase der **Erprobung der Neuerung im Praxisfeld**, an. Neben der Überprüfung, ob man mit der Neuerung die gewünschten Ziele erreichen konnte, sind auch Vor- und Nachteile zu evaluieren. Dabei muss bedacht werden, dass hier die **Sichtweise der Patientin** gegebenenfalls von großer Bedeutung ist und bei einer Evaluation berücksichtigt werden sollte.

Entscheidet man sich für eine **Übernahme der Neuerung in die Praxis**, so setzt **Phase 5** ein. Hier gilt es, Strategien zu entwickeln, wie diese Neuerung auch auf anderen Stationen oder in anderen Bereichen eingeführt werden kann. Da es nicht selbstverständlich ist, dass Neuerungen im Alltag erhalten bleiben, muss man auch Maßnahmen überlegen, die garantieren, dass die Innovationen aus dem Arbeitsalltag nicht wieder „verschwinden".

Innovation (lat.) = Neuerung, Erneuerung

Danach kann man sich dem nächsten Problem, der nächsten Frage zuwenden, und der Prozess beginnt von Neuem.

Es gibt viele Modelle, die den Prozess der Forschungsanwendung beschreiben. Sie unterscheiden sich nur geringfügig voneinander; manche sind differenzierter, manche weniger differenziert als die hier beschriebenen fünf Phasen. Egal welchem Modell man jedoch in der Praxis folgt, wichtig ist, sich bewusst zu machen, dass Forschungsanwendung nicht von selbst vor sich geht, sondern ein komplexer, anspruchsvoller Prozess ist, der Zeit, Wissen, Denkarbeit, Kreativität und Planung erfordert.

Zwei Voraussetzungen müssen auf jeden Fall vorhanden sein, damit dieser Prozess überhaupt funktionieren kann:
1. Zum betreffenden Thema sind Forschungsarbeiten vorhanden und
2. die betreffenden Personen sind in der Lage, diese kritisch zu lesen und zu bewerten.

9.3 Einschätzen der Qualität quantitativer und qualitativer Forschungsarbeiten

Praktikerinnen, die Forschungsberichte lesen, sind oft mit einer Fülle von Arbeiten unterschiedlichster Art und Qualität konfrontiert. Um das Wissen nutzen zu können, das in diesen Arbeiten niedergelegt ist, stehen die Fragen „Wie viel Vertrauen kann ich in die Ergebnisse dieses Berichts legen?" und „Wie ‚wissenschaftlich' ist diese Arbeit?" im Vordergrund. Das Abwägen der Qualität einer Forschungsarbeit und (daraus resultierend) ihrer Glaubwürdigkeit sowie der Nutzbarkeit ihrer Ergebnisse setzt gute Kenntnisse über wissenschaftliche Methoden voraus. Die Gütekriterien quantitativer und qualitativer Forschung (siehe Kap. 3.4) können hier einen Rahmen zur Einschätzung bilden. Differenzierter kann man Forschungsarbeiten anhand eines Fragenkatalogs einschätzen, der sich am Forschungsprozess orientiert und jeden Schritt kritisch betrachtet.

Bei Forschungsarbeiten in Fachzeitschriften muss, wenn man eine kritische Einschätzung vornimmt, immer bedacht werden, dass es sich dabei um Zusammenfassungen umfangreicher Forschungsberichte handelt. Dabei können wichtige Informationen verloren gehen oder werden unter Umständen nur stark gekürzt dargestellt. Es kann dann sein, dass die Information zu manchen Punkten nicht ausreicht, um den Wert der Arbeit einzuschätzen. Am besten ist die Einschätzung anhand der Lektüre der Originalarbeit möglich.

Die Publikation einer Forschungsarbeit beinhaltet normalerweise fünf Schwerpunkte (siehe Kap. 8.6.3):

- Theoretischer Teil
- Methodologie
- Ergebnisdarstellung
- Diskussion

In der Einleitung werden die Ausgangslage bzw. die Problemdarstellung, die Forschungsfrage(n) (bei quantitativen und v. a. experimentellen Untersuchungen: die Hypothesen) und Ziele der Arbeit geschildert. Im theoretischen Teil beschreibt man kurz den theoretischen Hintergrund der Arbeit. (Dieser Teil wird in vielen Forschungsartikeln aus Platzgründen stark gekürzt dargestellt oder sogar weggelassen.) Der Methodenteil dient dazu, die Vorgangsweise bei der Arbeit nachvollziehbar zu machen. Hier sollten die Methoden der Datenerhebung und der Auswertung, die Vorgangsweise bei der Datenerhebung und die Stichprobe geschildert werden. In den letzten beiden Abschnitten werden die Ergebnisse dargestellt und diskutiert und schließlich Schlussfolgerungen aus ihnen gezogen. Eine Zusammenfassung bildet meist das Ende eines Forschungsartikels.

Greenhalgh (2000, S. 55) bezeichnet die Schwerpunkte bei Forschungspublikationen auch als EMED-Format:

Einleitung (Warum haben die Autorinnen diese Fragestellung gewählt?)

Methoden (Wie wurde die Fragestellung bearbeitet?)

Ergebnisse (Was wurde gefunden?)

Diskussion (Was bedeuten die Ergebnisse?)

Die Analyse von Forschungsarbeiten erfolgt immer aus zwei Perspektiven:

1. Beurteilung der Wissenschaftlichkeit der Arbeit und der Glaubwürdigkeit der Ergebnisse.
2. Beurteilung des praktischen Nutzens der Ergebnisse für die eigene Praxis oder die jeweilige Fragestellung.

Um die Qualität der Forschungsarbeit und die Nutzbarkeit ihrer Ergebnisse einschätzen zu können, wird jeder Teilbereich der Arbeit einer kritischen Betrachtung unterzogen. Dies muss natürlich immer unter Berücksichtigung des jeweiligen Ansatzes (quantitativ oder qualitativ) geschehen.

Bei der Beurteilung einer Arbeit muss man zwischen der **formalen Qualität** (Logik und Vollständigkeit des Artikels, formale Korrektheit wie Zitation, Quellenangaben etc.) und der **inhaltlichen Qualität** unterscheiden. Auf den ersten Blick sind es zwar die formalen Aspekte, die hervorstechen (und das Einhalten gewisser formaler Richtlinien ist für eine wissenschaftliche Arbeit eine Grundvoraussetzung), jedoch ist die inhaltliche Qualität das ausschlaggebende Kriterium, da sie für die Güte der Forschungsarbeit und die Brauchbarkeit wesentlich ist.

9.3.1 Kritisches Abwägen der inhaltlichen Qualität quantitativer Forschungsarbeiten

Tabelle 10: Quantitative Forschungsarbeiten

Abschnitt	Fragen zur Einschätzung
Einleitung	Wurde die Ausgangslage so geschildert, dass die Problemstellung klar ist? Ist das Forschungsproblem klar abgegrenzt?
Ziele	Sind die Ziele (ist das Ziel) auf die Problemstellung hin ausgerichtet? Konnten die Ziele durch die Studie erreicht werden?
Forschungsfragen	Sind die Forschungsfragen präzise formuliert? Wurden die Variablen operationalisiert? Konnten sie beantwortet werden?
Hypothesen	Sind Hypothesen formuliert? Sind die unabhängigen und abhängigen Variablen klar definiert und ist ihre Beziehung zueinander dargestellt?
Theoretischer Teil	Ist die verwendete Literatur aktuell? Ist der theoretische Rahmen der Arbeit verständlich? Welche konzeptuellen Definitionen stehen hinter den verwendeten Begriffen, und wie werden diese Definitionen beschrieben/begründet? Besteht ein Zusammenhang zwischen der besprochenen Fachliteratur und der Forschungsfrage? Wird die aufgestellte Hypothese (die Beziehung der Variablen zueinander) theoretisch begründet? Werden aktuelle Forschungsergebnisse zu diesem Thema diskutiert?

Abschnitt	Fragen zur Einschätzung
Empirischer Teil	
Stichprobe	Wie wurde die Stichprobe ausgewählt? Auf welche Population kann diese Stichprobe übertragen werden? Ist die Größe der Stichprobe angemessen? Wie wird die Auswahl begründet?
Datenerhebung/ Instrumente	Ist das Design so gewählt, dass die Gefahren für interne und externe Validität minimiert wurden?
Vorgangsweise	Ist die Vorgangsweise nachvollziehbar? Sind die gewählten Methoden/ist die gewählte Vorgangsweise geeignet zur Beantwortung der Forschungsfrage? Kann das Gütekriterium der Objektivität durch die gewählten Methoden eingehalten werden?
Datenerhebung/ Instrumente	Gibt es Hinweise auf Reliabilitäts- und Validitätsüberprüfungen der eingesetzten Instrumente? Sind diese tatsächlich reliabel und valide?
Datenauswertung	Welche deskriptiven und analytischen statistischen Berechnungsmethoden wurden eingesetzt? Wurden komplette Angaben zu den statistischen Tests gemacht? Entsprechen die jeweiligen Methoden dem Messniveau für jede Variable? Sind die Berechnungswerte vollständig angegeben?
Ergebnisdarstellung	Sind Ergebnisse und Interpretation deutlich voneinander getrennt? Bezieht sich die Ergebnisdarstellung auf die Forschungsfragen oder Hypothesen? Werden Interpretationen begründet? Lassen sie sich aus den Ergebnissen ableiten? Wird in der Diskussion ein Bezug zum theoretischen Rahmen hergestellt?
Schlussfolgerungen	Lassen sich die Schlussfolgerungen aus den Ergebnissen ableiten (beziehen sich die Schlussfolgerungen auf die Ergebnisse)? Entsprechen sie den Ergebnissen? Welche Bedeutung haben die Empfehlungen für die Praxis? Wurden etwaige Schwächen der Studie aufgezeigt?

9.3.2 Kritisches Abwägen der inhaltlichen Qualität qualitativer Forschungsarbeiten

Tabelle 11: Qualitative Forschungsarbeiten

Abschnitt	Fragen zur Einschätzung
Einleitung	Wurde die Ausgangslage so geschildert, dass die Problemstellung klar ist?
Ziele	Sind die Ziele (ist das Ziel) auf die Problemstellung hin ausgerichtet? Konnten die Ziele durch die Studien erreicht werden?
Forschungsfragen	Sind die Forschungsfragen verständlich formuliert? Konnten sie beantwortet werden?
Theoretischer Teil	Wird das betreffende Phänomen verständlich beschrieben? Wird der philosophische Hintergrund der Arbeit beschrieben? Ist die verwendete Literatur aktuell? Werden aktuelle Forschungsergebnisse zu diesem Thema diskutiert?
Empirischer Teil	
Stichprobe	Wie wird die Auswahl der Teilnehmerinnen beschrieben? Ist die Stichprobe nützlich und angemessen? Wie wird dies begründet?
Datenerhebung/ Vorgangsweise	Werden die Strategien der Datenerhebung beschrieben? Ist die Vorgangsweise nachvollziehbar? Sind die gewählten Methoden/ist die gewählte Vorgangsweise geeignet zur Beantwortung der Forschungsfrage bzw. zur Erfassung des betreffenden Phänomens? Falls ein bestimmter Untersuchungsansatz gewählt wurde (z. B. Grounded Theory): Wird die Studie von Anfang bis Ende im Sinne dieses Ansatzes durchgeführt?
Datenauswertung	Werden die zur Analyse der Daten eingesetzten Strategien beschrieben? Sind sie nachvollziehbar?
Ergebnisdarstellung	Ist die Ergebnisdarstellung verständlich und nachvollziehbar? Wird das betreffende Phänomen damit ausreichend beschrieben? Werden die Interpretationen begründet? Lassen sie sich aus den Ergebnissen ableiten? Wird in der Diskussion ein Bezug zum theoretischen Hintergrund hergestellt (wird darauf Bezug genommen, was bereits über das Phänomen bekannt ist)?
Schlussfolgerungen	Welchen Beitrag zur Theorie- bzw. Konzeptentwicklung über das betreffende Phänomen leistet diese Arbeit? Welche Bedeutung hat dieses Konzept für die Praxis? Wurden etwaige Schwächen der Studie aufgezeigt?

Die hier dargestellten Fragen zur Einschätzung einer Forschungsarbeit stellen einen ausführlichen Katalog dar. Man darf aber nicht erwarten, dass man die perfekte Arbeit findet, die immer in allen Punkten entspricht. Eine Anhäufung offener Fragen oder Ungereimtheiten sollte aber hellhörig machen. Daher ist nach der Prüfung aller Punkte immer abzuwägen, ob die Arbeit dem gewünschten Zweck entspricht oder nicht.

Das Lesen, kritische Einschätzen und Zusammenfassen von Forschungsbefunden zu einem Thema ist ein sehr zeitaufwändiger Prozess. Bereits publizierte systematische Reviews, Metaanalysen oder Metasynthesen ersparen der einzelnen Praktikerin diese Arbeit.

9.3.3 Systematische Reviews (systematische Übersichtsarbeiten)

Systematische Reviews sind **Zusammenfassungen des aktuellen Forschungsstandes zu einem bestimmten Thema.** Sie unterscheiden sich insofern von „gewöhnlichen" Literaturübersichten oder -zusammenfassungen, als sie die dargestellten Ergebnisse nach klar definierten Kriterien auswählen und bewerten.

Literaturübersichten ohne systematische Ein- und Ausschlusskriterien nennt man auch narrative Reviews.

Das Ziel systematischer Reviews ist das Ausfindigmachen, Bewerten und Zusammenfassen wissenschaftlicher Studien, um informative, empirisch belegbare Antworten auf spezifische wissenschaftliche Fragen zur Verfügung zu stellen (vgl. Dickson 1999). Man möchte damit die bestmögliche verfügbare „Beweislage" produzieren, auf der die Praxis aufbauen kann.

Beim Erstellen systematischer Reviews folgt man einer bestimmten Fragestellung. Nach einer gründlichen Literaturrecherche (in Datenbanken, Literaturlisten anderer Studien, durch Handsuche in Bibliotheken und Suche nach „grauer" Literatur wie z. B. unpublizierten Forschungsberichten) werden die Studien, die in die Besprechung aufgenommen werden, nach bestimmten **Ein- bzw. Ausschlusskriterien** ausgewählt. Danach folgt eine **kritische Bewertung** jeder Studie. Die Ergebnisse aus den einzelnen Studien werden dann extrahiert und zusammengefasst (synthetisiert).

Will man nun ein bereits erarbeitetes systematisches Review als Grundlage für seine Forschungsanwendung nutzen, so sollte man auch dieses einer kritischen Betrachtung hinsichtlich der Qualität unterziehen. Dabei sind folgende Fragen von Bedeutung:

- Gibt es eine gut definierte Fragestellung?

- Wurden ausreichende Bemühungen zur Literaturrecherche angestellt?
- Sind die Ein- und Ausschlusskriterien definiert?
- Wird angegeben, nach welchen Kriterien die Qualität der Studien bewertet wird?
- Geben die Autoren ausreichende Information über die einzelnen Studien?
- Sind die Ergebnisse sinnvoll miteinander kombiniert?

vgl. Dickson 1999

Beachten muss man aber bei der Verwendung systematischer Reviews, dass sie – im traditionellen Sinn – in ihren Auswahl- und Beurteilungskriterien der so genannten „Evidenzhierarchie klassischer medizinischer Beweise" folgen (siehe Kap. 9.4). Daher stehen quantifizierbare und physikalische Effekte im Vordergrund. Reviews reichen daher nicht immer zur vollständigen Bearbeitung einer Frage aus (vgl. Parahoo 1997).

9.3.4 Metaanalysen

Die Metaanalyse ist ein Verfahren, bei dem quantitative Untersuchungsergebnisse statistisch zusammengefasst werden. Dabei handelt es sich um Ergebnisse verschiedener (experimenteller) Untersuchungen (Primärstudien) zu einer gemeinsamen Thematik. Ziel ist es, einen Überblick über den aktuellen Stand der Forschung zu einem Thema zu bekommen und zu überprüfen, ob ein bestimmter Effekt in der Population vorliegt und wie groß er ist.

Durch die Synthese mehrerer Ergebnisse (v. a. bei kleinen Stichproben) steigt ihre Aussagekraft. Die Hauptfrage jeder Metaanalyse lautet daher: „Existiert ein bestimmter Effekt, der in mehreren Untersuchungen nachzuweisen ist?"

Der Unterschied zwischen Metaanalyse und Review besteht darin, dass die Integration von Forschungsergebnissen bei der Metaanalyse nicht auf der sprachlichen Ebene, sondern auf der Ebene statistischer Indikatoren ansetzt. Das bedeutet: Bei einem Review werden die Ergebnisse verschiedener Forschungsarbeiten zu einem Thema in Worten zusammengefasst. Bei einer Metaanalyse erfolgt die Synthese mittels einer statistischen Berechnung, die dann eine Gesamteffektgröße darstellt. Die Metaanalyse ist daher „objektiver", hat andererseits jedoch einen viel engeren Fokus als das Review, da es dabei nur um eine Effektgrößenschätzung geht.

Objektiv bedeutet hier objektiv im Sinne einer Aussage, die von anderen überprüft werden kann (da sie rechnerisch zu Stande gekommen ist).

Die Güte einer Metaanalyse erkennt man daran, wie streng die Selektionskriterien sind (z. B. ob Untersuchungen mit einer geringen Teststärke [Power] ausgeschlossen werden). Es sollten nur Studien aufgenommen werden, die gewisse methodische Mindeststandards aufweisen, insbesondere eine ausreichend große interne Validität (vgl. Bortz/Döring 2002, S. 630). Das Ergebnis einer Metaanalyse ist daher nur so gut wie die methodische Qualität der Studien, auf denen sie beruht. Weiters muss geprüft werden, ob die untersuchten Variablen (v. a. die abhängigen Variablen, denn sie stehen für die Messung der Effektgröße) bei den verwendeten Studien vergleichbar sind. Beim Einschätzen der Qualität des Ergebnisses einer Metaanalyse muss daher insbesondere auf die Strenge der Ein- und Ausschlusskriterien geachtet werden (vgl. Bortz/Döring 2002; Müllner 2002).

9.3.5 Metasynthesen

Die klassischen Übersichtsstudien wie systematische Reviews und Metaanalysen beziehen sich auf Ergebnisse quantitativer Forschung. Da aber gerade im Bereich der Gesundheitswissenschaften auch die qualitative Forschung große Bedeutung hat und es eine immer größer werdende Zahl an qualitativen Publikationen gibt, erweist sich die Notwendigkeit, auch für diesen Bereich integrative Übersichtsarbeiten zu erstellen. Was nun für die quantitative Forschung die Metaanalyse ist, will die Metasynthese für die qualitative Forschung sein.

Mit einer Metasynthese will man über die rein narrative Zusammenfassung mehrerer Studienergebnisse zu einer Theorie hinausgehen und eine „große Erzählung" oder Interpretation schaffen.

narrativ (lat.) = erzählend

Die Methode der Erstellung von Metasynthesen befindet sich aber noch in den Anfängen ihrer Entwicklung. Allgemeine Strategien oder Beurteilungsmaßstäbe können daher noch nicht genannt werden (vgl. Polit et al. 2004).

9.4 Evidence Based Practice (EBP)

Beschäftigt man sich mit dem Thema „Anwendung von Forschungsergebnissen", so ist es notwendig, sich damit auseinander zu setzen, was hinter dem Begriff **EBP (Evidence Based Practice)** steht und wie er in das vorher beschriebene Konzept einzuordnen ist.

EBP hat seine Wurzeln in der Medizin. Evidence Based Medicine (EBM) ist heute in medizinischen Kreisen ein wichtiges Thema geworden. EBM bedeutet, dass man vorhandene Beweise prüft und bewusst abwägt, um zu entscheiden, wie man eine bestimmte Patientin behandelt (vgl. Greenhalgh 2000). Dabei geht es um mehr als das bloße Lesen von wissenschaftlichen Veröffentlichungen: Es geht auch um kritisches Abwägen und die Änderung des Verhaltens in der Praxis.

Die wichtigsten Schritte dabei sind:

- Das **Formulieren eines Problems** (Formulieren von Fragen, die sich aus einem praktischen Problem ergeben und auf die man eine Antwort haben möchte);
- die **Suche nach Beweisen** zur Beantwortung dieser Frage (klinische Untersuchungen etc.);
- die kritische Würdigung und das **Abwägen** der Beweise; danach die **Beurteilung**, ob die Beweise Gültigkeit haben und in der Praxis anwendbar sind;
- auf Grund dieser kritischen Würdigung das Fällen einer **Entscheidung** über das weitere Vorgehen und die Überprüfung dieses Vorgehens in der klinischen Praxis;
- die **Überprüfung des eigenen Vorgehens** und das Urteil darüber, ob es sinnvoll und richtig war (vgl. Sackett, zit. n. Greenhalgh 2000).

Diese Schritte weisen große Ähnlichkeit mit dem in Kapitel 9.2 beschriebenen Prozess auf. Trotzdem kann man diesen nicht mit jenem gleichsetzen, denn es gibt einen gravierenden Unterschied: Die Frage danach, was als „Beweis" gilt bzw. welche Ergebnisse die größte Beweiskraft haben. Im Sinne von EBM (EBP) sind Studien mit der größten Beweiskraft solche, die im naturwissenschaftlichen Sinn den objektiv messbaren Nachweis für bestimmte Phänomene oder Zusammenhänge bringen. Als Beurteilungsmaßstab werden so genannten **Evidenzhierarchien** herangezogen. Diese ordnen die verschiedenen Studiendesigns nach ihrer empirischen „Beweiskraft".

Die drei in der folgenden Tabelle einander gegenübergestellten Evidenzhierarchien zeigen deutlich, dass – wenn es auch kleine Unterschiede gibt – immer randomisierten, kontrollierten Experimenten die höchste Beweiskraft zugeschrieben wird. (Übergeordnet sind natürlich noch systematische Übersichtsarbeiten, die mehrere experimentell bestätigte Ergebnisse vereinen.) An letzter Stelle liegen – wenn sie überhaupt erwähnt werden – deskriptive Studien gleichauf mit Expertenmeinungen. Obwohl in vielen Publikationen zum Thema EBP auf die Wichtigkeit qualitativer Forschung hingewiesen wird, kommt durch die den Entscheidungsprozessen zu Grunde liegenden Evidenzhierarchien die übergeordnete Stellung klassischer experimentelle Studien dennoch zum Ausdruck. Qualitative Forschung liegt eben außerhalb des naturwissenschaftlichen Forschungsdenkens – und außerhalb der Vorstellung von „Beweisen".

Tabelle 11: Hierarchien der Beweiskraft (Evidenzhierarchien)

Hierarchies of Evidence, University of York (1997)	Hierarchie der Beweiskraft nach Gyatt (1995)	Evidenzhierarchie nach Gray
	systematische Reviews	systematische Reviews
Experimente – kontrolliert, randomisiert – kontrolliert, pseudo-randomisiert – kontrolliert, nicht randomisiert	– randomisiert-kontrollierte Studien mit definitiven Ergebnissen – randomisiert-kontrollierte Studien mit nicht-definitiven Ergebnissen	Experimente – kontrolliert, randomisiert Experimente – nicht randomisiert
Kohortenstudien	Kohortenstudien	Kohortenstudien Verlaufsstudien Fall-Kontroll-Studien
Meinungen von Experten, deskriptive Studien, Berichte von Expertenkommissionen	Fall-Kontroll-Studien	Nicht-experimentelle Studien (an der mehrere Forschungsgruppen beteiligt waren)
	Überkreuzstudien	Meinungen von Experten, deskriptive Studien, Berichte von Expertenkommissionen
	Fallberichte	
Quelle: Humphris 1999, S. 18	Quelle: Greenhalgh 2000, S. 70–71	Quelle: Altenhofen 2000, S. 124

Überkreuzstudien ist eine Bezeichnung, die in der Epidemiologie für deskriptive Studien bzw. Umfragen gebräuchlich ist (vgl. Greenhalgh 2000).

Die Physiotherapie hat zwar eine stark naturwissenschaftliche Ausrichtung ihrer Fragestellungen, jedoch kann man sie nicht als klassische Naturwissenschaft bezeichnen, da sie sich auch mit Phänomenen beschäftigt (oder beschäftigen muss), die außerhalb einer objektivierbaren Messung liegen. Fragen nach dem subjektiven Erleben der Patientinnen, die Berücksichtigung der Therapeutin als wichtiger, nicht messbarer Einflussfaktor auf die Wirksamkeit mancher therapeutischer Handlungen oder Ähnliches lassen sich im klassischen naturwissenschaftlichen Sinn nicht messen. Studien, die solchen und ähnlichen Phänomenen nachgehen, rangieren in den üblichen Evidenzhierarchien ganz unten und sind von nur geringer Bedeutung.

Finout-Overholt et al. (2005, S. 339) stellen bereits neben der klassischen Evidenzhierarchie für Fragen nach der Effektivität auch eine Evidenzhierarchie für Fragen nach Erfahrungen, Bedeutungen und dem Erleben auf. Dabei stehen RCTs an letzter Stelle.

Ein EBP-Modell im klassischen Sinn (d. h. mit randomisiert-kontrollierten Studien [RCTs] als „Goldstandard") eignet sich daher sehr gut für den Teil der Physiotherapie, wo es um Fragen der Effektivitätsnachweise geht. Für all die Phänomene und Überlegungen der Physiotherapie, die nicht unter ein naturwissenschaftliches Forschungsverständnis fallen, greift der Begriff EBP zu kurz. Hier wäre ein erweiterter Begriff wie z. B. **Research Based Practice** (RBP) angebracht.

9.5 Anwendung von Forschungsergebnissen – Grenzen und Möglichkeiten

Wenn mittlerweile Forschung als wichtiger Teil des Berufs akzeptiert wird, wenn die Notwendigkeit einer „forschungsbasierten" Praxis nicht mehr in Frage gestellt wird und bereits anerkannte Modelle zur Forschungsanwendung vorliegen, so bleibt doch die Frage offen, warum Forschung so wenig genutzt wird. Vor diesem Problem stehen aber nicht nur Länder mit einer jungen Forschungstradition in den so genannten paramedizinischen Gesundheitsberufen.

Die Gründe, weshalb Forschungsergebnisse nicht angewendet werden, sind sicher sehr vielschichtig. Susan Hunt hat jedoch die Kernprobleme erfasst. Sie meint, dass Forschungsergebnisse nicht genutzt werden, weil Praktikerinnen

- nichts über sie wissen,
- sie nicht verstehen,
- ihnen misstrauen,
- nicht wissen, wie sie sie anwenden können und
- sie nicht anwenden dürfen.

vgl. Hunt, zit. n. Walter 1993, S. 136

9.5.1 Barrieren der Forschungsanwendung

Viele Wissenschaftlerinnen haben sich mit der Frage beschäftigt, welche Faktoren Hindernisse für die Forschungsanwendung in der Praxis darstellen, und es gibt zahlreiche Publikationen, in denen Antworten auf diese Frage gefunden wurden. Übereinstimmung gibt es dabei in vielen Punkten, wenn auch nicht in allen.

Hindernisse bei der Anwendung können

- **persönlich** und **beruflich** bedingt sein (z. B. Mangel an Vertrauen in die Wissenschaft, Festhalten an tradiertem Wissen oder Widerstand gegen die Theorie und gegen das Lesen);
- **ausbildungsbedingt** sein (z. B. kein Grundlagenwissen über Forschung oder keine bzw. mangelhafte Englischkenntnisse);
- ihren Ursprung im **Umfeld der Therapeutinnen** haben (z. B. fehlende Mittel, zu wenig Entscheidungskompetenz der Physiotherapeutinnen oder fehlende Unterstützung seitens der Vorgesetzten).

Aber auch

- **kommunikationsbedingte Hemmnisse** zwischen Forschenden und Praktikerinnen spielen dabei eine Rolle, wie z. B. die Tatsache, dass Ergebnisse hauptsächlich in Forscherkreisen ausgetauscht werden, dass zu wenig lesbare Studien in Fachzeitschriften veröffentlicht werden oder dass die Zeitdifferenz zwischen der Durchführung einer Studie und der Veröffentlichung zu groß ist.

Parahoo beschreibt die Hindernisse zusammenfassend, indem sie drei große Barrieren nennt, die bei der Anwendung von Forschung in der Praxis hinderlich sind:

- **persönliche** Faktoren
- **umweltbedingte** (oder kontextuelle) Faktoren
- Faktoren, die sich auf die **Forschung und ihre Präsentation** beziehen (vgl. Parahoo 1997)

kontextuell (lat.) = im Zusammenhang, mit der Umwelt verbunden

9.5.2 Strategien zum Abbau der Barrieren

Es ist sicher unrealistisch, anzunehmen, dass alle Barrieren, die der Forschungsanwendung hinderlich sind, abgebaut werden können. Wichtig ist jedoch, Strategien zu überlegen, wie diese Barrieren aus dem Weg geräumt werden können bzw. welche davon schneller und welche langfristiger. Diese Überlegungen sind auch wichtig, um deutlich zu machen, dass es an alle Gruppen – an die einzelnen Therapeutinnen, an die Lehrerinnen, die Managerinnen und an die Forscherinnen – klare Aufträge gibt, dass Verantwortung weder nur individuell zu sehen ist noch ausschließlich institutionell noch einzig auf Seiten der Forschenden.

Persönliche Faktoren

Eine **positive Einstellung** der Forschung gegenüber ist eine wichtige Variable für die Nutzung ihrer Ergebnisse. Champion und Leach (1989) haben herausgefunden, dass die „positive Einstellung" die größte Korrelation mit Forschungsanwendung zeigt (zit. n. Parahoo 1997). Eine positive Einstellung zur Forschung, Neugierde und „Forschergeist" führen dazu, dass mehr Forschungsarbeiten gelesen werden. Das wiederum führt zu einer Vergrößerung der positiven Einstellung gegenüber Forschung durch mehr Vertrautheit mit ihr. Oder negativ formuliert: Je weniger gelesen wird, desto weniger kann sich eine positive Haltung gegenüber Forschung entwickeln. Wer aber eine negative oder misstrauische Haltung gegenüber Forschung einnimmt, liest auch weniger. Das erscheint fast wie ein Teufelskreis.

Diesen Teufelskreis zu durchbrechen, ist die Aufgabe der Ausbildung. Hier ist in erster Linie die Grundausbildung angesprochen. Die einzige Möglichkeit, persönliche Barrieren zu überwinden, ist vermehrtes Wissen über Forschung – Wissen, das es den Physiotherapeutinnen ermöglicht, Forschungsarbeiten zu lesen und zu verstehen. Bedenken muss man aber, dass das kritische Lesen von Forschungsarbeiten und Kenntnisse über Forschung nicht Dinge sind, die man von heute auf morgen oder in einem einzigen Kurs lernen kann. Diese Fähigkeiten entwickeln sich vielmehr durch Übung und Erfahrung. Daher muss im Hinblick auf Forschung das erste Unterrichtsziel in der Grundausbildung zwar das Lesen von Forschungsarbeiten sein, es muss aber auch laufend geübt und gefördert werden (z. B. in anderen Unterrichtsfächern). Das Lesen von Forschungsarbeiten kann auch in der Weiterbildung oder in innerbetrieblichen Fortbildungen gezielt vorangetrieben werden. Aber nicht nur das „Wie" stellt beim Lesen ein Hindernis dar, sondern auch die mangelnde Kenntnis darüber, wie man sich Forschungsliteratur beschafft. Auch das muss gelehrt, gelernt und geübt werden.

Kontextuelle Faktoren (Faktoren, die das Arbeitsfeld der Physiotherapeutinnen betreffen)

implementieren (lat.) = einführen, einsetzen, einbauen

Allein die positive Einstellung oder das Lesen von Forschungsarbeiten reichen noch nicht für die Implementation von Forschungsergebnissen in der Praxis aus. Auch das Umfeld oder Arbeitsfeld der Therapeutinnen kann hemmend oder fördernd wirken. Hier sind in erster Linie die Managerinnen angesprochen, sowohl auf der obersten als auch auf der ersten Führungsebene. **Zeit, Struktur und Autonomie** sind hier die Schlüsselbegriffe. Physiotherapeutinnen brauchen Zeit zum Suchen, Lesen und Verarbeiten von Forschungsergebnissen. Damit ist nicht gemeint, dass nun allen Praktikerinnen eine „Lesestunde" pro Tag eingeräumt werden müsste – das wäre weder realistisch noch wirklich zielführend. Jedoch sollte zur gezielten Bearbeitung von Problemen seitens des Managements eine zeitliche Struktur geschaffen werden, die das Lesen nicht nur erlaubt, sondern einfordert und damit als Teil der Arbeit definiert. Strukturen braucht es aber auch für die Implementation von Forschungsergebnissen (siehe Kap. 9.2).

Ein systematischer Literaturüberblick hat ergeben, dass Veränderungen auf der Ebene der Organisation 80–90 % zur Umsetzung von Forschungsergebnissen in Kliniken beigetragen haben (vgl. Schlömer 2000).

Autonomie ist ein weiterer Schlüsselbegriff. Neugierde, Kreativität, Kritikfähigkeit und Mut zur Veränderung müssen vom Management zugelassen und gefördert werden. Physiotherapeutinnen brauchen auch ausreichend Autonomie, um diese Fähigkeiten zu entwickeln und Veränderungen einzuleiten. Diese Autonomie muss ihnen gewährt werden. Der Versuch, Neues umzusetzen, darf nicht durch rigide Vorschriften, Angst oder Festhalten am Althergebrachten durch die Vorgesetzten blockiert werden.

Faktoren, die sich auf die Forschung und ihre Präsentation beziehen

In diesem Bereich geht es darum, auch denjenigen, die Forschung durchführen und publizieren bzw. präsentieren, ihre Rolle und Verantwortung bei der Forschungsanwendung deutlich zu machen. Forscherinnen und Praktikerinnen müssen beide einen Schritt aufeinander zugehen. Forschungsarbeiten müssen in einer Sprache publiziert werden, die auch Praktikerinnen (ein gewisses Basiswissen über Forschung vorausgesetzt) **verstehen** können. „The best studies are little of value if they are incomprehensible to those who could benefit most from them – practitioners“ (Parahoo 1997, S. 377). Die Forderung, Forschungsergebnisse so zu präsentieren, dass sie auch für Nicht-Wissenschaftlerinnen verständlich sind, bedeutet oftmals, für zwei verschiedene Zeitschriften je einen Bericht zu schreiben (für eine wissenschaftliche und eine Praxiszeitschrift) und die Arbeit auf zwei verschiedenen Kongressen zu präsentieren, einem Wissenschafts- und einem Praxiskongress (vgl. Saxer 1999).

Bei einer Untersuchung zu hemmenden und fördernden Faktoren der Forschungsanwendung stellte Saxer fest, dass die größten Hindernisse bei den „Eigenschaften der Präsentation“ (Literatur ist nicht vorhanden, Auswirkungen auf die Praxis sind nicht klar dargestellt, statistische Analysen sind nicht verständlich und die Artikel sind in Englisch verfasst) von Forschung lagen (vgl. Saxer 1999).

Eine wichtige Forderung ist daher, dass bei der Publikation und Präsentation von Forschungsergebnissen bereits die Forschenden **Vorschläge für die Implementierung in die Praxis** machen und Schlussfolgerungen für die Praxis zu ziehen.

Zusammenfassung

Forschungsanwendung bedeutet die Integration von wissenschaftlich fundierten und durch Forschung gefundenen Erkenntnissen in die physiotherapeutische Praxis. Dies ist ein Prozess, der das Lesen, das kritische Bewerten des Gelesenen und das Umsetzen dieses Wissens in die Praxis beinhaltet. Um die Qualität von Forschungsarbeiten beurteilen zu können, wird jeder Teilbereich der Arbeit einer kritischen Betrachtung unterzogen, wobei dies immer unter Berücksichtigung des jeweiligen Forschungsansatzes geschehen muss. Der Begriff „Evidence Based Practice“ (EBP) steht für „beweisbasierte Praxis“. Als Beurteilungsmaßstab für die Beweiskraft von Studien werden so genannte „Evidenzhierarchien“ herangezogen.

Persönliche Faktoren, umweltbedingte Faktoren und Faktoren, die sich auf die Forschung und ihre Präsentation beziehen, sind Barrieren bei der Anwendung von Forschung in der Praxis. Sie müssen von Seiten aller Beteiligten – von den Basismitarbeiterinnen über Lehrerinnen und Managerinnen bis zu den Wissenschaftlerinnen – überwunden werden.

Vertiefung des Lernstoffs

1. *Suchen Sie sich jeweils eine beliebige quantitative und eine qualitative Forschungsarbeit aus einer wissenschaftlichen Zeitschrift heraus (Sie können dabei auch die Arbeiten aus der Übung in Kapitel 3 verwenden).*
   - *Lesen Sie diese Forschungsarbeiten und erstellen Sie eine Zusammenfassung. Legen Sie diese dann einer Kollegin vor. Diskutieren Sie, welche Informationen ihr fehlen, um die Hauptaussage der Studie zu verstehen.*
   - *Beurteilen Sie die beiden Studien dann nach den jeweiligen Kriterien, wie sie in Kapitel 9.3.1 und 9.3.2 angegeben sind. Arbeiten Sie heraus, welche Punkte zu kritisieren sind und welche anhand dieses Artikels nicht beurteilt werden können.*
2. *Überlegen Sie aus Ihrer persönlichen Situation heraus: Welche Gründe gibt es, warum Sie Forschungsergebnisse nicht nutzen (bzw. warum in Ihrem näheren Arbeitsumfeld Forschungsergebnisse nicht genutzt werden)? Erstellen Sie daraus eine Prioritätenliste und teilen Sie die Hemmnisse in leicht, mittelmäßig und schwer zu überwindende ein. Überlegen Sie dann, wie Sie diese abbauen könnten (beginnen Sie dabei mit denen, die Sie in die Kategorie „leicht zu überwinden" eingeordnet haben).*

Vertiefende Literatur

Scherfer Erwin: Forschung verstehen. Ein Grundkurs in evidenzbasierter Praxis. Pflaum, München 2006 (222 Seiten)

Dieses Buch ist speziell für die physiotherapeutische Praxis geschrieben. Ausgangspunkt ist das Thema: „Wie stellt man Fragen?" Weiter geht es mit der Frage, wo man Evidenz findet, und dann beschäftigt sich das Buch ausführlich mit dem Lesen und Analysieren von Forschungsarbeiten. Ein ausführliches Verzeichnis physiotherapeutisch relevanter Informationsquellen (Literatur und Internetressourcen) macht es zu einer wertvollen Quelle für die Anwendung von Forschungsergebnissen in der Praxis.

Hamer Susan, Collinson Gill (Hrsg.): Achieving Evidence-Based Practice. A Handbook for Practitioners. Baillière Tindall, Edinburgh 1999 (221 Seiten)

Dieses Buch ist aus einer multidisziplinären Perspektive geschrieben und wendet sich als „Handbuch" an die Praktikerinnen. Das Thema EBP wird in drei Abschnitten behandelt: 1. in Bezug auf die Beurteilung von Studien, 2. in Bezug auf die Anwendung von Ergebnissen in der Praxis und 3. im Hinblick auf Personal- und Organisationsentwicklungsmaßnahmen, die für Veränderungen notwendig sind. Durch gut gegliederte Kapitel, Beispiele und Fragen zur Reflexion ist der Band ansprechend aufbereitet.

Greenhalgh Trisha: Einführung in die Evidence-based Medicine. Huber, Bern 2000 (235 Seiten)

Diese Buch ist zwar für Medizinerinnen geschrieben, es bietet aber eine sehr gut verständliche Erklärung aller Schritte der kritischen Beurteilung (medizinisch-)klinischer Studien sowie ein ausführliches Kapitel über Literatursuche via MEDLINE. Es enthält daher auch für Physiotherapeutinnen gute Anregungen.

LoBiondo-Wood Geri, Haber Judith: Pflegeforschung. Methoden, Bewertung, Anwendung. Elsevier, München 2005 (811 Seiten)

Teil IV (Kapitel 20, S. 650–706) dieses Lehrbuchs ist ganz der Forschungsanwendung im Sinne einer evidenzbasierten Praxis gewidmet. Hier werden neben den Modellen evidenzbasierter Praxis die einzelnen Schritte des Vorgehens ausführlich beschrieben. Die Schaffung einer Kultur evidenzbasierter Praxis als Thema des letzten Kapitels ergänzt diese Modelle sehr gut.

Anhang: Unterlagen zur Vertiefung des Lernstoffs

Fragen zur Wissensüberprüfung

Zu Kapitel 1

Welches sind die wichtigsten Wissensquellen?
Wie unterscheiden sich Alltagswissen und wissenschaftliches Wissen voneinander?
Was versteht man unter Wissenschaft?
Wie unterscheiden sich die Position des Positivismus und die des Interpretativismus als unterschiedliche Wege des Erkenntnisgewinns voneinander?
Was heißt Deduktion? Was heißt Induktion?
Was bedeutet Forschung im Zusammenhang mit Wissenschaft?

Zu Kapitel 2

Warum braucht man eine Physiotherapiewissenschaft?
Wie lässt sich Physiotherapieforschung definieren?
Welches sind die drei Hauptaspekte der klinischen Forschung in der Physiotherapie?
Welche Ziele will man mit/durch Physiotherapieforschung erreichen?
Mit welchen Themen beschäftigt sich Physiotherapieforschung?
Wie lassen sich die Gebiete der Physiotherapieforschung einteilen?
Welches Wissen sollten alle Physiotherapeutinnen in Bezug auf Forschung erwerben? Was ist in dieser Hinsicht die Aufgabe der Therapeutinnen?
Auf welchen Ebenen könnte die Ausbildung in der Forschung sinnvollerweise erfolgen?
Was versteht man unter „angewandter Forschung“ und „Grundlagenforschung“?
Wie lauten die drei grundlegenden Elemente des Persönlichkeitsschutzes, die die Basis für ethische Entscheidungen in der Physiotherapieforschung bilden?
Was ist ein „informed consent“ und welche Elemente beinhaltet er?
Welche Aufgabe hat eine Ethikkommission in Bezug auf Forschung?

Zu Kapitel 3

Welches sind die Grundmerkmale quantitativer Forschung?
Welches sind die Grundmerkmale qualitativer Forschung?
Welches sind die wichtigsten Unterscheidungsmerkmale zwischen quantitativer und qualitativer Forschung?

Wie lauten die Gütekriterien der quantitativen Forschung?
Wie lauten die Gütekriterien der qualitativen Forschung?
Was versteht man unter „Triangulation" im Zusammenhang mit Forschung? Was heißt „methodeninterne" und was „methodenübergreifende" Triangulation?
Welche Bedeutung haben der quantitative und der qualitative Forschungsansatz für die Physiotherapieforschung und wovon hängt die Wahl des Forschungsansatzes ab?

Zu Kapitel 4

Welches sind die drei Dimensionen, nach denen man Forschungsdesigns klassifizieren kann?
Welches sind die Kennzeichen eines Experiments?
Was muss der Annahme eines Kausalzusammenhangs vorausgehen?
Was bedeuten die Begriffe „Merkmal", „Konstante" und „Variable"?
Was bedeuten die Begriffe „abhängige Variable", „unabhängige Variable", „Kontrollvariable" und „Störvariable" beim Experiment?
Wie ist ein klassisches Experiment aufgebaut?
Was bedeutet Randomisierung?
Was ist eine randomisiert-kontrollierte Studie?
Was ist ein Nur-Posttest-Design?
Was ist ein Repeated-Treatment-Design?
Was ist ein Multiple-Factor-Design?
Was ist ein Quasi-Experiment? Welche Vorteile, welche Schwächen hat es?
Was ist ein Non-Equivalent-Control-Group-Design?
Was ist ein Single-Group-Pretest-Posttest-Design?
Was ist ein Time-Series-Design?
Was ist ein Single-System-Design?
Welche experimentellen Settings gibt es? Wie unterscheiden sie sich voneinander?
Wie kann Kontrolle beim Experiment gewährleistet werden?
Was ist eine Blindstudie bzw. eine Doppelblindstudie?
Was sind nicht-experimentelle Ursache-Wirkungs-Studien?
Was ist eine Korrelationsstudie?
Was ist eine Kohortenstudie?
Was ist eine Fall-Kontroll-Studie?
Was bedeutet „deskriptive Forschung"?
Zu welchem Zweck wird die Delfi-Methode eingesetzt?
Welches sind die wichtigsten Merkmale der Delfi-Methode?
Was sind eine Querschnittstudie, eine Längsschnittstudie und eine Interventionsstudie?
Was ist Evaluationsforschung? Welche Ziele werden damit verfolgt?
Was ist der Unterschied zwischen summativer und formativer Evaluation?

Welches sind die Kennzeichen von Aktionsforschung?
Wie läuft Aktionsforschung ab (Phasen der Aktionsforschung)?
Was versteht man unter interner Validität?
Durch welche Einflüsse kann die interne Validität gefährdet sein?
Was versteht man unter externer Validität?
Durch welche Einflüsse kann die externe Validität gefährdet sein?

Zu Kapitel 5

Was versteht man unter dem Begriff „messen"?
Was versteht man unter dem Begriff „Messtheorie"?
Was sind quantitative und was qualitative Daten?
Was versteht man unter Skalen- bzw. Messniveaus?
Was ist eine Nominalskala?
Was ist eine Ordinal- oder Rangskala?
Was ist eine Intervallskala?
Was ist eine Ratio- oder Verhältnisskala?
Was versteht man unter einem dichotomen, einem diskreten und einem stetigen (kontinuierlichen) Merkmal?
Was versteht man unter dem Operationalisieren von Merkmalen?
Was versteht man unter einem normbezogenen Messrahmen?
Was versteht man unter einem kriterienbezogenen Messrahmen?
Was versteht man unter einem Messinstrument, einer Messmethode und einem Messsystem?
Wonach können Messinstrumente klassifiziert werden?
In welchen vier Bereichen werden Messinstrumente in der Physiotherapie hauptsächlich eingesetzt?

Zu Kapitel 6

Was sind biophysiologische Messinstrumente?
Wie können biophysiologische Messmethoden eingeteilt werden?
Bei welchen Messemethoden ist die Physiotherapeutin Teil des Messsystems?
Bei welchen Messmethoden ist die Physiotherapeutin nicht Teil des Messsystems?
Welche Schritte müssen bei der Konstruktion eines Fragebogens beachtet werden?
Was bedeutet „Operationalisierung" in Zusammenhang mit der Konstruktion eines Fragebogens?
Was muss man beachten, wenn man Fragen für einen Fragebogen formuliert?
Welche Antwortmöglichkeiten gibt es bei geschlossenen Fragen?
Was sollte bei Aufbau und Design eines Fragebogens beachtet werden?
Was sollte im Begleitbrief zu einem Fragebogen enthalten sein?

Wie unterscheiden sich ein standardisiertes, ein halb standardisiertes und ein nicht standardisiertes Interview voneinander?
Was ist ein weicher, was ein neutraler und was ein harter Kommunikationsstil?
Wie kann man ein qualitatives Interview charakterisieren?
Wie kann man kurz das narrative, das episodische und das problemzentrierte Interview charakterisieren?
Was ist ein Experteninterveiw?
Was sollte man bei der Interviewführung beachten?
Wozu dient ein Interviewleitfaden und wie ist er aufgebaut?
Wie sollte eine gute Einstiegsfrage konstruiert sein?
Welche Rahmenbedingungen sind für ein qualitatives Interview zu beachten?
Was ist eine wissenschaftliche Beobachtung (im Gegensatz zur Beobachtung im Alltag)?
Welche Beobachtungsverfahren gibt es und wie unterscheiden sie sich voneinander?
Wie unterscheiden sich quantitative und qualitative Beobachtungsverfahren?
Welches sind die Bestandteile einer Beobachtung?
Wie kann ein Kategorienschema zur Beobachtung entwickelt werden und welchen Anforderungen muss es genügen?
Welches Ziel verfolgt die wissenschaftliche Inhaltsanalyse?
Was sind akzidentale und was systematische Dokumente?
Wie ist eine Dokumentenanalyse aufgebaut (nach welchen Schritten geht man vor)?
Wie kann man die Güte quantitativer Daten beschreiben?
Was bedeuten die Begriffe Inhaltsvalidität, Kriteriumsvalidität, prognostische Validität, Übereinstimmungsvalidität und Konstruktvalidität?
Was bedeuten die Begriffe Beständigkeit (Stabilität), Äquivalenz und Homogenität (interne Konsistenz)?
Was ist ein Reliabilitätskoeffizient?
Wie kann man die Güte qualitativer Daten beschreiben?
Was versteht man unter Verfahrensdokumentation, Regelgeleitetheit, argumentativer Interpretationsabsicherung, Nähe zum Gegenstand, kommunikativer Validierung und Triangulation im Zusammenhang mit der wissenschaftlichen Güte qualitativer Forschung?

Zu Kapitel 7

Was sind Häufigkeitsverteilungen?
Was sind Lageparameter?
Wie unterscheiden sich der Modus (Modalwert), der Median und das arithmetische Mittel voneinander?

Auf welchem Skalenniveau können welche Lageparameter eingesetzt werden?
Was ist ein Streuungsmaß?
Was heißt Standardabweichung? Was bedeutet es, wenn bei einem Ergebnis der Mittelwert (arithmetisches Mittel) 3 lautet und die Standardabweichung $s = \pm 1{,}2$?
Was bedeutet Korrelation?
Welches ist der Grundgedanke der Wahrscheinlichkeitstheorie?
Womit beschäftigt sich die schließende Statistik?
Was bedeutet der Begriff Signifikanz?
Was bedeutet es, wenn Sie in einer Tabelle lesen: $p \leq 0{,}05$?
Wann spricht man von einem Alpha-Fehler (oder Typ-I-Fehler)?
Was sind parametrische bzw. nicht-parametrische Tests?
Wie erstellt man ein Transkript von einem Interviews?
Was bedeuten die Überbegriffe reduktiv-interpretative und explikativ-interpretative Verfahren im Zusammenhang mit der Auswertung qualitativer Daten?
Welches sind die Grundzüge interpretativ-reduktiver Auswertungsverfahren?
Wie geht man bei der Analyse nach Fragen, bei der Inhaltsanalyse und bei der thematischen Analyse qualitativer Daten prinzipiell vor?

Zu Kapitel 8

Welches sind die Schritte des Forschungsprozesses im Allgemeinen?
Wie unterscheidet sich der Prozess quantitativer Forschung von dem der qualitativen Forschung?
Was ist eine Forschungsfrage?
Was ist bei der Formulierung einer Forschungsfrage zu beachten?
Welchen Zweck erfüllt das Literaturstudium im Forschungsprozess?
Wie gehen Sie bei einer Literaturrecherche vor?
Was versteht man in der Forschung unter einer Hypothese? Welche Elemente muss eine wissenschaftliche Hypothese enthalten?
Was ist eine Nullhypothese und was eine Forschungshypothese?
Welche Punkte müssen beim Erstellen eines Untersuchungsplans berücksichtigt werden?
Was bedeuten die Begriffe Population, Stichprobe und Repräsentativität im Zusammenhang mit einer Forschungsarbeit?
Was ist eine Wahrscheinlichkeits- oder Zufallserhebung? Welche Arten davon gibt es?
Was ist eine gesteuerte Erhebung? Welche Arten davon gibt es?
Von welchen Faktoren ist die Größe einer Stichprobe abhängig?
Was ist ein Beta-Fehler (Typ-II-Fehler)?
Was ist eine Power-Analyse?

Wie sieht die Stichprobenbildung bei qualitativen Forschungsarbeiten aus?
Was muss beim Verfassen eines Forschungsantrags beachtet werden?
Welche Funktion hat ein Vortest (Prätest) im Forschungsprozess?
Was ist der Unterschied zwischen der Ergebnisdarstellung und der Ergebnisdiskussion? Bei welchen Studien kommt er besonders zum Tragen?
Wie können quantitative Ergebnisse dargestellt werden?
Welches sind die häufigsten Arten von Diagrammen zur Veranschaulichung von Zahlen?
Wie können qualitative Ergebnisse dargestellt werden?
Welchen Zweck erfüllt die Diskussion oder Interpretation der Ergebnisse?
Welche Funktion haben die so genannten Schlussfolgerungen oder Empfehlungen am Ende einer Forschungsarbeit?
Wie können Forschungsergebnisse in die Praxis rückgeführt werden?
Was sind so genannte „Referee Journals“?
Was kennzeichnet eine wissenschaftliche Arbeit?
Wie ist ein Forschungsbericht gegliedert?
Was ist beim Verfassen eines Forschungsberichts zu beachten?

Zu Kapitel 9

Was bedeutet Forschungsanwendung?
Welches sind die Phasen des Forschungsanwendungsprozesses?
Was ist eine systematische Übersichtsarbeit (ein systematisches Review)?
Was ist eine Metaanalyse?
Was ist eine Metasynthese?
Was bedeutet EBP?
Was sind Evidenzhierarchien? Welche Studiendesigns stehen an ihrer Spitze?
Welche Hindernisse gibt es, die der Anwendung von Forschungsergebnissen im Weg stehen und welche Strategien zum Abbau dieser Barrieren kennen Sie?

Materialien zu den Übungsaufgaben von Kapitel 7

Tabelle zu Übungsaufgabe 1

Tabelle 13: Respondents rated side effects observed in their practice when applying CSM (= cervical spine manipulation) from never (1) to commonly (5)

Symptoms	Valid N*	Mode	Mean	SD*
Local head/neck pain	38	2	2.57	1.11
Headache	39	1	1.79	0.77
Tiredness	39	1	1.49	0.80
Objective/subjective changes	39	1	1.41	0.94
Increased/decreased sweat	39	1	1.41	0.79
Repeated dizziness/vertigo	39	1	1.31	0.52
Repeated nausea	39	1	1.28	0.61
Radicular signs/symptoms	39	1	1.18	0.39
Gastro-intestinal disorder	39	1	1.08	0.27
Weakness of extremities	38	1	1.03	0.16
Difficulty swallowing	39	1	1.03	0.16
Visual changes	39	1	1.00	0.00
Speech disorders	39	1	1.00	0.00
Unconscious/drop attack	39	1	1.00	0.00

* SD: Standard Deviation, N: number analysed

Quelle: Hurley et al.: A survey to examine attitudes and patterns of practice of physiotherapists who perform cervical spine manipulation (Manual Therapie (2002) 7 (1), 10–18, S. 15

Transkribiertes Interview zu Übungsaufgabe 3

(aus: Stickler Gabriele, unveröffentl. Interview)

***I:** Ich bedanke mich (,) dass Sie gekommen sind und dass Sie sich bereitstellen für das Interview (,) und es geht (,) wie wir schon vorher besprochen haben um das Thema Arbeitsbelastung (,) wie diese erlebt wird und wie diese bewältigt werden kann (,) wie man umgeht mit der Belastung … und so die (,) die erste Frage wäre ob Sie sich an eine Situation erinnern können (,) die Sie belastend empfunden haben (,) wo sie …*
IP: Aha (,) eine Situation (,) ja also für mich ist am belastendsten wenn jemand stirbt … und zwar in der Nacht (,) weil ich im Nachtdienst alleine bin … es ist sonst niemand da (,) mit dem ich reden kann und die Phase vor dem Sterben ist für mich nicht so schlimm wie dann nachher (,) ich bin mit einem Toten allein im Zimmer …
***I:** alleine (,) …*
IP: … und kann das irgendwie mit niemandem aussprechen … und ich muss die anderen Heimbewohner sozusagen bewahren … also die sollen das nicht mitkriegen in der Nacht … das ist dort so üblich (,) dass man das am Tag eher dezent und behutsam den Leuten sagt (,) die sind ja auch betroffen (,) wenn jemand stirbt (,) und das ist (,) also ich bin dann in der Früh immer sehr froh wenn jemand kommt …
***I:** Das kann ich mir vorstellen …*
IP: Also das ist für mich (,) da wäre ich gern zu zweit … oder eben (,) wir haben es jetzt auch eingeführt (,) wir haben Diplomdienst …
***I:** Ja (?)*
IP: … Im Pflegeheim und dass man jemanden anrufen kann (,) also die Pflegehelfer die können den Diplomdienst anrufen
***I:** Aha (,) aha (,) wenn die alleine sind*
IP: In der Nacht (,) wenn sie ganz alleine sind (,) aber ich bin diplomiert und ich (,) wenn ich jemanden kenne (,) gut (,) dann hole ich mir auch jemanden … nur immer ist die Konstellation nicht so …
***I:** Da geht das nicht (,) ja (,) weil der muss von der Station weg (,) von der anderen … von seiner Station weg …*
IP: Von der Baulichkeit ist das dort so ideal (,) also es ist erster Stock und zweiter Stock (,) wo ich arbeite (,) ich bin unten und die Glocke hört man (,) von oben hört man die Glocke runter und von unten hört man sie rauf (,) jetzt (,) wenn jemand läutet (,) geht die einfach auf die Station (,) das hört man in der Nacht (,) weil in der Nacht da ist es ruhig und das ist kein Problem und (,) Telefon ist selten
***I:** Und die Belastung ist deswegen in der Nacht besonders schwer …*
IP: Ja für mich persönlich (,) für andere ist vielleicht etwas anderes

belastender ... ich mag das nicht so gerne

I: *Ja (,) ja*

IP: ... Völlig allein das zu bewältigen ...

I: *Und (,) gibt es noch andere Belastungen (?) Oder gibt es (?)*

IP: Ja Belastungen ... am Tag die 11-Stunden-Dienste (,) hauptsächlich (,) und das 11 Stunden da sein müssen (,) es ist zwar ...

I: *Ja (?)*

IP: Ja (,) es ist zweischneidig (,) bei uns ist es die Tendenz von der Führung (,) dass Kurzdienste eingeführt werden ... Kurzdienste heißt (,) dass man 5 bis 6 Stunden Dienst hat ... man ist aber wesentlich öfter im Dienst und hat nie die Erholungsphasen dazwischen ... weil mit Nachtdienst (,) das ist schon sehr anstrengend (,) weil 12 Stunden auf sein (,) ich schlafe den nächsten Tag fast den ganzen Tag ...

I: *... Den ganzen Tag (,) ja ...*

IP: Beim Kurzdienst wäre dann nur Schlaftag und 1 Tag frei und dann wieder Dienst (,) also man hat nie so richtig ... dass man sich entspannen kann ... ah (,) durch die längeren Dienste (,) wenn man 12 Stunden im Dienst ist ... kommen schon oft Situationen (,) wenn ein Heimbewohner immer wieder kommt mit den selben Anliegen (,) der immer wieder ... wir haben eine Heimbewohnerin ... wenn die jemanden sieht (,) also zum Beispiel (,) sie ist völliger Pflegefall (,) ja ... sie muss mit dem Heber herausgeholt werden und die Person ist dann eigentlich ihre Bezugsperson beim Tag ...

I: *Aha (,) ja (,)*

IP: Also (,) wenn sie dich irgendwo sieht (,) nur von der Ferne (,) dann hörst du den ganzen Tag Schwester (Name) und irgendwas fällt ihr immer ein (,) sie ist sehr kreativ und das bewundere ich auch (,) dass ihr immer etwas einfällt (lacht!) ... aber das kann oft nerven und man kann aber nicht gehen (,) man muss trotzdem hingehen und tief durchatmen (,) und (lacht!) Ruhe zeigen (,) damit das nicht eskaliert (,) weil manchen wird ja schon gesagt (,) jetzt ist einmal ein Stopp (,) ich habe jetzt etwas anderes zu tun ... aber so Situationen (,) die Ärztin zum Beispiel (,) die jammert auch sehr über diejenige ...

I: *Ja (,) ja (?)*

IP: Nur (,) nur die kommt (,) spricht mit ihr und geht dann wieder und da habe ich kein Problem natürlich (,) wenn ich dann gehe auf die andere Station ...

I: *Ja ... und sie geht wieder (,) aha ...*

IP: Und die Heimbewohnerin ist für mich vergessen

I: *Ja (,) ja ...*

IP: ... aber die Pflegeperson (,) die muss auf der Station bleiben (,) die kann nicht flüchten (,) es gibt ... was mir ein Anliegen wäre und das ist noch nicht eingeführt (,) dass es einen Pausenraum gibt (,) wo sich eine Pflegeperson wirklich zurückziehen kann (,) wo sie sagen kann (,) so (,) ich brauche jetzt 10 Minuten Pause (,) also von allem (,) vom Telefon (,) von den Kollegen (,) von den Heimbewohnern (,) Schluss jetzt (,) ich möchte jetzt abschalten …

I: *Ja (,) ja (,) ja (,) einfach Ruhe haben und weg von dem Geschehen …*

IP: Das ist halt überhaupt noch nicht eingeführt und ist noch sehr (,) also viele Leute gehen rauchen (,) das ist natürlich auch eine Pause (,) so erzwingen sie … den anderen gegenüber signalisieren sie (,) so ich mache jetzt Pause (,) ich rauche jetzt (,) die Nichtraucher (,) da wird … aha die setzt sich hin … also das ist (,) da (,) da ist das Bewusstsein leider noch nicht so weit …

I: *Noch nicht so da …*

IP: da wird das sehr oft mit (,) aha sie setzt sich hin und arbeitet nicht …

I: *Die (,) die Beispiele die sie jetzt gesagt haben (,) die sind ja schon oft beschrieben worden (,) die werden ja immer wieder diskutiert … und viele Pflegepersonen haben so den Druck und die (,) Probleme … wie (,) wie erleben Sie das … in der Situation … was spüren Sie da*

IP: Ja (,) spüren (,) spüren (,) es kommt darauf an ob ich den ersten Tag Dienst habe und am Vormittag (,) da gehe ich sehr locker damit um (,) da gehe ich mit Humor um … am zweiten Tag (,) am Abend (,) dann werde ich aggressiv … und dann muss ich mich bewusst zurücknehmen … so (,) Distanz (,) Hoppla (lacht) und da gehe ich einfach nicht hin (,) wenn ich merke (,) ich werde jetzt aggressiv (,) dann versuche ich (,) dass ich halt auf Distanz gehe (,) weil die kann nichts dafür (,) die Heimbewohnerin

I: *Ja (,) das ist klar (,) ja (,) das ist klar*

IP: Weil die hat soviel Nachholbedürfnis … offensichtlich von früher her (,) also soviel Aufmerksamkeitsbedürfnis … ja (,) das ist ihre Persönlichkeit (,) das habe ich zu akzeptieren … nur ich muss halt für mich schauen (,) wie gehe ich um (,) am besten (,) wenn ich merke (,) daß ich aggressiv werde (,) kann schon sein (,) daß ich mit ihr (,) sehr direkt … kurz …

I: *Ja (,) ja (?)*

IP: Ihr erklären (,) jetzt ist einmal Schluss (,) sozusagen (,) aber damit ich nicht meine Aggression (,) das möchte ich nicht (,) dass ich (,) sie anschreie oder so (,)

I: *Ja (,) das ist klar (,) ja …*

IP: Also da nehme ich mich zurück (,) ja (,) ja …

I: *Ja (,) ja … das spüren Sie gleich (,) oder das*

IP: ja (,) ja (,) das spüre ich schon … jetzt könnte ich sie (,) sagen wir einmal anschreien (,) jetzt ist einmal eine Ruhe (lacht) (Pause) und (,) oder ich sage … das sage ich ihr oft zum Beispiel (,) weil im

Nachtdienst ist das auch sehr häufig (,) Sie sind nicht alleine auf der Station ich habe noch 25 andere (,) Sie wissen das (,) und die 25 anderen haben auch das Recht (,) dass ich für sie da bin und da (Pause) aha (,) ja stimmt (,) ja ... und das kommt dann schon irgendwie an ...

***I:** Also das kann man gut (,) wenn man selber das eigene Gefühl bemerkt und bringt das zum Ausdruck und zeigt es dem Patienten (,) kann man das ganz gut*

IP: Ich versuche erklärend zu sein (,) und nicht (,) es gibt auch Kolleginnen (,) die stellen sich hin und sagen: Frau (Name) (,) sie sind eine ganz besondere Person (lacht) und es sind ja nur Sie da (,) und es eskaliert dann ... und ich versuche die Eskalation zu (,) vermeiden (,) indem ich halt erkläre ... also schon auch meine Grenzen setze (,) das ist auch ganz (,) ganz wichtig (,) die Grenzen setzen (,) weil sie ziehen und ziehen (,) was nur geht (,) und da Grenzen setzen für mich und (..),(...) so jetzt ist Schluss ...

***I:** Und körperlich (,) merken Sie körperlich eine Reaktion bei Ihnen (?)*

IP: ja (,) vielleicht (,) dass ich meine Stimme erhebe (,) dass ich lauter werde (,) sicher ...

***I:** Und eine körperliche Symptomatik oder ...*

IP: Nach zwei Diensten (,) dass ich am Abend einfach müde bin (,) also dass ich sehr müde bin (,) merke ich (,) ich habe früher im Krankenhaus gearbeitet

***I:** Ja (,) ja (?)*

IP: Und war im Krankenhaus nicht so müde ... ich war im Krankenhaus ... war dort (,) viel weniger müde (,) am Abend nach 12 (,) 5 Stunden Dienst (,) wie jetzt 11 Stunden Dienst ... also (,) ja (,) es ist das Körperliche (,) man muss dort wirklich oft ... so Kleinigkeiten heben ... ich meine (,) so richtig heben tun wir nicht (,) weil da arbeiten wir ja mit dem Heber ... aber trotzdem (,) so ein bisschen tun wir zu zweit heben und dort ein bisschen hinauf und da ... also man wird körperlich viel mehr gefordert und auch das psychische Überlegen (,) so vom Taktischen her (,) wie gehe ich einer Eskalation aus dem Weg ... weil es streiten ja die Heimbewohner untereinander auch sehr viel ...

***I:** Mhm (,) ja*

IP: Also (,) es ist auch viel Schlichtungsarbeit ... oder ich meine (,) ich höre mir das eine Zeit lang an und denke mir o.k. (,) soll nur ... ich mische mich nicht ein (,) aber irgendwie (,) irgendwann passiert es dann doch ... wenn ich finde (,) das geht zu weit (,) dann musst du doch etwas tun ... und da und da musst du auch überlegen (,) und wie man das am besten macht ... (,) damit keiner böse ist ... irgendwie so (,) weil sonst spielen sie dann die Schwestern untereinander aus ... also ich trenne sie dann und versuche für beide eigentlich … dass ich beiden Zuwendung gebe oder das (,) was sie wollen … und das ist schon anstrengend (,) weil da muss man überlegen in der Situation ganz schnell

I: *Aha (,) mhm (,) ja*

IP: Also wie tue ich jetzt am besten (lacht) … damit es nicht eskaliert

I: *Aha (,) damit beide zufrieden sind …*

IP: Ja und dann und dann gibt es ja noch die Angehörigen … weil … weil viele Angehörige haben ja Schuldgefühle (,) dass die Mutter oder der Vater … meistens die Mutter … im Heim gelandet ist … und wenn da irgendetwas nicht stimmt (,) dann ist das Pflegepersonal schuld (,) nur nicht ich … oder dass die Mutter zu viel will (,) zu viel erwartet (,) sondern das Pflegepersonal (,) erfüllt das nicht … und da muss man auch sehr behutsam umgehen (,) um denen dann es irgendwie beizubringen (,) dass nicht das Pflegepersonal allein zuständig ist … für alles …

I: *Das kann unbewusst laufen (,) so eine Übertragung …*

IP: Sicher (,) den Angehörigen ist das oft nicht bewusst (,) ja (,) ja (,) das rennt unbewusst … Schuldgefühle werden unbewusst auf das Pflegepersonal projiziert (,) eigentlich … die Dinge (,) die was sie eigentlich erledigen sollen (,) weil jede Tochter oder Sohn hat irgendwie so von der Gesellschaft her oder auch vom Elternhaus so die Verpflichtung … meine Mutter (,) wenn sie alt ist und hilfsbedürftig (,) die muss ich pflegen … und dann kann ich das nicht (,) weil ich beruflich belastet bin und dann gebe ich sie ins … ins Pflegeheim und das ist dann sehr (,) zwiespältig (,) mit dem umzugehen … und jeder … ich will auch haben (,) dass meine Mutter in besten Händen und im besten Pflegeheim ist.

I: *Mhm (,) mhm (,) ja (,) ja …*

IP: Und da muss alles getan werden … aber nur (,) es geht halt nicht (,) dass das Pflegepersonal wirklich alles für meine Mutter tut … das ist eine Illusion und diese Illusion (,) (lacht) muss man dann auch irgendwie bewusst machen (,) dass es auch Grenzen gibt … an Kapazitäten …

I: *Ja (,) ja*

IP: Dass wir nur so und so viel Pflegepersonal haben … und wir können zum Beispiel nicht jeden Tag die Frau duschen oder baden … das geht nicht … und das sind so Dinge …

I: *Also das (,) was ich da so heraushöre … das ist das (,) Schwierige … in der Nacht (,) wenn man alleine ist (,) der Umgang mit Tod oder mit Sterbenden … und der zweite Punkt war … Umgang mit den Heimbewohnern (,) die sehr viel Pflege und Zuwendung brauchen (,) stimmt das so (?) und das auch fordern … einfordern …*

IP: Also Pflege (,) das wird eh getan (,) aber das wird eh erledigt (,) aber die (,) die sehr insistierend sind in ihren Forderungen … ja (,) ja (,) die einfordern … ich mag in den Garten (,) und wenn ich draußen bin (,) dann kommt die Sonne (,) und ich schaue (,) dass sie nicht in der Sonne steht … na … dann große Verhandlung (,) ob wir in den Garten gehen (,) bei Sonne (lacht) gut (,) dann steht sie im Garten (,) im Schatten … ja und dann kommt … dann habe ich nichts zu trinken (,) ja … und ich stelle Ihnen etwas her zum Trinken … und dann ist der Sonnenhut … und der Sonnenschirm … also es ist eine Aktion … die sehr (,) sehr schnell ablaufen könnte … wird irrsinnig aufgebauscht … wird sehr kompliziert (lacht) … bis alles erledigt ist …

***I:** Was ich so rausgehört habe (,) kommen da noch die Konflikte untereinander (,) also die der Heimbewohner untereinander … wie gehen Sie damit um (,) wie lösen Sie das auf (,) und dann noch die Konfrontation mit den Angehörigen (,) die (,) ich würde einmal sagen (,) auch in einer schwierigen Situation sind … wie kann man die miteinbeziehen … wie kann man ihnen die Verantwortung klar machen (,) ihnen auch lassen (,) die sie haben …*

IP: Die Verantwortung lassen also da macht oft auch das Pflegepersonal Fehler (,) dass sie die Verantwortung übernehmen und den Angehörigen überhaupt nichts lassen … das ist das Problem (,) da muss man noch sehr viel daran arbeiten …

***I:** Und Auswirkungen gibt es auch (,) gibt es auch welche (,) im sozialen Bereich (?)*

IP: Für mich (?)

***I:** Ja (,) bei den Belastungen am Arbeitsplatz (,) Auswirkungen auf den sozialen Bereich …*

IP: Ja (,) sicher (,) wenn ich nach dem Dienst zum Beispiel … da bin ich fast unfähig … dass ich irgendwo in ein Kino (,) Theater oder sonst was geh (,) da gehe ich wirklich nach Hause und dusche mich und gehe in das Bett also ich habe oft vor (,) jetzt lese ich noch ein Buch oder so (,) aber das (,) ist nicht möglich … ich wähle aber schon aus was ich mir anschaue im Fernsehen (,) aber ich setze mich zum Fernseher und schaue bis ich einschlafe (,) also (,) jetzt wirklich noch was zu unternehmen (,) da bin ich zu müde … da bin ich körperlich … einfach zu (,) ausgepowert (,) das muss ich schon sagen …

***I:** Und was noch ein wichtiger Punkt ist … wie bewältigen Sie das (,) wie gehen Sie damit um (?) … was haben Sie für Möglichkeiten das (,) das (,) zu bewältigen (?)*

IP: Ich habe Freunde (,) mit denen ich darüber reden kann (,) ich rede auch in der Privatzeit (,) viel über Dinge (,) zum Beispiel über (,) eben über schwierige Heimbewohner oder Angehörige oder … also über Probleme (,) was halt so im Laufe des Dienstes anfallen

(,) bespreche ich dann schon mit Freunden … und (,) oder frage nach (,) wie hätte ich das anders (,) machen können oder (,) und so (,) also das (,) ich mach das im privaten Kreis eigentlich (,) also nicht … sehr selten im Dienst (,)

I: *Also weniger mit den Kolleginnen (,) sondern mehr außerhalb*

IP: Ja (,) ich habe dann auch mehr Zeit zu überlegen (,) wenn man im Dienst ist (,) da strömt dann immer irgendwas ein (,) also (,) es ist nicht so (,) dass ich mich hinsetzen kann und jetzt kann ich überlegen (,) war das jetzt richtig oder falsch

I: *Ja (,) aha*

IP: Es läutet das Telefon oder es läutet eine Glocke oder es kommt … irgendjemand kommt und will wieder was (,) also man ist eigentlich ständig im Tun (,)

I: *Das heißt (,) bewältigen können Sie das am Arbeitsplatz gar nicht (?)*

IP: Ja (,) ich habe erst nach dem Dienst Zeit zu überlegen (,) war das jetzt in Ordnung (,) oder zu überlegen (,) hättest du jetzt anders reagieren sollen (,) oder so (,) eben das ist die Anstrengung (,)

I: *Aha (,) das ist die Anstrengung (,) aha (,)*

IP: Ja (,) dass man immer präsent ist (,) man ist sozusagen am Stützpunkt (,) man muss immer (,) ah … ja (,) tun (,) ja (,) reagieren sofort (,) ja (,) und das ist eben auch so eine Überlegung mit dem Pausenraum (,) wo (lacht) wirklich zu ist und niemand kommt (,) das wäre schon ideal (,) einfach einmal zehn Minuten abschalten (,) und tanken … Energie tanken (,)

I: *Ja (,) das wäre so eine Bewältigungsmöglichkeit (,) die … die es noch nicht gibt und die hilfreich sein könnte (,) in so einer Situation …*

IP: Oder auch wenn man sich zu zweit dort hinsetzt (,) und über das redet was war (,) das wäre ganz wichtig … aber da muss man das Bewusstsein der Obrigkeiten ändern … dass die das nicht als Zeitverlust der Arbeit (,) oder als was weiß ich was sehen … sondern dass das auch Gewinn bringt … ich bin mir sicher dass da weniger Krankenstände wären …

I: *Ja (,) das kann ich mir vorstellen … weil so bleibt ja nur die Bewältigung außerhalb des Arbeitsplatzes (,) in der Freizeit hauptsächlich (,) nicht (,) wird das bewältigt (,) was im Arbeitsprozess gelaufen ist …*

IP: Ja (,) weil in der Dienstzeit man kaum ungestört sitzen kann (,) und über was reden kann … es kommt wirklich immer irgendwer und braucht irgendetwas (,) sei es jetzt vom Organisatorischen her jetzt (,) direkt vom Heim (,) vom Personal (,) von den Kollegen (,) Heimbewohner (,) Angehörige … Firmen (lacht) also irgendwer kommt immer …

I: *Und die Gespräche außerhalb mit … mit (,) Freunden (,) die gehen so in Richtung Entlastung … kann man das so sehen … so in Richtung Entlastungsgespräch … oder auch andere Meinungen dazu anhören …*

wie kann man lernen umzugehen (,) zu reagieren

IP: Ja (,) Druckabbau sicher (,) und ja … Information einholen (,) wie ein anderer damit umgeht (,) so … also einfach vergleichen … es gibt ja andere Möglichkeiten auch (Pause)

I: *Und gibt es noch etwas was hilft … das zu bewältigen (?) einerseits die Ruhe und das Abschalten … das habe ich herausgehört und andererseits das Reden mit Freunden (,) gibt es noch etwas (?)*

IP: Ja (,) autogenes Training … aber wie gesagt (,) das wäre sicher auch gut … Entspannungstraining nach Jacobsen …

I: *Regelmäßig machen Sie das (,) das autogene Training (?)*

IP: Ja (Pause) ich würde es gut finden (,) wenn es eingeführt werden würde (,) so … Kurse in der Richtung (,) dass die (,) angeboten werden … für das Personal (,) das würde ich ganz gut finden …

I: *So eine innerbetriebliche Fortbildung (,) oder … begleitend am Arbeitsplatz (?)*

IP: Ja (,) begleitend … also wer will … nur ich denke mir (,) man muss vorher ein Bewusstsein schaffen … also … was man damit erreichen kann (,) ja (,) und dann … das anbieten (,) innerbetrieblich das anbieten … ich glaube das würde (,) da gibt es auch Untersuchungen (,) dass es mit Entspannungstechniken (,) mit Pausenräumen … die Leute von einer Psychogerontologie in Salzburg … da ist das gemacht worden …

I: *Ja (,) ja (?)*

IP: Da sind die Krankenstände sehr (,) sehr stark zurückgegangen (,) nachdem (,) das eingeführt wurde … ich denke (,) das hat schon was auf sich …

I: *Ja (,) da bin ich mir auch sicher (,) dass das hilft … da bin ich mir hundertprozentig sicher …*

IP: Ja (,) die (,) die ein paar Mal im Monat im Krankenstand waren … einfach als Überlastung … ich halte das hier nicht mehr aus … ich muss dann (,) zu Hause bleiben … und das kann man verhindern …

I: *Ja (,) ich denke mir das ist ja gut (,) das ist ja ein natürlicher Schutzmechanismus den man hier hat … dass man sagt (,) ich halte das nicht mehr aus (,) ich muss jetzt daheim bleiben …*

IP: … Ja sicher (,) das stimmt schon … ja nur (,) dass es überhaupt nicht dazu kommt … da müsste ich am Arbeitsplatz ansetzen (,) Möglichkeiten schaffen (,) dass man am Arbeitsplatz die Pausen macht …

I: *Ja (,) dass die Bewältigung am Arbeitsplatz stattfinden kann … zumindest ein Teil …*

IP: Also im Heim (,) da wissen alle (,) dass ich fertig bin mit dem Studium und es kommt immer wieder das Anliegen (,) von den Mitarbeitern … sag (,) könntest du nicht als Psychologin arbeiten

... für uns ... wir würden jemanden brauchen ... aber (,) Psychologen sind keine vorgesehen im Pflegeheim ... es gibt kein Geld ... aber es ist auch für die Angehörigen ... die sind auch sehr froh (,) wenn sie eine Ansprechpartnerin haben ... es gibt so viele (,) die sagen (,) das wäre gut (Pause)

I: *Davon bin ich überzeugt (,) dass das gut wäre ... davon bin ich überzeugt ... dass das für die Institution gut wäre ... dass die Zufriedenheit steigt und die Krankenstände sinken (,) das ist für mich überhaupt keine Frage ...*

IP: Ja (,) das wäre gut (Pause)

I: *Gut ... möchten Sie noch etwas mitteilen (,) noch etwas sagen ... oder haben Sie vielleicht noch Fragen ...*

IP: (Pause) nein ... momentan nein ...

I: *Ich bedanke mich für das interessante Gespräch (Pause) dass Sie sich Zeit genommen haben (,) und dass Sie über (,) über Ihre Meinung zum Thema Belastung und Bewältigung gesprochen haben ...*

Adressen und Links zur Literatursuche

Bibliotheken

Deutschland
Deutsche Zentralbibliothek für Medizin
Gluelerstraße 60
D-50931 Köln
Tel. +49 +221 478-5600 oder 7070
Fax +49 +221 478-5697
E-Mail: info@zbmed.de
Webseite: http://www.zbmed.de/index.html
Online: 10. Sept. 2006

Schweiz
Öffentliche Bibliothek der Universität Basel
Schönbeinstrasse 18–20
CH-4056 Basel
Tel: +41 +61 267 3100
Fax: +41 +61 267 3103
E-Mail sekretariat-ub@unibas.ch
Webseite: http://www.ub.unibas.ch/
Online: 10. Sept. 2006

Schweizer Zeitschriftenportal (SZP)
und die Datenbank des Schweizerischen Zeitschriftengesamtkatalogs (RP/VZ)
Webseite: http://www.snl.admin.ch/
Online: 10. Sept. 2006

Österreich
Online-Kataloge des österreichischen Bibliothekenverbundes
Webseite: http://www.obvsg.at/kataloge/verbundkataloge/
Online: 10. Sept. 2006

Amerika
United States National Library of Medicine National Institute of Health
Webseite: http://www.nlm.nih.gov/
Online: 10. Sept. 2006

Fachzeitschriftenindizes

Organisation	Webseite	Online
Australian Physiotherapy Association	http://apa.advsol.com.au/	10. Sept. 2006

Datenbanken

Organisation	Webseite	Online
GoldenLinks4 doctors.com	http://goldenlinks4doctors.com	10. Sept. 2006
PubMed von der National Library of Medicine (MEDLINE)	http://www.ncbi.nih.gov/ entrez/query.fcgi	10. Sept. 2006
The FreeMedical Journals.Com	http://www.freemedical journals.com	10. Sept. 2006
Die Cochrane Datenbanken	http://www.cochrane.org	10. Sept. 2006
Cumulative Index to Nursing & Allied Health Literature (CINAHL)	http://www.cinahl.com	10. Sept. 2006
(Physiotherapie Evidence Datenbank – PEDro)	http://www.pedro.fhs.usyd. edu.au	10. Sept. 2006

(Master-)Thesen- und Dissertationsdatenbanken

Organisation	Webseite	Online
Österreichische Dissertations-datenbank	http://dissdb.bibvb.ac.at/	10. Sept. 2006
Theses Online (TheO)	http://www.iwi-iuk.org/ dienste/TheO/	10. Sept. 2006
OPUS-Metasuche	http://elib.uni-stuttgart.de/ opus/gemeinsame_suche.php	10. Sept. 2006

Organisation	Webseite	Online
Thesen und Dissertationen der Universität Basel	http://www.unibas.ch/diss/	10. Sept. 2006
The Networked Digital Library of Theses and Dissertations – NDLTD	http://www.theses.org	10. Sept. 2006

Kongressschriften (Conference Proceedings)

Organisation	Webseite	Online
The Web of Science	http://www.isinet.com/products/citation/wos/	10. Sept. 2006

Beschaffung von Literatur

Organisation	Webseite	Online
Online Computer Library Center (OCLC)	http://oclc.org	10. Sept. 2006
OCLC PICA	http://oclcpica.org	10. Sept. 2006
Deutsches Institut für medizinische Dokumentation und Information – DIMDI	http://www.dimdi.de	10. Sept. 2006

Verzeichnis wichtiger Fachbegriffe der Physiotherapieforschung

Abhängige Variable (dependent variable)

= die in der Forschung (speziell in Experimenten) gemessene Reaktion, von der man annimmt, dass sie durch die unabhängige Variable verändert wurde.

Aktionsforschung (action research)

= eine Methode oder ein Forschungsdesign, bei dem gleichzeitig geforscht und Probleme gelöst werden. Die Zusammenarbeit zwischen Forscherinnen und Beforschten ist dabei ein zentrales Element.

Alpha-Fehler, Typ-I-Fehler, Fehler erster Ordnung (type I error)

= ein Fehler, der darin besteht, dass die Nullhypothese (d. h. die Annahme, dass es zwischen abhängiger und unabhängiger Variable *keine* Beziehung gibt) verworfen wird, obwohl sie zutrifft.

Angewandte Forschung (applied research)

= Forschung, die die Lösung bestimmter praktischer Anliegen zum Ziel hat.

Äquivalenz (interrater/interobserver reliability)

= der Grad der Zuverlässigkeit des Instruments bei mehreren Befragerinnen (Beobachterinnen). Bei der Testung dieses Kriteriums führen zwei oder mehr Personen das gleiche Interview (die gleiche Beobachtung, Einschätzung etc.) durch, die Resultate werden auf Übereinstimmung geprüft.

Arithmetisches Mittel (mean)

siehe Mittelwert.

Beobachtung (observation)

= eine Methode der Datenerhebung mithilfe einer oder mehrerer Beobachterinnen, die das Verhalten, das untersucht werden soll, überwachen und aufzeichnen.

Beständigkeit (intraobserver reliability)

= der Grad der Zuverlässigkeit eines Instruments bei wiederholtem Einsatz. Eine Methode, dies zu messen, ist z. B. die Test-Retest-Methode, d. h. die Wiederholung des Tests zu einem anderen Zeitpunkt bei konstanten Bedingungen.

Beta-Fehler, Typ-II-Fehler, Fehler zweiter Ordnung (type II error)

= ein Fehler, der darin besteht, dass die Nullhypothese für zutreffend gehalten wird, obwohl sie tatsächlich nicht zutrifft.

Blindstudien, Halbblindstudien (single blind study)

= Studien, bei denen entweder die Forscherin oder die Probandinnen verblindet werden (siehe Verblindung).

Deduktion/deduktiv (deduction)

= das Ableiten des Besonderen aus dem Allgemeinen; ausgehend von theoretischen Ansätzen werden Prognosen (Hypothesen) abgeleitet, die dann empirisch geprüft werden.

Delfi-Studie (delphie technique)

= ein Vorgehen zur systematischen Erfassung von Expertenmeinungen und zur Bildung eines Gruppenkonsenses daraus. Eine Delfi-Studie besteht aus der systematischen und wiederholten Sammlung der Sicht von Expertinnen zu einem bestimmten Thema oder Gegenstand (mittels eines standardisierten Instruments) mit dem Ziel, zu einer Übereinstimmung zu kommen. Die Datenerhebung erfolgt anonym.

Deskriptive Forschung (descriptive studies)

= beschreibende Forschung mit dem Ziel, Phänomene, Verhaltensweisen, Ist-Zustände etc. möglichst vollständig zu beschreiben und zu analysieren, um zu neuen Erkenntnissen zu gelangen.

Dokumentenanalyse (content analysis)

= eine Methode, um Material, das nicht eigens zu Forschungszwecken geschaffen wurde, wissenschaftlich auszuwerten.

Doppelblindstudien (double blind study)

= Studien, bei denen sowohl Forscherin als auch Probandinnen verblindet werden (siehe Verblindung).

Empirisch (empiric)

= auf sinnliche Erfahrung und Beobachtung beruhende Erkenntnis.

Ethnografie (ethnography)

= eine spezielle Form der qualitativen Forschung, deren zentrales Anliegen es ist, die Lebenswelt anderer Menschen aus deren Sichtweise zu verstehen; es geht dabei um die Beschreibung von fremden „Kulturen" oder kulturellen Gruppen.

Evaluierung/Evaluationsforschung (evaluation research)

= die Anwendung wissenschaftlicher Forschungsmethoden und -verfahren zur Bewertung von Programmen, Arbeitsmethoden, Behandlungen, Dienstanweisungen etc.

Evidence-based-Practice (EBN)

= „beweisbasierte Praxis"; ein Prozess des Findens, Bewertens und Anwendens wissenschaftlicher Erkenntnis in der Praxis.

Experimentelle Forschung (experimental research)

= eine bestimmte Untersuchungsanordnung zur Erforschung von Ursache- und Wirkungszusammenhängen. Es wird dabei untersucht, inwieweit eine Variable (ein Faktor) eine Situation, einen Zustand oder ein Verhalten beeinflusst, indem man zwei (oder mehrere) Gruppen aus einer Population miteinander vergleicht. Dabei wird eine Gruppe (Versuchsgruppe) einer Veränderung unterzogen; die andere Gruppe, bei der nichts verändert wird, dient als Vergleich (Kontrollgruppe).

Ex-post-facto-Studie (ex post facto research)

= ein nicht-experimentelles Studiendesign, bei dem der Beziehung zwischen zwei Variablen retrospektiv nachgegangen wird.

Externe Validität (external validity)

= das Ausmaß, in dem die Forschungsresultate verallgemeinerbar sind. Die externe Validität zeigt auch an, für wen und in welchem Setting die Ergebnisse verallgemeinert werden können. Sie ist daher ein Maß für die Relevanz einer Studie.

Fall-Kontroll-Studie (case control study)

= eine retrospektive Querschnittstudie, bei der bestimmte Erkrankungen oder Charakteristika bei Patientinnen identifiziert und mit Kontrollprobandinnen (z. B. aus der allgemeinen Bevölkerung) verglichen werden. Diese Studien betreffen meist die Erfassung der Ätiologie von Erkrankungen.

Forschungsdesign (research design)

= die Untersuchungsanordnung, die das Vorgehen bei der Forschungsarbeit bestimmt.

Gelegenheitsstichprobe (convenience sample)

= die Auswahl der am leichtesten zugänglichen Personen für eine Studie.

Grounded Theory

= eine Methode der qualitativen Sozialforschung, die von Glaser und Strauss entwickelt wurde. Ihr Ziel ist es, erklärende Theorien für das menschliche Verhalten und für soziale Prozesse zu schaffen. Charakteristisch dabei ist, dass Datensammlung und Datenauswertung nicht nacheinander vor sich gehen, sondern einander abwechseln.

Grundgesamtheit; Population (population)

= die Gesamtheit aller Personen oder Dinge, die ein bestimmtes Merkmal aufweisen; die gesamte Zielgruppe einer Erhebung, aus der dann eine Stichprobe gezogen wird.

Grundlagenforschung (fundamental/basic research)

= Forschung, die sich mit der Überprüfung und Vervollkommnung von Erkenntnisgrundlagen und Theorien einer Wissenschaft befasst.

Gütekriterien

= Maßstäbe, an denen die wissenschaftliche Qualität von Forschungsergebnissen gemessen werden kann.

Homogenität (homogenity)

= die innere Konsistenz einer Skala, d. h. das Ausmaß, in dem die einzelnen Items (Teile) der Skala jeweils dasselbe Attribut (z. B. Angst) messen.

Hypothese (hypothesis)

= begründetet Annahme, Vermutung über die Beziehung von zwei oder mehreren Variablen. Mittels wissenschaftlicher Untersuchung möchte man diese Vermutung auf ihre Gültigkeit überprüfen.

Induktion/induktiv (induction)

= das Schließen vom Besonderen (Einzelfall) auf das Allgemeine. Mit induktiven Methoden werden Tatsachen durch Beobachtung ermittelt und daraus theoretische Überlegungen oder Theorien abgeleitet.

Informierte Zustimmung (informed consent)

= ein ethisches Prinzip, das von der Forscherin verlangt, die freiwillige Teilnahme der Versuchsperson zu erwirken, nachdem sie über die Studie und die eventuellen Risiken informiert wurde.

Inhaltsanalyse (content analysis)

= eine Methode, um fixierte, reproduzierbare Kommunikation auszuwerten. Der Untersuchungsgegenstand ist nicht die Handlung selbst, sondern ihre reproduzierbare Form.

Inhaltsvalidität (content validity)

= der Grad, bis zu dem der Inhalt eines Mess- oder Bewertungsinstruments (z. B. die Items eines Fragebogens) alle Aspekte des zu messenden Verhaltens, Zustandes etc. repräsentiert.

Interne Validität (internal validity)

= das Ausmaß, in dem man darauf schließen kann, dass die unabhängige Variable die abhängige Variable tatsächlich beeinflusst. Die interne Validität drückt aus, wie wahrscheinlich es ist, dass die Veränderung der abhängigen Variable nicht von der unabhängigen Variable herrührt, sondern von einem anderen Einfluss. Die interne Validität zeigt also an, inwieweit die Studie bzw. ihr Aufbau andere Erklärungen für die Veränderungen der abhängigen Variablen zulässt.

Interventionsstudie (interventional study)

= ein Spezialfall einer Längsschnittuntersuchung. Zu zwei verschiedenen Zeitpunkten werden mit möglichst unveränderten Instrumenten Daten erhoben. Zwischen den Erhebungen werden aber bestimmte Maßnahmen (Interventionen) durchgeführt.

Intervallskala (interval scale)

= das Messniveau, auf dem die Einstufung von Objekten oder Ereignissen auf einer Skala dargestellt werden kann. Die Intervalle auf der Skala sind gleich groß, es existiert aber kein absoluter Nullpunkt bzw. ist dieser willkürlich festgelegt.

Interview (interview)

= eine mündliche Befragung mit einem bestimmten (Forschungs-)Ziel.

Kodieren (coding)

= der Prozess des Umwandelns der Rohdaten in eine standardisierte Form zur Analyse und Interpretation des Materials. In der quantitativen Forschung werden dabei den Kategorien (z. B. den angekreuzten Antworten auf einem Fragebogen) Zahlen zugeordnet. In der qualitativen Forschung ist das Kodieren der Prozess des Zuordnens bestimmter Aussagen, Beobachtungen etc. zu Kategorien oder Konzepten.

Kohortenstudie (cohort study)

= ein Untersuchungsdesign, das auch unter die Bezeichnung Längsschnittuntersuchung fällt. Dabei werden zwei (oder mehrere) Patientengruppen ausgewählt, die sich im Hinblick auf die Erfahrung mit einer bestimmten Substanz oder einer bestimmten Situation unterscheiden. Diese Gruppen werden weiter verfolgt und daraufhin untersucht, wie viele Probandinnen in jeder Gruppe bestimmte Erkrankungen, Verhaltensweisen oder andere Veränderungen zeigen.

Kontrolle (control)

= Maßnahmen, die die Bedingungen, unter denen eine Untersuchung durchgeführt wird, konstant halten sollen.

Kontrollvariablen (extraneus variable)

= diejenigen Variablen, die mit den abhängigen Variablen in Zusammenhang stehen und die der Forscherin bereits im Vorfeld bekannt, aber im konkreten Fall nicht Gegenstand der Forschung sind. Sie müssen kontrolliert werden, damit sie das Experiment nicht beeinflussen.

Konstruktvalidität (construct validity)

= der Grad, mit dem ein Messinstrument ein theoretisches Konstrukt oder Merkmal tatsächlich erfasst.

Korrelation (correlation)

= eine Rechenoperation, mit der man überprüft, ob und wie zwei oder mehrere Variablen miteinander zusammenhängen. Dieser Zusammenhang wird mit einem Wert, dem so genannten Korrelationskoeffizienten, ausgedrückt.

Korrelationskoeffizient (correlation coefficient)

= das Maß für den Zusammenhang zwischen zwei Faktoren oder Variablen. Er kann eine Größe zwischen +1 und –1 haben.

Korrelationsstudie (correlational research)

= eine nicht-experimentelle Studie, bei der man die Beziehung zwischen zwei Variablen untersucht, ohne dabei der Frage nach der Ursache-Wirkungs-Beziehung (Kausalität) nachzugehen.

Kriteriumsvalidität (criterion-related validity)

= ein Aspekt der Gültigkeit eines Messinstruments, der sich auf den Zusammenhang zwischen den empirisch gemessenen Ergebnissen des Instruments und einem anderen gemessenen, externen Kriterium bezieht. Das heißt, die gefundenen Ergebnisse werden mit anderen Daten zum selben Phänomen – Daten, die mit anderen Tests oder Methoden erhoben wurden – verglichen.

Längsschnittstudie (longitudinal study)

= ein bestimmtes Untersuchungsdesign, wo an mindestens zwei verschiedenen Zeitpunkten dieselben Methoden zur Datenerhebung eingesetzt werden.

Matching

= das paarweise Zuordnen von Probandinnen der Kontrollgruppe zur Versuchsgruppe anhand ihrer Ähnlichkeit in einer oder mehreren wichtigen Dimensionen. Man möchte damit die Vergleichbarkeit von Versuchs- und Kontrollgruppe erhöhen.

Median (median)

= ein Maß der zentralen Tendenz. Es handelt sich dabei um jenen Wert, bei dem 50 % aller Werte darunter und 50 % darüber liegen.

Messniveau/Skalenniveau (level of measurement)

= die Messeigenschaft einer Skala, durch die der Einsatz bestimmter statistischer Verfahren festgelegt wird. Man unterschiedet vier Skalenniveaus: Nominalskalen, Ordinalskalen, Intervallskalen und Ratioskalen. Je höher das Skalenniveau ist, desto mehr Freiheiten hat man bei der Auswahl statistischer Verfahren.

Messung (measurement)

= die an Regeln gebundene Zuweisung von Zahlen zu Objekten oder Ereignissen.

Metaanalyse (metaanalysis)

= ein Verfahren, bei dem *quantitative* Untersuchungsergebnisse statistisch zusammengefasst werden. Es handelt sich dabei um verschiedene (experimentelle) Untersuchungen (Primärstudien) mit einer gemeinsamen Thematik. Ziel ist es, einen Überblick über den aktuellen Stand der Forschung zu einem bestimmten Thema zu bekommen und zu überprüfen, ob ein bestimmter Effekt innerhalb der Population vorliegt und wie groß er ist.

Metasynthese (metasynthesis)

= ein Verfahren, bei dem *qualitative* Untersuchungsergebnisse zusammengefasst werden. Mit einer Metasynthese will man – über eine rein narrative Zusammenfassung mehrerer qualitativer Studie hinausgehend – die Ergebnisse der betreffenden Untersuchungen zu einer Theorie, einer großen Erzählung oder einer Interpretation integrieren.

Mittelwert/arithmetisches Mittel (mean)

= ein Maß der zentralen Tendenz. Es handelt sich dabei um die Summe der Merkmalswerte, geteilt durch die Zahl der Merkmalswerte.

Modus/Modalwert (mode)

= ein Maß der zentralen Tendenz. Es handelt sich dabei um den Wert, der am häufigsten vorkommt.

Multiple-Factor-Design

= eine experimentelle Versuchsanordnung mit mehreren unabhängigen Variablen, bei der man nicht nur die Wirkung der einzelnen unabhängigen Variablen auf die abhängige Variable untersucht, sondern auch den Effekt der Interaktion zwischen den unabhängigen Variablen und der abhängigen Variable.

Nicht-parametrische Tests (nonparametric tests)

= Tests für Ordinal- oder Nominalskalierungen und kleine Stichproben, bei denen man nicht annimmt, dass eine Normalverteilung der Daten vorliegt.

Nominalskala (nominal scale)

= das Messniveau, auf dem Objekte oder Ereignisse in Kategorien eingeteilt werden. Diese schließen einander zwar aus, haben aber keine bestimmte Rangfolge.

Nonequivalent-Control-Group-Design

= ein quasi-experientelles Design, bei dem keine Randomisierung stattgefunden hat.

Nullhypothese, statistische Hypothese (null hypothesis)

= eine Hypothese, in der formuliert wird, dass es *keine* Beziehung zwischen der abhängigen und der unabhängigen Variablen gibt. Wenn durch die Studie signifikante Beweise für eine solche Beziehung gefunden werden, wird die Nullhypothese verworfen.

Objektivität (objectivity)

= das Ausmaß der Unabhängigkeit der Testergebnisse von der Forscherin; ein Gütekriterium der quantitativen Forschung.

Operationalisierung (operationalisation)

= Definition aller zu untersuchenden Variablen, damit sie in konkrete Forschungsoperationen umgesetzt werden können, um Phänomene messbar zu machen.

Parametrische Tests (parametric tests)

= Tests, bei denen die Messung mindestens auf Intervallniveau stattfindet und wo man annimmt, dass die Variable in der Population insgesamt normal verteilt ist.

Phänomenologischer Ansatz/Phänomenologie (phenomenology)

= eine Methode der qualitativen Forschung, bei der es um die Untersuchung von Phänomenen und ihre Erscheinungsweisen sowie um die Aufdeckung und das Verstehen ihres Wesens geht.

Placebo (placebo)

= ein Scheinmedikament oder eine medizinische (therapeutische) Maßnahme, die ohne eigentliche spezifische bzw. objektiv nachweisbare Wirkung bei den Patientinnen eine Linderung oder sogar Heilung von Krankheiten und ihren Symptomen hervorruft.

Placeboeffekt

= die positive Wirkung von Substanzen oder Maßnahmen, die keinen spezifischen bzw. objektiv nachweisbaren therapeutischen Effekt haben. Diese Wirkung entsteht ausschließlich auf Grund des Glaubens der Patientin an die Wirksamkeit der Substanz oder der Maßnahme.

Population (population)

= Grundgesamtheit.

Power, statistische (power)

siehe Statistische Power.

Power-Analyse (power analysis)

= eine statistische Methode zur Bestimmung der Stichprobengröße bei Effektivitätsnachweisen.

p-Wert (p-value)

= der Wert, der die Wahrscheinlichkeit ausdrückt, dass die gewonnenen Daten nicht auf Zufall beruhen. Er bezeichnet die Signifikanz von Ergebnissen.

Prätest/Vortest (pretest)

siehe Vortest.

Prognostische Validität

= das Ausmaß, in dem der Testwert die tatsächlich eintreffende spätere Veränderung voraussagt.

Prospektive Studie (prospective study)

= eine Untersuchung, bei der man in der Zeit vorwärts schreitend eine Wirkung oder das Auftreten einer Verhaltensweise untersucht (siehe auch Längsschnittstudie).

Quasi-Experiment (quasi-experiment)

= eine Forschungsanordnung (ein Vorgehen) mit experimentellem Aufbau, dem jedoch ein oder mehrere für ein klassisches Experiment charakteristische Merkmale, wie z. B. die Kontrollgruppe, fehlen.

Qualitative Forschung/qualitativ (qualitative research)

= ein Forschungsansatz, mit dem man Phänomene des menschlichen Erlebens möglichst ganzheitlich und von innen heraus („subjektiv") verstehen möchte. Man bedient sich dabei offener, nicht standardisierter Erhebungsverfahren und interpretativer Auswertungsmethoden. Ziel ist es, theoretische Konstrukte über die untersuchten Phänomene zu entwickeln, nicht aber, allgemein gültige Aussagen zu machen.

Quantitative Forschung/quantitativ (quantitative research)

= ein Forschungsansatz, der theoriegeleitet ist und der sich standardisierter Erhebungsmethoden und statistischer Auswertungsverfahren bedient. Man möchte dabei möglichst objektive nummerische Daten produzieren und daraus allgemein gültige Aussagen ableiten.

Querschnittstudie (cross-sectional study)

= ein Untersuchungsdesign, bei dem die Datensammlung zu *einem* bestimmten Zeitpunkt erfolgt.

Randomisierung (randomisation, random assignment)

= eine Stichprobenbildung (Auswahl von Probandinnen) nach einem bestimmten Muster in vorher definierten Intervallen (z. B. jede 10. Schülerin); eine spezielle Art der Stichprobenbildung nach dem Zufallsprinzip.

Randomisiert-kontrollierte Studie (randomised controlled trial, RCT)

= die klassische Form des Experiments mit der höchsten Beweiskraft unter den klinischen Studien.

Rang- oder Ordinalskala (ordinal scale)

= das Messniveau, das die Rangfolge von Objekten oder Ereignissen anzeigt. Diese Reihenfolge ist aber eine relative, die Messabstände zwischen den einzelnen Objekten oder Ereignissen ist nicht zwangsläufig gleich groß.

Ratio- oder Verhältnisskala (ratio scale)

= das Messniveau, auf dem die Einstufung von Objekten oder Ereignissen auf einer Skala dargestellt werden kann. Diese hat gleich große Intervalle und einen absoluten Nullpunkt.

Reliabilität (Zuverlässigkeit) (reliability)

= das Ausmaß, in dem wiederholte Messungen eines Objekts mit einem Messinstrument dieselben Werte liefern; ein Gütekriterium quantitativer Forschung.

Reliabilitätskoeffizient (reliability coefficient)

= ein Wert, der die Zuverlässigkeit (Reliabilität) eines Messinstruments ausdrückt. Er liegt zwischen 0 und 1.

Repeated-Treatment-Design

= eine experimentelle Versuchsanordnung, bei der jede Gruppe mehrmals behandelt und die Wirkung dieser Behandlung gemessen wird.

Repräsentativität (representativity)

= eine Eigenschaft von Zufallsstichproben. Sie spiegelt die Struktur der Grundgesamtheit wider, aus der die Stichprobe entnommen wurde.

Retrospektive Studie (retrospective study)

= eine Untersuchung, bei der man zeitlich rückwärtsgerichtet nach einer Ursache oder einem Einfluss sucht.

Reviews, systematische

siehe Übersichtsarbeiten.

Signifikanz (significance)

= eine Aussage darüber, mit welcher Wahrscheinlichkeit Unterschiede bzw. Zusammenhänge zwischen verschiedenen Faktoren auf Zufall beruhen oder nicht.

Single-Group-Pretest-Posttest-Design

= ein quasi-experientelles Design, bei dem die Kontrollgruppe fehlt.

Single-System-Design

= ein quasi-experimentelles Design, bei dem die Probandin oder eine Versuchsgruppe als ihre eigene Kontrollgruppe fungiert.

Spannweite (range)

= ein Streuungsmaß, das den Unterschied zwischen dem höchsten und dem niedrigsten Wert angibt.

Stabilität (stability)

siehe Beständigkeit.

Standardabweichung (standard deviation)

= ein Streuungsmaß. Sie zeigt an, wo die meisten Werte zu finden sind und wie weit sie vom Mittelwert abweichen (sie gibt das Quadrat der durchschnittlichen Abweichung der Werte vom Mittelwert an).

Standardisierung (standardization)

= das genaue Festlegen der Mess-(Erhebungs-) und Auswertungsverfahren, um die Daten besser vergleichen zu können oder überhaupt erst vergleichbar zu machen.

Statistische Power (power)

= die Wahrscheinlichkeit, dass eine Wirkung erkannt wird, wenn sie tatsächlich vorhanden ist.

Stichprobe (sample)

= eine Gruppe von Elementen, aus denen sich die Grundgesamtheit zusammensetzt.

Störvariablen (confounding variables)

= äußere Einflüsse auf das Ergebnis eines Experiments, die nicht von der Forscherin kontrolliert werden können.

Systematische Übersichtsarbeiten (systematic reviews)

= Zusammenfassungen des aktuellen Forschungsstandes zu einem spezifischen Thema. Dabei werden die dargestellten Ergebnisse vorab nach klar definierten Kriterien ausgewählt und bewertet.

Theoretical sampling

= eine Möglichkeit der Stichprobenbildung in der qualitativen Forschung. Dabei liefern die Ergebnisse der ersten Interviews diejenigen theoretischen Informationen, die die weitere Auswahl der Teilnehmerinnen beeinflussen; typisches Vorgehen bei der Grounded Theory.

Time-Series-Design

= ein quasi-experientelles Design, bei dem – wie beim Single-Group-Design – die Kontrollgruppe fehlt. Dies wird jedoch durch mehrere Messungen vor und nach der Intervention wieder wettgemacht.

Triangulation (triangulation)

= die Kombination verschiedener Methoden innerhalb eines Forschungsansatzes (methodeninterne Triangulation) oder aus qualitativem *und* quantitativem Ansatz (methodenexterne Triangulation), um eine Forschungsfrage zu beantworten.

Unabhängige Variable (independent variable)

= diejenige Variable, die in einer experimentelle Untersuchung bewusst verändert wird, um die Auswirkungen auf die abhängige Variable beobachten zu können.

Übereinstimmungsvalidität (concurrent validity)

= das Ausmaß, in dem die Messung eines Merkmals mit einem Messinstrument das gleiche Ergebnis bringt wie Messungen mit anderen Messinstrumenten.

Überkreuzstudie (cross-sectional survey)

= eine Bezeichnung, die in der Epidemiologie für deskriptive Studien bzw. Umfragen gebräuchlich ist. Dabei wird eine repräsentative Auswahl von Teilnehmerinnen oder Patientinnen interviewt, untersucht oder anderweitig analysiert, um Antwort auf klinische Fragen zu erhalten.

Übersichtsarbeiten, systematische (systematic reviews)

siehe Systematische Übersichtsarbeiten.

Validität (validity)

= das Ausmaß, in dem ein Messinstrument das misst, was es messen soll; ein Gütekriterium der quantitativen Forschung

Variable (variable)

= alle zu untersuchenden Faktoren oder Merkmale eines Konzepts, die in einer Untersuchung überprüft werden.

Verblindung (blinding)

= das Vorenthalten einer Information bezüglich der Art der Behandlung, die die Probandinnen bekommen (z. B. wirksame, weniger wirksame oder nicht wirksame Behandlungen). Dadurch versucht man, die Beeinflussung der Ergebnisse durch die Forscherin und/oder die Probandin, die durch Wunschdenken bzw. den Placeboeffekt entstehen, zu kontrollieren.

Vortest, Prätest (pretest)

= die Überprüfung der Verständlichkeit und Handhabbarkeit eines Instruments bzw. die Durchführbarkeit einer Vorgangsweise vor dem Einsatz bei einer Untersuchung.

Zufallsstichprobe (probability sample)

= eine Gruppe von Untersuchungsteilnehmerinnen aus einer bestimmten Grundgesamtheit, die nach dem Zufallsprinzip ausgewählt wurden; es haben alle Teilnehmerinnen die gleiche Chance, in die Stichprobe aufgenommen zu werden.

Literaturverzeichnis

Abderhalden Christoph, Needham Ian: Das Verständnis von Bezugspflege in der stationären psychiatrischen Pflege der deutschsprachigen Schweiz. Unveröffentlichte Masterarbeit. Fakultät der Gesundheitswissenschaften der Universität Maastricht/Weiterbildungszentrum für Gesundheitsberufe SRK. Aarau, 1999

Altenhofen Lutz: Anlage und Aussagekraft empirischer Untersuchungen. In: Rennen Althoff Beate, Schaeffer Doris (Hrsg.): Handbuch Pflegewissenschaft. Juventa, Weinheim—München 2000, S. 109–132

Altrichter Herbert, Posch Peter: Lehrer erforschen ihren Unterricht. Eine Einführung in die Methoden der Aktionsforschung. Julius Klinkhardt, Bad Heilbrunn 1998

Atteslander Peter: Methoden der empirischen Sozialforschung. Walter de Gruyter, Berlin—New York 2000

Backs Stephan, Lenz Reinhard: Kommunikation und Pflege. Ullstein Mosby, Wiesbaden 1998

Barrett Claudine, Smerdely Peter: A Comparison of Community-based Resistance Exercise and Flexibility Exercise for Seniors. In: Australian Journal of Physiotherapy 48/2002, S. 215–219

Bartel Wilfried: Wissenschaftliches Arbeiten in der Physiotherapie – Vorteile und Limitationen von Einzelfallstudien für wissenschaftlich korrektes Arbeiten in der Physiotherapie. In: Physio Austria (Hrsg.): Wissenschaftliches Arbeiten in der Physiotherapie. Prämiierte Diplomarbeiten 2002. Facultas, Wien 2003, S. 11–92

Bartholomeyczik Sabine: Zur Konzeption praxisbezogener Pflegeforschung. In: Pflege 2/1991, S. 86–96

Bartholomeyczik Sabine: Theoretischer Rahmen. In: Zentrale Arbeitsgruppe Pflegeforschung. Dbfk, Eschborn 1996, S. 23–27

Bartholomeyczik Sabine, Müller Elke (Hrsg.): Pflegeforschung verstehen. Urban und Schwarzenberg, München—Wien—Baltimore 1997

Bartholomeyczik Sabine: Der Forschungsprozess. In: Bartholomeyczik Sabine, Müller Elke (Hrsg.): Pflegeforschung verstehen. Urban und Schwarzenberg, München—Wien—Baltimore 1997, S. 55–69 (= Bartholomeyczik 1997a)

Begley Cecily M.: Using Triangulation in Nursing Research. In: Journal of Advanced Nursing 24/1996, S. 122–128

Bello Ann: Die deskriptive Datenanalyse. In: LoBiondo-Wood Geri, Haber Judith: Pflegeforschung. Ullstein Mosby, Wiesbaden 1996

Berney Susan, Denehy Linda: The Effect of Physiotherapy Treatment on Oxygen Consumption and Haemodynamics in Patients Who Are Critically Ill. In: Australian Journal of Physiotherapy 49/2003, S. 99–105

Bieli-Brunner Marianne: „Es war immer so selbstverständlich" – Erleben und Bedeutung einer fortschreitenden Krebserkrankung im Zusammenhang mit veränderter Leistungsfähigkeit, Bewältigung und Lebensqualität. In: Mayer

Hanna (Hrsg.): Pflegeforschung. Aus der Praxis für die Praxis. Band 1: Qualitative Forschungsarbeiten aus dem Berufsfeld Pflege. Facultas, Wien 2000, S. 45–67

Bischofsberger Gabriela: Hoffnung ist ein bisschen Licht ins Finstere. Unveröffentlichte Diplomarbeit im Rahmen der Höheren Fachausbildung in Pflege, Stufe II, Kurs 5, WE'G. Aarau 1997

Bjordal Jan M. et al.: A Systematic Review of Low Level Laser Therapy with Location-specific Doses for Pain from Joint Disorders. In: Australian Journal of Physiotherapy 49/2003, S. 107–116

Bortz Jürgen, Döring Nicola: Forschungsmethoden und Evaluation für Human- und Sozialwissenschaftler. 3. Auflage. Springer, Berlin—Heidelberg—New York, 2002

Burns Nancy, Grove Susan K.: Understandig Nursing Research. Saunders, Philadelphia 1999

Burns Nancy, Grove Susan K.: Pflegeforschung. Verstehen und anwenden. Urban & Fischer, München 2005.

Carr Linda T.: The Strengths and Weakness of Quantitative and Qualitative Research: What Method for Nursing? In: Journal of Advanced Nursing 20/1994, S. 716–721

Chinn Peggy L., Kramer Maeona K.: Pflegetheorie. Konzepte – Kontext – Kritik. Ullstein Mosby, Wiesbaden 1997

Coppieters Michel W. J. et al.: A Qualitative Assessment of Shoulder Girdle Elevation During the Upper Limb Tension Test 1. In: Manual Therapy 4(1)/1999, S. 33–38

Corbin Juliet, Hildenbrand Bruno: Qualitative Sozialforschung. In: Rennen-Allhoff Beate, Schaeffer Doris (Hrsg.): Handbuch Pflegewissenschaft. Juventa, Weinheim—München 2000, S. 159–184

http://www.dfg.de/aktuelles_presse/reden_stellungnahmen/download/denkschrift_klin_forschung.pdf (6. 11. 2003)

Dickson Rumona: Systematic Reviews. In: Hamer Susan, Collinson Gill (Hrsg): Achieving Evidence-Based Practice. A Handbook for Practitioners. Baillière Tindall, Edinburgh 1999, S. 41–60

Domholdt Elizabeth: Physical Therapy Research. Principles and Applications. 2. Auflage, Saunders, Philadelphia 2000

Eco Umberto: Wie man eine wissenschaftliche Abschlussarbeit schreibt. Müller, Heidelberg 1998

Fereira Manuela L. et al.: Does spinal manipulative therapy help people with chronic low back pain? In: Australian Journal of Physiotherapy 4/2002, S. 277–284

Fineout-Overholt Ellen, Mazurek Melnyk Bernadette, Schultz Alyce: Transforming Health Care from Inside Out: Advancing Evidence-Based Practice in the 21st Century. In: Journal of Professional Nursing 6/2005, S. 335–344

Flick Uwe: Qualitative Forschung. Rowohlt, Reinbek bei Hamburg 1995

Flick Uwe, von Kardorff Ernst, Steinke Ines (Hrsg.): Qualitative Forschung. Ein Handbuch. Rowohlt, Reinbek bei Hamburg 2000

Flick Uwe: Design und Prozess qualitativer Forschung. In: Flick Uwe, von Kardorff Ernst, Steinke Ines (Hrsg.): Qualitative Forschung. Ein Handbuch. Rowohlt, Reinbek bei Hamburg 2000, S. 252–265 (= Flick 2000a)

Flick Uwe: Interviews in der Gesundheits- und Pflegeforschung: Wege zur Herstellung und Verwendung verbaler Daten. In: Schaeffer Doris, Müller-Mundt Gabriele (Hrsg.): Qualitative Gesundheits- und Pflegeforschung. Huber, Bern 2002, S. 203–220

Froschauer Ulrike: Das qualitative Interview zur Analyse sozialer Systeme. WUV, Wien 2003

Froschauer Ulrike/Lueger Manfred: Das qualitative Interview. UTB, Stuttgart 2003

Gifford Louis (Hrsg.): Whiplash: Science and Management. Fear-avoidance Beliefs and Behaviour (= Topical Issues in Pain 1). NOI PRESS, Falmouth 1998

Görres Stefan: Evaluationsforschung – dargestellt am Beispiel der Einrichtung von Qualitätszirkeln in der Pflege. In: Wittneben Karin (Hrsg.): Forschungsansätze für das Berufsfeld Pflege. Thieme, Stuttgart 1998, S. 199–215

Greenhalgh Trisha: Einführung in die Evidence-based Medicine. Huber, Bern 2000

Greve Werner, Wentura Dirk: Wissenschaftliche Beobachtung. Eine Einführung. Beltz, Psychologie Verlags Union, München—Weinheim 1997

Groß Beate: Handlungsforschung – aufgezeigt am Beispiel der „Implementation von integrierten Unterrichtseinheiten“ an Krankenpflegeschulen. In: Wittneben Karin (Hrsg.): Forschungsansätze für das Berufsfeld Pflege. Thieme, Stuttgart 1998, S. 244–254

Groß Dorothea: Pflegewissenschaft. Jetzt fangen die Schwestern auch noch zu forschen an! In: Lazarus 5–6/1997, S. 13–14

Groß Dorothea: Nicht (nur) forschen, sondern v. a. das neue Wissen anwenden. In: Lazarus 7–9/1998, S. 8–9

Gruber Elke: Berufsfeldforschung Physiotherapie. Institut für Erziehungs- und Bildungswissenschaften, Abteilung Weiterbildung. Karl-Franzens-Universität, Graz 2000

Gruber Elke: Physiotherapie. Trends und Perspektiven eines Berufsfeldes. Facultas, Wien 2001

Gschwindner-Tomlinivic Heike: Pflege – ein Beruf mit Kopf, Herz und Hand. In: Seidl Elisabeth, Walter Ilsemarie (Hrsg.): Rückblick für die Zukunft – Beiträge zur historischen Pflegeforschung. Maudrich, Wien 1998

Haber Judith: Stichprobenauswahl. In: LoBiondo-Wood Geri, Haber Judith: Pflegeforschung. Methoden, Bewertung, Anwendung. Urban & Fischer, München 2005, S. 377–418

Haber Judith: Rechtliche und ethische Probleme. In: LoBiondo-Wood Geri, Haber Judith: Pflegeforschung. Methoden – Bewertung – Anwendung. 2. Auflage. Urban & Fischer, München 2005, S. 419–464

Häder Michael, Häder Sabine (Hrsg.): Die Delphi-Technik in den Sozialwissenschaften. Westdeutscher Verlag, Wiesbaden 2000

Hall George M. (Hrsg.): Publish or Perish. Wie man einen wissenschaftlichen Beitrag schreibt, ohne die Leser zu langweilen oder die Daten zu verfälschen. Huber, Bern 1998

Hamer Susan, Collinson Gill (Hrsg.): Achieving Evidence-Based-Practice. A Handbook for Practitioners. Baillière Tindall, Edinburgh 1999

Hammell Karen, Carpenter Chris: Introduction to Qualitative Research in Occupational Therapy and Physical Therapy. In: Hammel Karen, Carpenter Christine, Dyck Isabel (Hrsg.): Using Qualitative Research. A Practical Introduction for Occupational and Physical Therapists. Churchill Livingstone, Edinburgh 2000, S. 1–12

Hammel Karen, Carpenter Christine, Dyck Isabel (Hrsg.): Using Qualitative Research. A Practical Introduction for Occupational and Physical Therapists. Churchill Livingstone, Edinburgh 2000

Hart Elisabeth, Bond Meg: Aktionsforschung. Huber, Bern 2001

Heermann Judith A., Craft Betty: Die Bewertung quantitativer Forschungsstudien. In: LoBiondo-Wood Geri, Haber Judith: Pflegeforschung. Ullstein Mosby, Wiesbaden 1996, S. 495–541

Hicks Carolyn M.: Research Methods for Clinical Therapists. Applied Project Design and Analysis. Churchill Livingstone, Edinburgh 1999

Hierdeis Helmwart, Hug Theo: Pädagogische Alltagstheorien und erziehungswissenschaftliche Theorien. Julius Klinkhardt, Bad Heilbrunn 1997

Hockey Lisbeth: Krankenpflegeforschung: Auftrag und Möglichkeiten. In: Österreichische Krankenhauszeitung 24/1983, S. 753–757

Holloway Immy, Wheeler Stephanie: Qualitative Pflegeforschung – Grundlagen qualitativer Ansätze in der Pflege. Ullstein Medical, Wiesbaden 1997

Hulskers Harry: Die Qualität der pflegerischen Beziehung. Entwicklung eines Messinstruments. Unveröffentlichte Masterarbeit. Fakultät der Gesundheitswissenschaften der Universität Maastricht/Weiterbildungszentrum für Gesundheitsberufe SRK, Aarau 1999

Humphris Debra: Types of Evidence. In: Hamer Susan, Collinson Gill (Hrsg): Achieving Evidence-Based Practice. A Handbook for Practitioners. Baillière Tindall, Edinburgh 1999, S. 13–40

Humpl Stephan, Jelem Thomas et al.: Bedarfs-, Akzeptanz- und Kohärenzanalyse für FH-Bakkalaureatsstudiengänge für nichtärztliche Gesundheitsberufe in Niederösterreich. Firma 3S Unternehmensberatung, Wien 2003

Hunink Gert: Pflegetheorien – Elemente und Evaluation. Neicanos, Bocholt 1997

Hunt Jennifer M.: Auswirkungen der Pflegeforschung auf die Krankenpflege. In: Deutsche Krankenpflegezeitschrift 5/1984, S. 225–257

Hurley L. et al.: A Survey to Examine Attitudes and Patterns of Practice of Physiotherapists Who Perform Cervical Spine Manipulation. In: Manual Therapie 1/2002, S. 10–18

Hüter-Becker Antje et al. (Hg.): Physiotherapie. Band 3: Psychologie, Pädagogik, Soziologie, Berufslehre, wissenschaftliches Arbeiten, Geschichte. Thieme, Stuttgart 1996

ICN: Ethical Guidelines for Nursing Research. Eigenverlag, Genf 2003

Jaeggi Eva, Faas Angelika, Mruck Katja: Denkverbote gibt es nicht! Vorschlag zur interpretativen Auswertung kommunikativ gewonnener Daten. 2., überarbeitete Fassung. Forschungsbericht aus der Abteilung Psychologie im Institut für Sozialwissenschaften der Technischen Universität Berlin, Nr. 98/2 1998

Jongbloed Lyn: Choosing the Methodology to Explore the Research. In: Hammel Karen, Carpenter Christine, Dyck Isabel (Hrsg.): Using Qualitative Research. A Practical Introduction for Occupational and Physical Therapists. Churchill Livingstone, Edinburgh 2000, S. 13–21

Junichi Katoh et al.: Correlation of Pedometric Measurement of Daily Physical Activity with Exercise Endurance by Oxygen Uptake Kinetics in Ambulatory Stroke Patients. In: Journal of Physiotherapy Science 14/2002, S. 77–80

Kaplan Barry Jay: Öffentlich sprechen. Ein Leitfaden für Pflegende. Huber, Bern 2000

Käppeli Silvia: Arbeitspapier LE Forschung in der Krankenpflege. Unveröffentlichtes Unterrichtsmaterial, Zürich 1985

Käppeli Silvia: Die Verwendung qualitativer Forschungsmethoden in der Pflegewissenschaft und ihr Nutzen für die Pflegepraxis. Referat an der Fachhochschule Fulda 1996. Internet: http://www.fh-fulda.de/fb/pg/beitrag/pgakt/kaepeli.htm, 1999

Käppeli Silvia: Pflegeforschung zwischen Anspruch und Wirklichkeit. In: Österreichische Krankenpflegezeitschrift 3/1994, S. 14–18

Käppeli Silvia: Zur Entwicklung von Forschungskompetenz in der Weiterbildung und der Pflegepraxis. In: Pflege 2/1991, S. 105–111

Karmasin Matthias, Ribing Rainer: Die Gestaltung wissenschaftlicher Arbeiten. UTB, Stuttgart 2006

Kay Sandra, Haensel Naomi, Stiller Kathy: The Effect of Passive Mobilisation Following Fractures Involving the Distal Radius: A Randomised Study. In: Australian Journal of Physiotherapy 46/2000, S. 93–101

Kesselring Annemarie: Fußreflexzonenmassage. Eine Interventionsstudie. In: Pflege 4/1998, S. 213–218

Kolt Gregory S., McEvoy Justin F.: Adherence to Rehabilitation in Patients with Low Back Pain. In: Manual Therapy 8(2)/2003, S. 110–116

Kool Jan, de Bie Rob: Der Weg zum wissenschaftliches Arbeiten. Ein Einstieg für Physiotherapeuten. Thieme, Stuttgart 2001

Kozar Gerhard: Hochschulevaluierung. Aspekte der Qualitätssicherung im tertiären Bildungsbereich. Schriftenreihe des Fachhochschulrates 3. WUV, Wien 1999

Krämer Walter: So lügt man mit Statistik. 5. Auflage. Campus, Frankfurt—New York 1994a (= Krämer 1994a)

Krämer Walter: So überzeugt man mit Statistik. Campus, Frankfurt—New York 1994b (= Krämer 1994b)

Krämer Walter: Statistik verstehen. 2. Auflage. Campus, Frankfurt—New York 1994c (= Krämer 1994c)

Krämer Walter: Statistik verstehen. Eine Gebrauchsanweisung. 5. Auflage, Piper, München 2001

Kranovich-Miller Barbara: Die Literaturüberprüfung. In: LoBiondo-Wood Geri, Haber Judith: Pflegeforschung. Ullstein Mosby, Wiesbaden 1996, S. 127–162

Krawiec Chad J. et al.: Static Innominate Asymmetry and Leg Length Discrepancy in Asymptomatic Collegiate Athletes. In: Manual Therapy 8(4)/2003, S. 207–213

Lamnek Siegfried: Qualitative Sozialforschung. Band 1: Methodologie. Psychologie Verlags Union, München—Weinheim 1995

Lamnek Siegfried: Qualitative Sozialforschung. Lehrbuch. Psychologie Verlags Union, München—Weinheim 2005

Laslett Mark et al.: Diagnosing Painful Sacroiliac Joints: A Validity Study of a McKenzie Evaluation and Sacroiliac Provocation Tests. In: Australian Journal of Physiotherapy 49/2003, S. 89–97

Leaf Jean R. et al.: Injury in the Australian Sport of Calisthenics: A Prospective Study. In: Australian Journal of Physiotherapy 49/2003, S. 123–130

Litchfield Rachael, McDougall Colin: Professional Issues for Physiotherapists in Family-centred and Community-based Settings. In: Australian Journal of Physiotherapy 48/2002, S. 105–112

LoBiondo-Wood Geri, Haber Judith: Pflegeforschung. Methoden – Bewertung – Anwendung. Urban & Fischer, München 2005

van Maanen Hanneke: Pflegewissenschaft in der Krebskrankenpflege. In: Pflege 3/1998, S. 142–148

Mayer Hanna (Hrsg.): Pflegeforschung. Aus der Praxis für die Praxis. Band 1: Qualitative Forschungsarbeiten aus dem Berufsfeld Pflege. Facultas, Wien 2000a (= Mayer 2000a)

Mayer Hanna: Die Ausbildung von Lehrkräften in der Gesundheits- und Krankenpflege. Evaluation und Neukonzipierung des Universitätslehrgangs für Lehrer und Lehrerinnen für Gesundheits- und Krankenpflege in Wien. Unveröffentlichte Dissertation an der Grund- und Integrativwissenschaftlichen Fakultät der Universität Wien, 2000b (= Mayer 2000b)

Mayer Hanna, Walter Ilsemarie: Gesundheitsbewusstsein und Gesundheitsverhalten von Krankenhauspatienten. In: Österreichische Krankenpflegezeitschrift 11/1997, S. 42–47

Mayring Philipp: Einführung in die qualitative Sozialforschung. 5. Auflage. Beltz, Weinheim—Basel 2002

Mayring Philipp: Qualitative Inhaltsanalyse. Grundlagen und Techniken. 8. Auflage. UTB, Stuttgart 2003

McKeough Zoe J. et al.: Arm Positioning Alters Lung Volumes in Subjects with COPD and Healthy Subjects. In: Australian Journal of Physiotherapy 49/2003, S. 133–137

Meyer zum Büschenfelde Karl-Hermann et al.: Klinische Forschung. Denkschrift. Deutsche Forschungsgemeinschaft, New York, Wiley-VCH 1999

Morse Janice M., Field Peggy Anne: Qualitative Pflegeforschung – Anwendung qualitativer Ansätze in der Pflege. Ullstein Medical, Wiesbaden 1998

Moseley Lorimer: Combined Physiotherapy and Education is Efficacious for Chronic Low Back Pain. In: Australian Journal of Physiotherapy 48/2002, S. 297–302

Müller-Mundt Gabriele: Experteninterviews oder die Kunst der Entlockung „funktionaler Erzählungen“. In: Schaeffer Doris, Müller-Mundt Gabriele (Hrsg.): Qualitative Gesundheits- und Pflegeforschung. Huber, Bern 2002, S. 269–283

Müllner Marcus: Erfolgreich wissenschaftlich arbeiten in der Klinik. Evidence-based Medicine. Springer, Wien 2002

Muthny Fritz A. et al.: Psychosoziale Belastung und Arbeitszufriedenheit onkologischer Pflegekräfte. In: Pflege 5/1998, S. 281–285

Notter Lucille Elizabeth, Hott Jacqueline Rose: Grundlagen der Pflegeforschung. Huber, Bern 1994

Osterbrink Jürgen, Evers Georges C. M.: Der Einfluss pflegerischer Maßnahmen auf den Inzisionsschmerz und Opioidverbrauch in der postoperativen Phase. In: Pflege 5/2000, S. 306–314

Parahoo Kader: Nursing Research. Principles, Process and Issues. Macmillan, Houndmills 1997

Poletti Rosette: Obstacles and Hopes for Nursing Research in Southern Europe. In: Proceedings of the 7th Workgroup Meeting and 2nd open Conference. London 1984, S. 115–124

Physio Austria (Hrsg.): Wissenschaftliches Arbeiten in der Physiotherapie. Prämiierte Diplomarbeiten 2002. Facultas, Wien 2003

Polit Denise, Beck Tantoo Cheryl, Hungler Bernadette: Lehrbuch Pflegeforschung. Methodik, Beurteilung und Anwendung. Huber, Bern 2004

Popper Karl: Logik der Forschung. 10. Auflage. Mohr-Siebeck, Tübingen 1994

Potter Margaret et al.: The Difficult Patient in Private Practice Physiotherapy: A Qualitative Study. In: Australian Journal of Physiotherapy 49/2003, S. 53–61

Rennen-Allhoff Beate, Schaeffer Doris (Hrsg.) Handbuch Pflegewissenschaft. Juventa, Weinheim—München 2000

Rothacher-Schlegel Rita: „... und innerlich denke ich, mein Gott, hoffentlich falle ich nicht um!“ Welchen Einfluss hat ein Sturz auf das Erleben und das Gehen bei einem Menschen über 75 Jahre auf einer Langzeitstation? In:

Mayer Hanna (Hrsg.): Pflegeforschung. Aus der Praxis für die Praxis. Band 1: Qualitative Forschungsarbeiten aus dem Berufsfeld Pflege. Facultas, Wien 2000, S. 96–122

Saxer Susi: Transfer von Forschungsergebnissen in die Pflegepraxis – hemmende und fördernde Faktoren. Unpublizierte Masterarbeit an der Universität Maastricht/Weiterbildungszentrum für Gesundheitsberufe. Aarau 1999

SBK-ASI (Hrsg.): Pflegende und Forschung: Ethische Grundsätze. Bern 1998

Schaeffer Doris et al. (Hrsg.): Public Health und Pflege. Zwei neue gesundheitswissenschaftliche Disziplinen. Edition Sigma, Berlin 1994

Schaeffer Doris, Müller-Mundt Gabriele (Hrsg.): Qualitative Gesundheits- und Pflegeforschung. Huber, Bern 2002

Schlömer Gabriele: Evidence-based Nursing. Eine Methode für die Pflege? In: Pflege 1/2000, S. 47–52

Schnell Rainer, Hill Paul B., Esser Elke: Methoden der empirischen Sozialforschung. 4. Auflage. Oldenbourg—München—Wien 1993

Schonstein Eva et al.: Work Cover's Physiotherapy Forms: Purpose Beyond Paperwork? In: Australian Journal of Physiotherapy 48/2002, S. 221–225

Schrems Berta: Perspektiven der Pflegeforschung in Österreich. Zwischen Grenzziehung und Grenzüberschreitung. In: Seidl Elisabeth, Walter Ilsemarie (Hrsg.): Pflegeforschung aktuell. Studien – Kommentare – Berichte. Maudrich, Wien 2002, S. 151–175

Schröck Ruth: Die Pflege als Gegenstand der Forschung. In: Deutsche Krankenpflegezeitschrift 5/1989, S. 288–290

Schuster Gudrun: Die objektive Hermeneutik nach Oevermann. In: Arbeitskreis qualitative Sozialforschung (Hrsg.): Verführung zum qualitativen Forschen. WUV, Wien 1994, S. 101–115

Schwendimann René: Sturzprävention im Akutspital. Eine Interventionsstudie. Unveröffentlichte Masterarbeit an der Fakultät der Gesundheitswissenschaften der Universität Maastricht/Weiterbildungszentrum für Gesundheitsberufe SRK. Aarau 1999

Seidl Elisabeth (Hrsg.): Betrifft: Pflegewissenschaft. Maudrich, Wien 1993

Seidl Elisabeth, Walter Ilsemarie (Hrsg.): Pflegeforschung aktuell. Studien – Kommentare – Berichte. Maudrich, Wien 2002

Smoliner Andrea: Eine Frage des Vertrauens. Das Vertrauensentstehen in der pflegerischen Beziehung. In: Haller Dieter (Hrsg.): Grounded Theory in der Pflegeforschung. Professionelles Handeln unter der Lupe. Huber, Bern 2000, S. 42–57

Stanton Sue: Client-Partner Relationships Post Stroke: Exploring the Perspectives of Couples. In: Hammel Karen, Carpenter Christine, Dyck Isabel (Hrsg.): Using Qualitative Research. A Practical Introduction for Occupational and Physical Therapists. Churchill Livingstone, Edinburgh 2000, S. 47–57

Strauss Anselm, Corbin Juliet: Grounded Theory: Grundlagen qualitativer Sozialforschung. Beltz, Psychologie Verlags Union, München—Weinheim 1996

Streubert Helen J.: Die Bewertung eines qualitativen Forschungsberichts. In: LoBiondo-Wood Geri, Haber Judith: Pflegeforschung. Ullstein Mosby, Wiesbaden 1996, S. 543–563

Sullivan-Bolyai Susan, Grey Margaret: Experimentelle und quasi-experimentelle Forschungsdesigns. In: LoBionde-Wood Geri, Haber Judith: Pflegeforschung. Urban & Fischer, München 2005, S. 321–347

Tacke Doris: Sprachstörung und Identität. Das Wiederaufrichten des Ich bei Menschen mit Aphasie. In: Moers Martin, Schiemann Doris, Schnepp Wilfried (Hrsg.): Pflegeforschung zum Erleben chronisch kranker und alter Menschen. Huber, Bern 1999, S. 161–218

http://www.therapie-wissenschaften.ch/frames.htm, (1. 4. 2004)

Walter Ilsemarie: Pflegeforschung aus verschiedenen Perspektiven. In: Seidl Elisabeth (Hrsg.): Betrifft: Pflegewissenschaft. Maudrich, Wien 1993, S. 118–148

De Weerdt Willy et al.: Group Physiotherapy Improves Time Use by Patients with Stroke in Rehabilitation. In: Australian Journal of Physiotherapy 47/2001, S. 53–61

Wilm, Andreas: Psychologische Methodenlehre für Nebenfachstudierende I + II. Wintersemester 2003/2004, Institut für Psychologie, Universität Kiel (http://www.psychologie.unikiel.de/methoden_nf/Inhalt/Skript/1.1_Messen_und_Skalierung.pdf [18. 11. 2003])

Winkler Marianne: „... und plötzlich ist alles ganz anders". Wie erleben Menschen ihren Schlaganfall und dessen Folgen? Unveröffentlichte Diplomarbeit im Rahmen der höheren Fachausbildung in Pflege, Stufe II, Kurs 5, WE'G, Aarau 1997

Winter von Lersner Christa: Zur Methode der schriftlichen Befragung – dargestellt am Beispiel der Einstellung von Krankenschwestern und Krankenpflegern zu Suizidpatienten und eigener Suizidalität. In: Wittneben Karin (Hrsg.): Forschungsansätze für das Berufsfeld Pflege. Thieme, Stuttgart 1998, S. 18–53

Wittneben Karin (Hrsg.): Forschungsansätze für das Berufsfeld Pflege. Thieme, Stuttgart 1998

Wittwer Joanne E. et al.: Quantification of Physiotherapy Treatment Time in Stroke Rehabilitation – Criterion-related Validity. In: Australian Journal of Physiotherapy 46/2000, S. 291–298

Zegelin Angelika: „Festgenagelt sein". Der Prozess des Bettlägerigwerdens durch allmähliche Ortsfixierung. In: Pflege 18/2005, S. 281–288

Zentrale Arbeitsgruppe Pflegeforschung (Hrsg.): Leitfaden Pflegeforschung. DBfK, 1996